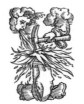

Sabine Walter

Die große Ebolaepidemie in Westafrika 2013–2016

Erinnerungen einer Ärztin

Für Stephen
zur Erinnerung an
unsere gemeinsame
Zeit in Accra!

Alles Gute,
Sabine Walter

Schwabe Verlag

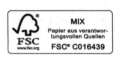

Bibliografische Information der Deutschen Nationalbibliothek
Die Deutsche Nationalbibliothek verzeichnet diese Publikation in der
Deutschen Nationalbibliografie; detaillierte bibliografische Daten sind im Internet
über http://dnb.dnb.de abrufbar.

Abbildung Umschlag: Sabine Walter
Cover: icona basel gmbh, Basel
Satz und Layout: Dörlemann Satz, Lemförde
Druck: Hubert & Co., Göttingen
Printed in Germany
ISBN Printausgabe 978-3-7574-0080-4
ISBN eBook (PDF) 978-3-7574-0081-1
DOI 10.31267/978-3-7574-0081-1
Das eBook ist seitenidentisch mit der gedruckten Ausgabe und erlaubt Volltextsuche.
Zudem sind Inhaltsverzeichnis und Überschriften verlinkt.

rights@schwabeverlag.de
www.schwabeverlag.de

Vorwort

Der Ausbruch des tödlichen Ebolavirus in Westafrika von 2013 bis 2016 wurde zunächst unterschätzt und dadurch zu einer Epidemie unvorstellbaren Ausmaßes, die als Gesundheitsnotfall von internationaler Tragweite und Bedrohung für die internationale Sicherheit eingestuft wurde. Von einigen exportierten Fällen abgesehen waren vor allem die sehr armen Länder Guinea, Liberia und Sierra Leone betroffen, deren ohnehin schwache Gesundheitssysteme zusammenbrachen. Viele verschiedene Herde erschwerten das Eindämmen der Epidemie und erforderten enormen internationalen Einsatz. Zu Hochzeiten bestand die nicht unbegründete Sorge, ganz Liberia könne durch die aggressive Erkrankung ausgelöscht werden, für die es weder zugelassene Medikamente noch Impfstoffe gab. Weltweite Aufmerksamkeit erreichte die Epidemie, als Ebolainfizierte nach Nigeria, Europa und in die USA gelangten und es dort zu weiteren Ansteckungen kam.

Auch wenn die drei benachbarten Länder Guinea, Liberia und Sierra Leone Gemeinsamkeiten haben und die Ländergrenzen für die Bevölkerung künstliche Konstrukte sind, verlief die Epidemie in jedem Land anders. Als Regionalärztin des Auswärtigen Amtes für Westafrika von 2013 bis 2017 habe ich die Länder Westafrikas besucht, die Geschehnisse aufmerksam verfolgt, Nachrichten und Analysen gelesen, meine Gedanken notiert und Berichte geschrieben, die in dieses Buch einfließen. Mit diesem Buch erinnere ich an eine verheerende Epidemie, die zur humanitären Katastrophe wurde mit weit mehr als 28.000 Infektionen, mehr als 11.000 registrierten und ungezählten weiteren Toten. Es handelt sich nicht um eine offizielle Darstellung des Auswärtigen Amtes, sondern um ein persönliches Buch.

Inhalt

Anhang

2014

Januar 2014
Erst starb Emile ... Eine Reise nach Liberia,
eine Visitenkarte und eine besondere Krankenhauskapelle

Als ich im Januar 2014 zum ersten Mal nach Liberia reise, ist von Ebola in West-afrika keine Rede. Doch das Unheil nimmt bereits seinen Lauf. Im benachbarten Guinea, im Dorf Meliandou in der Präfektur Guéckédou im bewaldeten Grenz-gebiet zu Sierra Leone und Liberia, so erfuhr man später, erkrankte im Dezember 2013 der zweijährige Emile Ouamouno an einer hochfieberhaften Erkrankung und verstirbt. Er sollte später den Namen «Patient Zero» und einen Grabstein erhalten. Vermutlich ist er der einzige Infizierte in dieser Epidemie, der sich durch Kontakt mit einem Tier, wahrscheinlich einer Fledermaus, infizierte. Forscher fanden später heraus, dass das Kind in einem hohlen Baum unweit von seinem Zuhause, in dem zahlreiche Fledermäuse lebten, gespielt hatte. Von Fledermäusen weiß man, dass sie das Ebolavirus in sich tragen können, ohne zu erkranken (1)[1].

Dass ein gesundes Kind in Westafrika binnen weniger Tage mit hohem Fieber stirbt, ist trauriger Alltag und müsste doch eigentlich einen Aufschrei zur Folge haben. Malaria, Typhus, Lungenentzündungen, Darminfekte. Es gibt vieles, woran man hier ohne medizinische Hilfe schnell verstirbt.

Die Symptome des Kindes – es litt wohl an Fieber, Schmerzen in Kopf und Körper, Durchfall und Erbrechen – deuteten auf eine Malaria und sind den Men-schen Guineas gut bekannt. Seit Generationen werden sie von blutsaugenden Anophelesmücken gestochen, erkranken, sterben. Es gibt unzählige Opfer. Doch im Januar 2014 erkrankten und starben die dreijährige Schwester Philomena, Emiles Mutter Sia und die Großmutter Koumbadie. Das konnte kein Zufall sein und keine Malaria.

Am 12. Januar 2014 treffe ich in Liberia ein. Ich fliege mit Delta Air Lines direkt und bequem von Accra nach Monrovia und werde an Bord mit einem Imbiss ver-sorgt. Das ist bequemes Reisen! Im Laufe des Jahres wird kaum noch eine Fluglinie Monrovia anfliegen.

---

[1] Im Januar 2019 wurde das Ebolavirus vom Typ Zaire erstmalig in im September 2016 ge-wonnenen Proben einer Langflügelfledermaus (Mineopterus inflatus) in Nimba County, Liberia, nachgewiesen (Nachweis mit PCR und neutralisierenden Antikörpern; 2).

Für die 50 Kilometer vom Roberts International Airport bis an mein Ziel benötige ich fast eine Stunde. Ich genieße die Fahrt vorbei an der 1926 von Firestone errichteten größten Kautschukplantage der Welt und nehme mir vor, sie auf dem Rückweg zum Flughafen zu besichtigen.

Die Autofahrten vom Flughafen geben einen ersten Eindruck über die Natur, Wohlstand oder Armut, die Unterkünfte der Menschen, die Straßenverhältnisse, das Verkehrsaufkommen, die vorherrschenden Transportmöglichkeiten. Man sieht Fahr- oder Motorräder, Autos aller Altersklassen, Taxis, Minibusse, die früher in Deutschland einem Maler gehörten und jetzt Fahrgäste transportieren, oder in die Jahre gekommene Reisebussse mit viel Gepäck auf dem Dach. Kein Land in Westafrika gleicht dem anderen.

Ich bin in einem schönen Hotel untergebracht. Am Eingang haben sich Händler niedergelassen und bieten einfache Schnitzereien, bunte Gemälde, die das Meer und afrikanische Hütten zeigten, farbige Ketten und andere Souvenirs an, die den Hotelgästen hoffentlich gefallen. Von einer Terrasse im ersten Stock kann ich das Meer sehen und große Palmen, die sich sanft im Wind wiegen. Es ist Sonntag und es fühlt sich ein bisschen wie Urlaub an (Abb. 1).

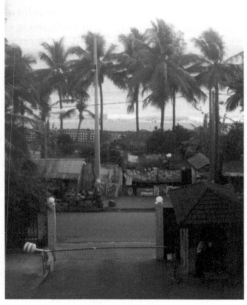

Abb. 1: Monrovia, Blick aus dem Hotel

Im Januar 2014 erfahre ich, dass es in Liberia kostenlose Gesundheits-
programme für die Bevölkerung gibt. So ist für Kinder unter fünf Jahren die
medizinische Behandlung in staatlichen Krankenhäusern wie der Universitätsklinik kostenfrei. Es existieren kostenlose Impf-, Malaria-, Tuberkulose und HIV-
Programme.

In der Stadt und in Gesundheitseinrichtungen hängen Aufklärungsplakate
z. B. zu den Themen Hygiene, Malaria oder HIV-Infektion. Es ist ein Anfang, ein
Aufbruch in einem der ärmsten Länder der Erde, in dem es wenige Ärzte und
Krankenhausbetten, aber eine hohe Kindersterblichkeit gibt.

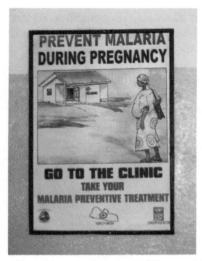

Abb. 2: Monrovia, Liberia, Aufklärungsplakat: «Vermeide Malaria in der Schwangerschaft»

Bei meinem Besuch des St. Joseph's Catholic Hospital am Tubman Boulevard werde
ich von dem Direktor der Klinik, Reverend Brother Patrick Nshamdze, freundlich
empfangen. Wir tauschen Visitenkarten aus. Ich habe ihn noch vor Augen, wie er
an seinem Schreibtisch sitzt und über die Arbeit im Krankenhaus spricht.

Nur knapp sieben Monate später, am 2. August 2014, stirbt Reverend Brother
Patrick im Alter von nur 52 Jahren im Eternal Love Winning Africa (ELWA) Hospital. Wie das St. Joseph's Catholic Hospital auf seiner Webseite veröffentlicht, wird
bei ihm am 29. Juli nach zweiwöchiger Krankheit eine Ebolainfektion diagnostiziert. Am 18. Juli ist er bereits getestet worden, damals mit negativem Ergebnis.

Ich bin sehr betroffen, als ich im August 2014 die Meldung lese, und nehme
die Visitenkarte von Patrick Nshamdze zur Hand, die er mir ein halbes Jahr zuvor
gegeben hat (Abb. 3). Für mich hat Ebola ein Gesicht bekommen.

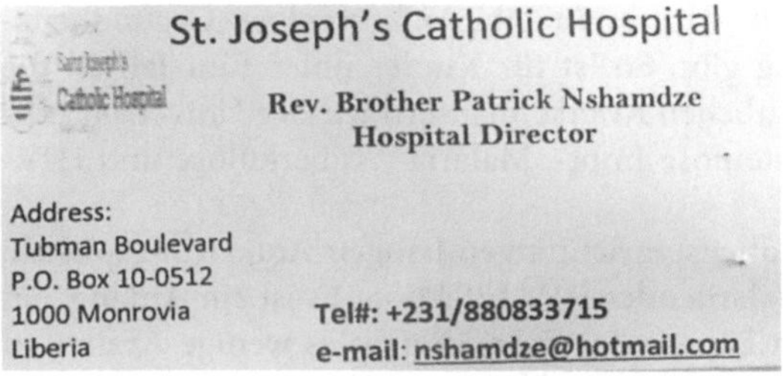

St. Joseph's Catholic Hospital

Rev. Brother Patrick Nshamdze
Hospital Director

Address:
Tubman Boulevard
P.O. Box 10-0512
1000 Monrovia
Liberia

Tel#: +231/880833715
e-mail: nshamdze@hotmail.com

Abb. 3: Visitenkarte Rev. Brother Patrick Nshamdze († 02.08.2014)

Später wird ein symptomatischer Patient erst dann als «ebolanegativ» erklärt, wenn ein zweiter Test mehr als 48 Stunden nach Symptombeginn ebenfalls negativ ist. «Wir lernen mit der Epidemie» wird ein geflügeltes Wort.

Im August 2014 sterben acht Angestellte des St. Joseph's Catholic Hospital, die sich um Ebolapatienten gekümmert haben. Darunter sind Schwester Chantal Pascaline Mutwameme vom Orden der Unberührten Empfängnis (Immaculate Conception)

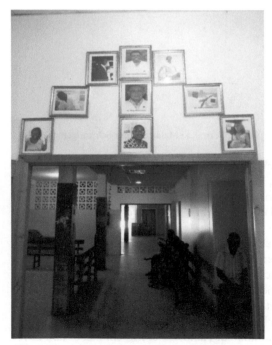

Abb. 4: Eingang des St. Joseph's Hospital in Monrovia. Erinnerung an neun Tote, die das Krankenhaus an Ebola verlor (Foto: September 2015)

und drei Missionare vom Orden Barmherzige Brüder vom heiligen Johannes von
Gott einschließlich des spanischen Priesters Fr. Miguel Pajares, der evakuiert wird
und in Madrid verstirbt. Außerdem erliegen Bruder George Combey (Apotheke)
und fünf andere Krankenhausmitarbeiter der tödlichen Infektion. Ebola trifft
das Krankenhaus völlig unvorbereitet. Nach den Todesfällen wird das St. Joseph's
Catholic Hospital wie viele andere Krankenhäuser in Monrovia geschlossen und
kann erst im Dezember 2014 wiedereröffnet werden (3).

Ich besuche im Januar 2014 auch die ELWA (Eternal Love Winning Africa)
Clinic, ein viel besuchtes kirchliches Krankenhaus für die arme Bevölkerung.

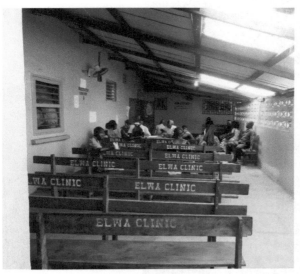

Abb. 5: Wartebereich ELWA Clinic, Monrovia

Dabei kann ich einen Blick in die Krankenhauskapelle werfen, in der Mitarbeiter
gemeinsam beten. Nur wenige Monate später wird diese kleine Kapelle die erste
Ebolabehandlungseinheit in Monrovia werden. Es gibt Platz für sechs Betten.

Februar 2014
Die Krankheit greift um sich

Nach Jahren des Bürgerkrieges in Sierra Leone und Liberia herrscht im Grenzgebiet von Guinea, Sierra Leone und Liberia große Armut. Viele Menschen haben
kein geregeltes Einkommen, die Analphabetenrate ist hoch. Auf der Suche nach
Arbeit und um Handel zu treiben, bewegen sich die Menschen frei über die Grenzen hinweg in allen drei Ländern.

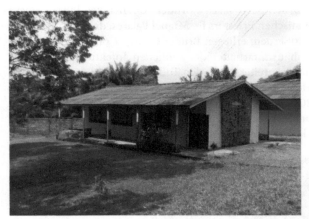

Abb. 6: ELWA Clinic Monrovia, Krankenhauskapelle im Januar 2014

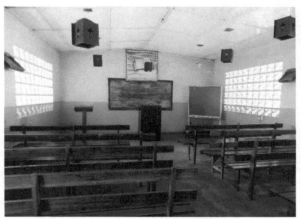

Abb. 7: ELWA Clinic Monrovia, Innenansicht der Krankenhauskapelle.
Sie wird die erste Ebolabehandlungseinheit in Monrovia

Die medizinische Versorgung ist eingeschränkt, schon die Behandlung alltäglicher Beschwerden ist ein Problem. In dieser ohnehin prekären Situation taucht eine Erkrankung auf, die sich von Mensch zu Mensch ausbreitet und innerhalb weniger Tage zum Tode führt. Es zeigt sich schnell, dass vor allem die erkranken, die Patienten gepflegt und Leichen beerdigt haben. Es vergehen Wochen, es vergehen Monate. Immer mehr Menschen sterben. Die Krankheit hat das Dorf Meliandou längst hinter sich gelassen.

Die Übertragungskette, die von dem kleinen Emile aus Meliandou ihren Ausgang nimmt, wird später aufgearbeitet. 21 Erkrankte werden namentlich genannt und die Infektionsquellen aufgezeigt. Schon hier zeichnen sich bemerkenswerte Dinge ab. Die Mutter Emiles erleidet eine Fehlgeburt und stirbt. Später beobachtet man, dass fast alle Schwangeren ihre Babys verlieren und sterben. Großmutter Koumba stirbt in Guéckédou, einer verhältnismäßig großen Stadt in Guinea. Madam Fanta, die sich an Emiles Schwester Philomena angesteckt hat, erkrankt am 6. Januar 2014 und stirbt in Kekehou, Kangama Chiefdom, in Sierra Leone. Schon im Januar hat das Virus also ein Nachbarland erreicht. David K. M., ein Neffe von Emiles Großmutter Koumba, hat sich bei seiner Tante infiziert und erliegt der Krankheit am 5. Februar in Conakry, Guinea. Das Virus ist in einer Hauptstadt angekommen. Am 15. Januar erkranken zwei Hebammen, am 7. Februar ein «traditioneller Heiler». Dies sind die ersten dokumentierten Fälle von Ansteckung im Gesundheitswesen in dieser Epidemie. Am 2. April erkrankt F. Therese und wird gesund! Es gibt eine Überlebende. Sie steckt zwei weitere Menschen an, die ebenfalls überleben (4).

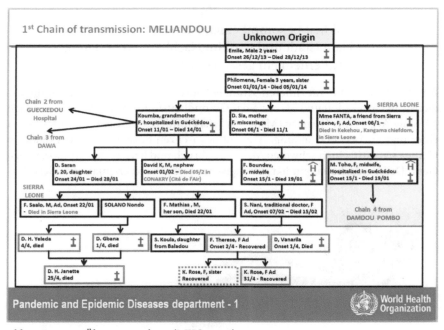

Abb. 8: Die erste Übertragungskette (WHO, aus 4)

Was ist zu lernen aus diesen ersten 21 Fällen?

1. Beginn der Epidemie durch eine Tier-Mensch-Übertragung als zufälliges Unglück
    Weitere Übertragungen von Mensch zu Mensch
    Muss man vor «Bushmeat» warnen?
2. Ansteckung vor allem in Familien
3. Ansteckung bei Angehörigen des Gesundheitssystems
4. Hohe Sterblichkeit; aber Überleben ist möglich
5. Fehlgeburt durch Ebolainfektion der werdenden Mutter
6. Auftreten von Infektionen außerhalb des Dorfes; große Stadt und Hauptstadt schnell betroffen
7. Auftreten der Infektion im Nachbarland Sierra Leone schon im Januar 2014

März 2014
Die Krankheit bekommt einen Namen, erreicht offiziell eine Hauptstadt und wird im Nachbarland bestätigt. Außerdem ein geschichtlicher Rückblick

Am 10. März 2014 informieren Krankenhäuser und öffentliche Gesundheitsdienste in Guéckédou und Macenta das Gesundheitsministerium Guineas und am 12. März Ärzte ohne Grenzen (Médecins Sans Frontières, MSF) über den Ausbruch einer mysteriösen Erkrankung. Ärzte ohne Grenzen bekämpft in Guéckédou in Guinea seit 2010 einen schweren Malariaausbruch und berichtete tiefbesorgt nach Genf. Der Verdacht auf ein hämorrhagisches Fieber wird erstmals geäußert. Das

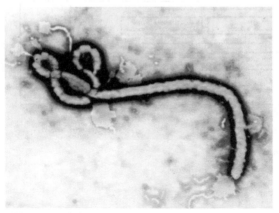

Abb. 9: Das Ebolavirus, elektronenmikroskopische Aufnahme
(CDC, Public Health Image Library)

Gesundheitsministerium Guineas veranlasst die Übersendung von Blutproben an die Hochsicherheitslabore in Lyon in Frankreich und in Hamburg. Eine schockierende Diagnose wird gestellt: Ebola.

Das Ebolavirus gehört wie das Marburgvirus zur Familie der Filoviridae (*filo* = Faden). Es ist ein einsträngiges RNA-Virus mit einem Durchmesser von 80 Nanometern und einer Länge von 1.000 bis 4.000 Nanometern. Das RNA-Genom (Erbgut) ist von mindestens sieben Strukturproteinen umgeben (5).

Die offizielle Mitteilung
der WHO erfolgt am 23. März 2014

«23. März 2014 – das Gesundheitsministerium Guineas hat die WHO über einen sich rasch entwickelnden Ausbruch der Ebolaviruserkrankung in den Waldgebieten im Südosten Guineas informiert. Bis zum 22. März 2014 werden 49 Fälle einschließlich 29 Todesfälle (Letalität: 59 Prozent) gemeldet». Betroffen sind die vier Distrikte Guéckédou, Macenta, Nzérékoré und Kissidougou in Guinea. Drei Fälle in der Hauptstadt Conakry (davon zwei Tote) und Verdachtsfälle in Sierra Leone und Liberia im Grenzgebiet werden weiter untersucht. Unter den Toten sind vier Mitarbeiter des Gesundheitswesens.

Das Europäische Zentrum für Krankheitsvermeidung und -kontrolle (European Centre for Disease Prevention and Control, ECDC) gibt am 23. März 2014 eine Risikoeinschätzung ab. Darin heißt es, dass es aktuell in Guinea 80 berichtete Fälle mit 59 Toten gibt (Sterblichkeit: 74 Prozent). Kontrollmaßnahmen wie Isolierung von Fällen und aktive Überwachung («Monitoring») von Kontaktpersonen, die gegenwärtig mit Unterstützung internationaler Partner eingerichtet werden, sollten in der Lage sein, den Ausbruch zu kontrollieren und eine weitere Ausbreitung der Erkrankung zu verhindern (7).

Nur vier Tage später, am 27. März, wird über Fälle in der Hauptstadt Conakry, in der ca. 2 Millionen Menschen leben, berichtet.

Einen ersten Situationsbericht (englisch *Situation Report*, [SITREP #1 Ebola Haemorrhagic Fever, Guinea]) veröffentlicht die WHO am 28. März 2014. Darin wird mitgeteilt, dass erste Fälle einer akuten fieberhaften Erkrankung mit Durchfall, Erbrechen und Blutungen bei einigen Menschen bereits im Februar 2014 aus Guékédou, Guinea, berichtet wurden und dass man von einem hämorrhagischen Fieber oder einer anderen schweren gastrointestinalen Erkrankung ausging. Eine kleine Zahl von Verdachts- und Todesfällen ist auch aus Sierra Leone und Liberia berichtet worden bei Menschen, die nach Guinea gereist waren. Bis zum 28. März sind der WHO keine Fälle einer lokalen Übertragung in Sierra Leone oder Liberia zur Kenntnis gebracht worden. Außerdem gehen aus dem Bericht die Einschätzung als Stufe-2-Notfall (von 3) und die Maßnahmen zur Eindämmung hervor (8).

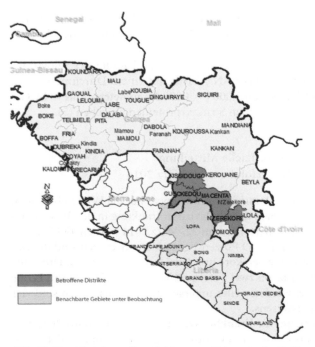

Abb. 10: Von Ebola betroffene Gebiete zum Zeitpunkt der Deklaration des Ausbruchs (Stand: 22.03.2014; WHO, aus 6, Beschriftung auf Deutsch)

Bei einem Ausbruch in Zaire (heute Demokratische Republik Kongo) 1976 wird das Ebolavirus erstmalig nachgewiesen. Bis 2012 werden 24 Ausbrüche der Erkankung bei Menschen registriert. Man unterscheidet zunächst fünf Spezies: Zaire, Sudan, Taï Forest, Bundibugyo und die nicht für Menschen gefährliche Spezies Reston. 2018 wird die neue Spezies Bombali entdeckt in bereits 2016 in Sierra Leone gewonnenen Abstrichen bei Fledermäusen, die ihre Schlafplätze in menschlichen Behausungen haben (9).

1976 kam es im Norden des damaligen Zaire (heute Demokratische Republik Kongo) und einige Monate zuvor im nördlich davon gelegenen Sudan zu einem Ausbruch einer bis dahin unbekannten Krankheit. Das Bulletin der World Health Organisation von 1978 (11), das den Ausbruch in Zaire beschreibt, liest sich wie ein Krimi.

Die Republik Zaire war mit 2 Millionen Quadratkilometern das zweitgrößte Land Afrikas und halb so groß wie die Vereinigten Staaten von Amerika. 26 Millionen Menschen lebten hier, 2 Millionen davon in der Hauptstadt Kinshasa. Der Ausbruch betraf im Wesentlichen den Nordwesten, die zum Basin des mittleren Zairefluss gehörende Bumba Zone in der Region Équateur mit 275.000 Einwoh-

Jahr	Land	Spezies	Fälle	Tote	Sterblichkeit in %
2012	DR Kongo	Bundibugyo	57	29	51
2012	Uganda	Sudan	7	4	57
2012	Uganda	Sudan	24	17	71
2011	Uganda	Sudan	1	1	100
2008	DR Kongo	Zaire	32	14	44
2007	Uganda	Bundibugyo	149	37	25
2007	DR Kongo	Zaire	264	187	71
2005	Kongo	Zaire	12	10	83
2004	Sudan	Sudan	17	7	41
2003 (11–12)	Kongo	Zaire	35	29	83
2003 (01–04)	Kongo	Zaire	142	128	90
2001–2002	Kongo	Zaire	59	44	75
2001–2002	Gabun	Zaire	65	53	82
2000	Uganda	Sudan	425	224	53
1996	Südafrika (aus Gabun)	Zaire	1	1	100
1996 (07–12)	Gabun	Zaire	60	45	75
1996 (01–04)	Gabun	Zaire	31	21	68
1995	DR Kongo	Zaire	315	254	81
1994	Elfenbeinküste	Taï Forest	1	0	0
1994	Gabun	Zaire	52	31	60
1979	Sudan	Sudan	34	22	65
1977	DR Kongo	Zaire	1	1	100
1976	Sudan	Sudan	284	151	53
1976	DR Kongo	Zaire	318	280	88

DR Kongo = Demokratische Republik Kongo (früher Zaire)
Nach WHO (10)

Tab. 1: Ebolaausbrüche seit 1976

nern. Die Menschen lebten von der Jagd wilder Tiere und dem Anbau von Palmöl, Reis, Kaffee, Kakao und Gummi.

Im damaligen Belgisch Kongo hatten belgische Missionare 1935 ein Krankenhaus in Yambuku, 100 Kilometer nördlich von Bumba, errichtet. 1976 verfügte das Yambuku Missions Hospital über 120 Betten und 17 medizinische Angestellte einschließlich eines medizinischen Assistenten aus Zaire und drei belgischer Nonnen, die als Krankenschwestern bzw. Hebammen arbeiteten. Im Ambulanzbereich und der Pränatalspechstunde der Klinik wurden monatlich 6.000 bis 12.000 Patienten versorgt.

Jeden Morgen wurden an die Schwestern fünf Spritzen und fünf Injektionsnadeln ausgegeben, die für die ambulanten und die stationären Patienten sowie für schwangere Frauen in der vorgeburtlichen Sprechstunde verwendet wurden. Das Material wurde nach Gebrauch zwischen den Patienten nicht sterilisiert, sondern lediglich in warmem Wasser ausgewaschen. Fast alle Medikamente, so stellte sich später heraus, wurden in Spritzenform verabreicht.

Am 1. September 1976 erkrankte ein Patient mit ungewöhnlichen Symptomen. Es handelte sich um den Leiter der Missionsschule, der eine Reise in den Norden unternommen und mit Antilopen- und Affenfleisch zurückgekehrt war. Innerhalb der nächsten Wochen erkrankten immer mehr Menschen. Inkubationszeit und Dauer der Krankheit betrugen etwa eine Woche. Nach wenigen Tagen mit unspezifischen Symptomen wie z. B. Fieber kam es zu Halsschmerzen, Hautausschlag, starken Bauchschmerzen und Blutungen vor allem aus dem Magen-Darm-Trakt.

Schon am 16. September erkannte Dr. Ngoy aus Bumba, der sich mit 17 Fällen befasst hatte, dass es sich um eine unbekannte Erkrankung handelte. Am 21. September, also drei Wochen nach dem ersten verdächtigen Fall, erreichte die Nachricht von dem Ausbruch die Hauptstadt Kinshasa. Vom 23. bis 25. September besuchten Prof. Muyembe von der Nationalen Universität Zaires und Dr. Omombo (Abteilung für Hygiene) aus Kinshasa die Region und kamen zu dem Schluss, es handele sich um Typhus.

Typhus (griechisch für Nebel) ist eine hochfieberhafte Erkrankung, die durch Bakterien (Salmonella typhi) hervorgerufen wird. Die Menschen sind «benebelt», leiden unter starken Kopfschmerzen und bei komplikationsreichem Verlauf neben Bauchschmerzen unter blutigen Stühlen.

Am 25. September wurde eine belgische Krankenschwester aus Yambuku in eine Klinik in das 1.100 Kilometer entfernte Kinshasa verlegt, wo sie am 30. September verstarb. Eine Krankenschwester in Kinshasa, die sie gepflegt hatte, infizierte sich und erlag der Infektion am 20. Oktober. Sie hatte zahlreiche Kontakte bis in das Ministerium für Auswärtige Angelegenheiten gehabt, weil sie einen Studienaufenthalt im Ausland geplant hatte. Glücklicherweise kam es nicht zu weiteren Erkrankungen.

Am 30. September 1976 wurde das Yambuku-Krankenhaus geschlossen. Zu diesem Zeitpunkt waren 11 der 17 medizinischen Krankenhausangestellten gestorben. Für die Kontrolle des Ausbruchs war das Schließen des Krankenhauses entscheidend. Die Zahl der Ansteckungen ging maßgeblich zurück. Die Aufarbeitung der Fälle ergab einen gemeinsamen Risikofaktor: eine Behandlung im Yambuku Missions Hospital, bei der eine Spritze verabreicht worden war. So hatte der allererste Patient fünf Tage vor Auftreten der neuen Erkrankung unter der Verdachtsdiagnose einer Malaria eine Injektion mit Chloroquin erhalten. Man registrierte 85 Patienten, die innerhalb von drei Wochen vor Symptomausbruch mindestens eine Injektion im Yambuku-Krankenhaus erhalten hatten, und weitere 43 Patienten, die sowohl eine Injektion bekommen als auch zusätzlich Kontakt mit einem Erkrankten gehabt hatten. Der enge Kontakt mit der Körperflüssigkeit von Kranken und Toten stand bald als weiterer Risikofaktor fest.

Nachdem zwei nationale Kommissionen die Region besucht hatten, stellte das Gesundheitsministerium am 3. Oktober die Bumba Zone unter Quarantäne. Am 13. Oktober wurde in drei ausländischen Laboren ein dem Marburgvirus ähnliches, aber immunologisch anderes Virus isoliert. Es erhielt den Namen Ebola nach dem Fluss Ebola in Zaire. Die dazugehörige Krankheit nannte man aufgrund der typischen Blutungen Ebola-hämorrhagisches Fieber. Am 16. Oktober wurde die Isolierung von Patienten eingeführt und exponiertes Krankenhauspersonal unter Quarantäne gestellt.

Eine internationale Kommission wurde am 18. Oktober gebildet.

Folgende vorrangige Ziele wurden definiert:

1. Die Übertragung der Erkrankung in Kinshasa beenden
2. Die Epidemie in der Bumba Zone zu ergründen und zu stoppen
3. Etablierung einer nationalen «Disease Surveillance» (Krankheitsüberwachung) und Sicherstellung, dass keine nicht erfassten Fälle zwischen der Bumba Zone und dem Sudan auftreten
4. Erfassung der klinischen Eigenschaften und der Epidemiologie der Erkrankung
5. Gewinnung einer großen Menge von Plasma von Konvaleszenten (Menschen, die die Infektion überlebt hatten) für therapeutischen und prophylaktischen (vorbeugenden) Einsatz
6. Suche nach natürlichen Reservoiren und Überträgern (Vektoren) der Krankheit.

Hunderte von Menschen wurden in die Bekämpfung der Epidemie eingebunden und mehr als 1 Million Dollar aufgewendet. Im ganzen Land wurde das medizinische Personal über die Epidemie informiert, praktische Hinweise für den Schutz von medizinischem Personal veröffentlicht, Vorgaben für die Meldung von Ver-

dachtsfällen erarbeitet und der Umgang mit Blutproben festgelegt. Im Krankenhaus wurde Schutzmaßnahmen für das Personal («Barrier Nursing») eingeführt
mit Schutzkleidung zur Einmalverwendung, Atemmasken und Schutzbrillen. Zur
Desinfektion wurde 2-prozentiges Natriumhypochlorit eingesetzt, kontaminierte
Gegenstände wurden verbrannt. Leichen wurden in formalin- oder phenolge-
tränkte Tücher gewickelt und tief vergraben.

Ab dem 9. November wurden in einem Umkreis von 200 Kilometern von
Yambuku mobile Teams ausgeschickt, um Fälle von aktiven und durchgemachten
Ebolainfektionen aufzuspüren. Sie sammelten Daten, klärten die Bevölkerung auf
und brachten Medikamente in die Dörfer. Die Teams bezogen die Dorfältesten
(«Village Chiefs») in die Arbeit ein und erfassten die Bewohner in jedem Haushalt. Verdächtige Patienten wurden isoliert und erhielten Medikamente gegen
Malaria, Antibiotika und fiebersenkende Mittel, um Krankheiten mit ähnlichen
Symptomen, die in der Region häufig waren, zu behandeln. Man errichtete Stra-
ßensperren, um Ein- und Ausreise aus Dörfern mit Verdachtsfällen zu verhindern. Alle Dörfer wurden nach 7 bis 14 Tagen erneut und mindestens dreimal
besucht.

Man definierte mögliche, wahrscheinliche, bewiesene und stattgehabte Fälle.
Der Nachweis von Ebolaantikörpern im Blut wurde, wann immer möglich, ange-
strebt. Als primäre Kontakte bezeichnete man Menschen, die direkten Kontakt mit
einem wahrscheinlichen oder bewiesenen Fall gehabt hatten, und zwar zwei Tage
bevor der Patient Symptome gezeigt hatte bis zu seiner Erholung oder seinem Tod.
Die Nachbeobachtungszeit für einen Kontakt einschließlich des täglichen Erfas-
sens der Körpertemperatur betrug 21 Tage.

Die Art des Kontaktes wurde näher definiert als «im selben Raum geschlafen,
Essen geteilt, sich um Patienten gekümmert, einen Leichnam für eine Beerdigung
vorbereitet, eine Leiche bei einer Beerdigung berührt» zu haben.

Insgesamt erfasste man vom 1. September 1976 bis zum 24. Oktober 318 Fälle
von Ebola-hämorrhagischem Fieber, von denen 280 Menschen starben (Sterblichkeit: 88 Prozent). Die Mehrzahl der Fälle ereignete sich in einem Radius von
70 Kilometern um Yambuko im Norden Zaires.

Die Überwachungsteams entdeckten Fälle in 55 der besuchten 550 Dörfer.
Sie befragten mehr als 34.000 Familien mit durchschnittlich sieben Familienmitgliedern, insgesamt also um 238.000 Menschen. Am 5. November starb der
letzte Ebolapatient der Epidemie in Zaire, zwei Inkubationszeiten (d.h. zweimal
21 Tage) später, am 16. Dezember wurde die Epidemie als beendet erklärt. Einer
der Gründe, dass die Krankheit sich geografisch nicht noch viel mehr verbreitet
hatte, sah man in der Reisernte, die viele Dorfbewohner an ihr Zuhause gebunden
hatte (mündlicher Beitrag auf einer Konferenz der WHO 1977).

In der Diskussion (11) heißt es, dass «in den letzten 30 Jahren keine drama-
tischere oder potenziell so explosive Epidemie einer neuen viralen Erkrankung
beschrieben» worden ist und es wird auf die zeitlichen Verzögerungen bei der

Erkennung, der Meldung an internationale Gesundheitsagenturen und der spezifischen Diagnose hingewiesen.

Trotz intensiver Suche konnte keine epidemiologische Verbindung gefunden werden zwischen dem Ausbruch in der Bumba Zone im Norden Zaires und der Epidemie im ca. 800 Kilometer entfernten Grenzgebiet Sudans in der Nähe von Nzara und Maridi. Es wurde zunächst aber als recht wahrscheinlich angesehen, dass ein mit dem Ebolavirus infizierter Mensch aus Nzara, Sudan, in vier Tagen nach Bumba gereist sein könnte und im Krankenhaus von Yambuku die Kontamination einer Injektionsnadel herbeigeführt haben könnte.

2013 veröffentlichte einer der Entdecker des Ebolavirus und «Mann der ersten Stunde» in der Aufklärung des Ausbruches in Yambuku, der Belgier Peter Piot, Leiter der London School of Hygiene & Tropical Medicine, seine Erinnerungen (12):

Nach vorheriger Ankündigung traf am 29. September 1976 eine billige blaue Thermoskanne per Linienflug aus Kinshasa im mikrobiologischen Labor des Tropenmedizinischen Institutes in Antwerpen ein. Zusammen mit zwei jungen Kollegen, dem Belgier Guido van der Groen und dem bolivianischen Post-Doktoranden René Delgadillo, öffnete der erst 27-jährige Peter Piot die Flasche – immerhin, sie trugen Handschuhe. Die Flasche enthielt zwei Blutproben einer schwer kranken flämischen Nonne, die der belgische Arzt, Dr. Jacques Courteille, der an der Clinique Ngalieme in Kinshasa arbeitete, übersandt hatte. Man vermutete Gelbfieber als Ursache einer tödlichen seit Anfang September immer mehr um sich greifenden Epidemie mit inzwischen mindestens 200 Toten. Am 30. September sollte auch die Nonne sterben, deren Blut zur Untersuchung anstand.

Eines der Blutröhrchen war zerbrochen und der gefährliche Inhalt hatte sich mit dem halb geschmolzenen Eiswasser vermischt.

Um Virusmaterial zu isolieren, injizierten die jungen Forscher kleine Blutmengen in sogenannte Verozellen (Zelllinie aus Nierenzellen der Grünen Meerkatze) und in die Gehirne von erwachsenen und neugeborenen Mäusen. Am 4. Oktober waren mehrere der erwachsenen Mäuse gestorben, am 7. Oktober alle Babymäuse.

Es war der Leiter der Abteilung, Prof. Stefaan Pattyn, der als Erster die Verdachtsdiagnose eines hämorrhagischen Fiebers äußerte. Als die Wissenschaftler gerade die zweite Verozelllinie zur Isolation eines möglichen Virus kultivierten, griff Prof. Pattyn ein. Er hatte von der Virologischen Abteilung der WHO die Aufforderung bekommen, alle Proben und biologisches Material der neuen mysteriösen Epidemie in das Hochsicherheitslabor nach Porton Down in England zu senden. Einzelne Verozelllinien und Mäuse behielten sie jedoch zurück.

Am 12. Oktober konnte die zweite Zelllinie in Antwerpen elektronenmikroskopisch analysiert werden. Man fand ein sehr großes wurmartiges Gebilde, das wie das hochgefährliche Marburgvirus aussah. Umgehend wurde alles verbliebene Material an das Referenzlabor für hämorrhagische Fieber, das Hochsicherheitslabor des Centers for Disease Control and Prevention (CDC, die Zentren für Krankheitskontrolle) in Atlanta gesandt. Von dort kam am 14. Oktober die Nachricht, dass es sich um ein neues Virus handele, das nicht mit Marburgvirusantikörpern reagiere.

Am 15. Oktober flog der junge Peter Piot im Auftrag der belgischen Regierung nach Kinshasa. Zusammen mit Wissenschaftlern und Epidemiologen anderer Nationen sollte er dem Ausbruch in Yambuku auf den Grund gehen. Ursprünglich waren zehn Tage vorgesehen, er blieb mehr als zwei Monate. Zurück in Belgien blieb die junge Ehefrau, die ihr erstes Kind erwartete.

Er besuchte Kinshasa, die Missionsstation in Yambuku, zahlreiche Dörfer im Umkreis, untersuchte Kranke, diskutierte mögliche Übertragungswege. Er entdeckte den Übertragungsweg des Virus über die Injektionsnadeln im Yambuku Hospital. Es war aufgefallen, dass vor allem junge Frauen unter den Opfern waren. Sie waren alle schwanger gewesen und mit Vitamin- und Kalziumspritzen als Energiespender versorgt worden. Einer anderen Gruppe von Frauen war aufgrund von Kopfschmerzen von einem traditionellen Heiler die Haut an der Stirn aufgeritzt worden mit ein und demselben Instrument.

Bald wurde auch deutlich, dass bei der Verbreitung der neuen Krankheit traditionelle Riten bei der Vorbereitung von Beerdigungen eine Rolle spielten. Schon früh hatten die Nonnen beobachtet, dass nach Beerdigungen die Zahl der Erkrankten in die Höhe ging.

Peter Piot war auch in der Gruppe, die einen Namen ersann für das neue Virus. Es sollte kein Ort sein, da die Bewohner dort mit Stigmatisierung rechnen müssten. Das trifft für das hessische Marburg, wo Labormitarbeiter 1967 durch die Arbeit an Affen erkrankten, sicher weniger zu als für das Dorf Lassa in Nigeria.

Die Zeit muss wie ein Rausch gewesen sein, aber nicht einfach und gelegentlich lebensgefährlich. Dem Unwetter und der Vorliebe der Piloten für Bier geschuldet, stürzt einmal ein Hubschrauber über dichtem Regenwald ab und Peter Piot wird daran die Schuld gegeben, weil er eigentlich hätte an Bord gewesen sein sollen. Mit sechs angeheuerten Gefangenen fliegt er zum Absturzort, birgt, bewehrt mit einer Gasmaske, um den lähmenden Verwesungsgeruch auszuhalten, die Toten aus dem Helikopter und bringt sie in selbst gezimmerten Särgen zurück, damit sie bestattet werden können.

Die Gefährlichkeit des Virus wird ihm nicht nur angesichts der vielen Toten in Zaire bewusst, sondern auch ganz deutlich, als sich in England ein Labormitarbeiter durch eine Nadelstichverletzung infiziert, als er ein Versuchstier beimpfen will.

Im Januar 1977 hielt die WHO ein Treffen in London ab, in dem die Ebolaausbrüche thematisiert wurden. Zwischen den Teams, die der Epidemie im Sudan und in Zaire auf den Grund gegangen waren, herrschte Spannung. Beide beschuldigten sich gegenseitig ob der statistischen Ergebnisse. Bei dem Ausbruch im Sudan starben 50 Prozent der Opfer, in Zaire waren es mehr als 80 Prozent. Später stellte man fest, dass es sich trotz der geografischen Nähe und der zeitlichen Übereinstimmung bei den Epidemien in Zaire und im Sudan um unabhängige Ausbrüche durch zwei verschiedene Virusstämme gehandelt hatte.

Bei diesem Treffen wurde eine Reihe von Empfehlungen für die WHO erarbeitet:

- Entwicklung von Mechanismen, um neue Ausbrüche von hämorrhagischem Fieber zu identifizieren und prompt zu reagieren
- Verpflichtende Meldung aller Verdachtsfälle an die WHO
- Einrichtung eines Katastrophen- oder Ausbruchsfonds
- Erstellung einer stets zu aktualisierenden Liste von Experten für ein schnelles Erkundungsteam («Rapid Deployment Team»)
- Training für Koordinatoren von Expeditionen
- Erstellung von Operationsplänen für Beobachtung, epidemiologische Untersuchungen, Laborunterstützung, Kommunikation und Informationen der Öffentlichkeit
- Erstellung von Listen mit den für Differentialdiagnosen erforderlichen Proben und wohin sie geschickt werden sollten
- Erstellung einer speziellen detaillierten Checkliste der empfohlenen Ausrüstung

Praktisch keine der Empfehlungen wurde jemals umgesetzt (12).

Unter anderem für die Entdeckung des Ebolavirus wurde Peter Piot im November 2015 mit der Robert-Koch-Medaille in Gold geehrt (13).

Das Virus erreicht Liberia

Am 31. März 2014 wird erklärt, dass der Ausbruch Liberia erreicht hat. Es gibt zwei durch Polymerase-Kettenreaktion (PCR) bestätigte und acht weitere Fälle, die die Erkrankung klinisch wahrscheinlich machen. Erkrankt sind zwei Schwestern, von denen eine aus Guinea zurückgekehrt ist und sich im grenznahen Foya Borma Hospital in Lofa County vorgestellt hat.

Als Reaktion auf diesen Ausbruch etabliert Liberia eine nationale Ebola-Einsatztruppe (National Ebola Taskforce) mit Partnern aus WHO, dem Internationalen Roten Kreuz, Samaritan's Purse Liberia, Pentecostal Mission Unlimited, CHF-WASH Liberia, PLAN-Liberia, UNFPA und UNICEF. In Übereinstimmung mit den Internationalen Gesundheitsregularien tauscht sich das Gesundheitsministerium Liberias regelmäßig mit der WHO und seinen benachbarten Ländern aus, um Überwachung, Prävention und Kontrollaktivitäten abzustimmen (14).

Später konnte durch Sequenzierung des Ebolavirusgenoms (Bestimmung der Nukleotidabfolge der RNA; Untersuchung des genetischen Materials des Ebolavirus) nachgewiesen werden, dass in dieser ersten Ausbruchswelle in Liberia von Mitte März bis in den frühen April 2014 ein sogenanntes Virus der GN-1-Linie (GN 1 = Guinea 1), wie man sie zwischen März und Mai 2014 typischerweise im Osten Guineas fand, ursächlich war. In dieser ersten Übertragungskette in Liberia wurden vier positive Fälle aus Lofa (Grenzgebiet zu Guinea) und zwei aus Margibi registriert. Diese erste Welle wurde lokal eingedämmt (15).

Senegal schliesst seine Landesgrenzen, um einen Übergriff der Seuche zu verhindern.

Am 31. März 2014 spricht der Projektkoordinator von Ärzte ohne Grenzen (MSF) in Conakry, Guinea, Mariano Lugli, aufgrund der geografischen Verteilung von Ebolafällen an verschiedenen Orten in Guinea, von einer Epidemie in einer bislang nicht dagewesenen Größenordnung («unprecedented»).

Man wusste inzwischen von Fällen in Guéckédou, Macenta, Kissidougou, Nzérékoré und Conakry. Eine Kontrolle der Ausbreitung würde sehr schwierig werden (16).

April 2014
Ein Dementi am 1. April, Gewalt und Misstrauen.
Ein neuer Stamm und alte Geschichten.
Wer steckt sich an, wie klärt man auf?

Offizielle Zahlen

	Klinische Fälle*/Tote	Gesicherte Fälle/Tote	Klinische Fälle/Tote	Gesicherte Fälle/Tote
Daten vom	01.04.2014		16.04.2014	
Westafrika gesamt	137/90	37/14	236/137	107/62
Guinea	127**/83	35/13	197/122	101/56
Liberia	8/5	2/1	27/13	6/6
Sierra Leone	2/2***	0	12/2	0

*Klinische Fälle sind Verdachtsfälle, wahrscheinliche und bestätigte Fälle.
**11 Verdachtsfälle davon traten in der Hauptstadt Conakry auf.
***Die beiden Toten einer Familie in Sierra Leone sind in Guinea gestorben und nach Sierra Leone zurücktransportiert worden.

Tab. 2: Klinische Fälle/Tote und gesicherte Fälle/Tote im April 2014 in Guinea, Liberia und Sierra Leone (nach 17)

Am 1. April 2014 erklärt der Sprecher der WHO, Gregory Härtl, als Reaktion auf
die Warnungen von Ärzte ohne Grenzen (MSF) vor Reportern in Genf, «dies ist
weder eine Epidemie noch beispiellos» («neither an epidemic, nor unprecedented»). «... bis jetzt ist es ein Ausbruch mit sporadischen Fällen» (Übersetzung
durch Autorin) (18, 19).

Aber es gibt auch andere Stimmen. Am 8. April 2014 sagt der stellvertretende
Direktor der Weltgesundheitsorganisation für Gesundheitssicherheit, Dr. Keiji
Fukuda, auf einer virtuellen Pressekonferenz (20): «Dies ist einer der herausfor-
derndsten Ebolaausbrüche, denen wir jemals begegnet sind.» (Übersetzung durch
die Autorin)

Die WHO hat 50 Mitarbeiter in Westafrika und sieht vor, weitere zu entsenden. Auf Anforderung der WHO (Global Outbreak Alert and Response Network,
GOARN) sind auch drei Deutsche im mobilen Europäischen Labor (EM Lab) in
Guéckédou in Guinea im Einsatz. Sie werden von drei weiteren deutschen Experten, die vier Wochen vor Ort bleiben sollen, am 16. April abgelöst werden. Die
WHO schickt außerdem Schutzausrüstungen für Gesundheitspersonal. Schon am
30. März sind 3,5 Tonnen in Conakry eingetroffen, die die WHO an verschiedene
von Ebola betroffene Gesundheitseinrichtungen verteilt hat.

Die Regierung Deutschlands unterstützt Ärzte ohne Grenzen im April 2014
mit 250.000 Euro aus humanitären Mitteln des Auswärtigen Amtes. Das Geld ist
für die medizinische Betreuung von Ebolapatienten in Guinea vorgesehen (21).

Erste Heilungen ...

Am 3. April können vier Patienten in Conakry nach 21 Tagen Behandlung und
Beobachtung genesen nach Hause entlassen werden. Es sind die ersten Fälle doku-
mentierter Heilung in diesem Ausbruch. Nach zunächst positivem Ebolanachweis
wurden im Verlauf zwei negative Testergebnisse erzielt.

... und Gewalt und Misstrauen in Guinea

Am 5. April greifen Jugendliche in Macenta das erst eine Woche zuvor errichtete
Ebolabehandlungszentrum von Ärzte ohne Grenzen an und bedrohen mehr als
50 Angestellte des Zentrums. Sie glauben nicht, dass die Fremden Hilfe bringen,
sondern vielmehr Ursache des Problems sind. Woher kommt diese neue Krankheit und gibt es sie wirklich?

In Conakry verstecken Familien ihre Kranken und Verstorbenen zu Hause.
Am Flughafen in Conakry werden Thermokameras installiert, die Reisende mit
Fieber erfassen sollten. Mauritania Airlines setzt seine Flüge von Mauretanien
nach Guinea aus.

Der Behauptung der Regierung Guineas, die Epidemie sei unter Kontrolle, widerspricht die WHO Mitte April. Dies ist nach den internationalen Richtlinien erst der Fall, wenn 42 Tage lang (zwei maximale Inkubationszeiten à 21 Tage) kein neuer Fall auftritt. Seit Ausbruchsbeginn sind 941 Kontaktpersonen identifiziert worden, davon werden noch 396 beobachtet.

Die EU-Kommission stockt die finanzielle Hilfe für Guinea und benachbarte Länder auf 1,1 Millionen Euro auf. Mit dem Geld sollen das klinische Management verbessert (Isolation von Patienten und psychologische Unterstützung), Verdachtsfälle besser erkannt und medizinisches Personal (englisch *Healthcare Worker*) ausgebildet und mit Schutzmaterial ausgestattet werden. Bis zum 16. April haben sich 24 Beschäftigte im Gesundheitswesen infiziert, 13 davon sind gestorben.

Als «Healthcare Worker» definiert die Weltgesundheitsorganisation Ärzte, Krankenschwestern, Labormitarbeiter, Reinigungskräfte in Krankenhäusern, Krankenwagenfahrer, Mitglieder von Beerdigungsteams und Leichenhäusern und in einigen Fällen auch traditionelle Heiler, also Menschen, die berufsbedingt mit Kranken und Toten oder deren Körperflüssigkeiten in Kontakt kommen. Besonders gefährdet sind Krankenschwestern und Pfleger, sie machen 50 Prozent der mit dem Ebolavirus infizierten Healthcare Worker aus. In den im Verlauf der Epidemie regelmäßig veröffentlichten Zahlen der Erkrankungen wird die Zahl der erkrankten und gestorbenen Healthcare Worker gesondert erfasst.

Ebola-Zaire-Stamm Makona

Am 16. April 2014 veröffentlicht eine Gruppe internationaler Wissenschaftler um den Virologen Prof. Günther des Bernhard-Nocht-Institutes für Tropenmedizin in Hamburg online, dass es sich bei dem in Guinea gefundenen Ebolavirus der Spezies Zaire um einen neuen Stamm (eine neue Variante) handelt (1). Daraus kann man folgern, dass das Virus nicht aus Zentralafrika eingeschleppt worden ist.

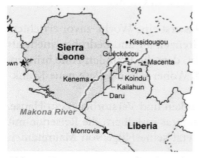

Abb. 11: Karte mit namengebendem Fluss Makona (modifiziert nach 22)

Nach dem Fluss im Grenzgebiet von Guinea, Liberia und Sierra Leone erhält der neue Stamm den Namen «Makona» (siehe Abb. 11).

Schon im April wird bekannt gegeben, dass die mit dem neuen Ebolastamm infizierten Patienten vor allem unter Fieber, schwerem Durchfall und Erbrechen leiden. Die charakteristischen Blutungen früherer Ausbrüche sind selten. Am 1. April ersetzt die WHO deshalb die Bezeichnung «Ebola-haemorrhagisches Fieber» durch «Ebolaviruserkrankung» (englisch *Ebola Virus Disease*).

Die Sterblichkeit der ersten Infizierten aus Guinea ist mit 86 Prozent sehr hoch (12 von 14 Patienten sind gestorben; 1).

Alte Geschichten

Auch in Westafrika sind Menschen in der Vergangenheit mit dem Ebolavirus in Kontakt gekommen. Drei deutsche Forscher vom Bernhard-Nocht-Institut für Tropenmedizin in Hamburg veröffentlichten 1982 die Ergebnisse von 433 in den Jahren 1978/79 entnommenen Serumproben liberianischer und einiger anderer Bürger im ländlichen Liberia, von denen sie die Aufenthaltsorte der letzten fünf Jahre dokumentiert hatten. 6 Prozent der Untersuchten wiesen Antikörper gegen das Ebolavirus auf. Davon hatten sich die meisten in den fünf Jahren vor der Probenentnahme in Guinea, im Grenzgebiet zu Sierra Leone und Liberia aufgehalten. Die Autoren wiesen darauf hin, dass das medizinische Personal in liberianischen Gesundheitseinrichtungen mit der Möglichkeit einer akuten Ebolainfektion rechnen und nosokomiale Ausbrüche verhindern müsste (23).

Der Artikel geriet in Vergessenheit, doch mehr als 30 Jahre später sollte sich die Warnung der Forscher bewahrheiten.

Von 1968 bis 1990 unterhielt das Bernhard-Nocht-Institut für Tropenmedizin ein Krankenhaus und eine Forschungsstation auf dem Konzessionsgebiet der Bong Mining Company in Bong Town, Liberia. Es war der Bürgerkrieg von 1989 bis 2003, der die Forscher zum Rückzug aus Liberia zwang. In all den Jahren wurde kein akut an Ebola erkrankter Patient gefunden, berichtete der Deutschlandfunk in einem Beitrag vom Mai 2015, und dass der emeritierte Virologe, Prof. Schmitz, Sonderdrucke des Fachartikels von 1982 an der Universität in Monrovia hinterlegt habe. «Da war praktisch nach dem Bürgerkrieg kaum noch ein Krankenhaus, was sich für so was interessiert hätte. Die haben sich interessiert für Verletzungen und Wunden und Ähnliches mehr. Aber nicht mehr für seltene Fälle, die irgendwo im Urwald auftraten», wird Prof. Schmitz zitiert (24).

«Ja, wir waren gewarnt», schreibt Bernice Dahn, die von 2015 bis 2018 Gesundheitsministerin Liberias war und die Maßnahmen in Reaktion auf den Ebolaausbruch in Liberia koordinierte, in Ihrer Funktion als leitende Ärztin (Chief Medical Officer) des liberianischen Gesundheitsministeriums in der *New York Times* am 7. April 2015 (25) unter Bezug auf die deutschen Forschungser-

gebnisse, die erst im Zusammenhang mit dem aktuellen Ausbruch ins Bewusstsein rückten. «Ebola war schon da. Unterbesetzte und unzureichend ausgestattete
Krankenhäuser und Kliniken würden mit Gewissheit einen großen Ausbruch eher
verschlimmern als beenden» (frei übersetzt von der Autorin; «Ebola was here
already. Understaffed and underequipped hospitals and clinics were sure to inten-
sify, rather than stop, a major outbreak.»).

Sie verweist auf die weltgrößte Kautschukplantage, die 40 Prozent des Latex-
bedarfs der USA stillte, als dort 1986 Antikörperbestimmungen bei Arbeitern
erfolgten, und schreibt weiter: «Während des aktuellen Ebolaausbruchs sahen wir
von Kliniken im dörflichen Margibi County aus Gummibäume, soweit das Auge
reichte. Kliniken, die geschlossen waren, nachdem Schwestern gestorben waren,
nachdem der Vorrat an Latexhandschuhen und anderer Schutzkleidung zu Ende
gegangen war» (25; Übersetzung durch Autorin).

Dass ausgerechnet dem für seine Kautschukproduktion bekannten Liberia
Gummihandschuhe und Schutzkleidung fehlen, ist traurige Ironie.

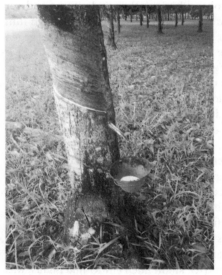

Abb. 12: Gewinnung von Kautschuk (Naturlatex) auf der Firestone-Plantage, Liberia

Der erste Fall einer menschlichen Ebolainfektion in Westafrika wurde 1994 diagnostiziert. Eine damals 34 Jahre alte Tierforscherin aus der Schweiz soll sich bei
der am 16. November 1994 mit Küchenhandschuhen vorgenommenen Nekropsie
eines wilden Schimpansen, der am selben Tag im Taï Forest der Elfenbeinküste tot
aufgefunden worden war, infiziert haben. Mehrere Schimpansen waren 1994 an
einem später bestätigten hämorrhagischen Ebolafieber gestorben. Man vermutet,

dass die Schimpansen sich durch den Verzehr von Red-Colobus-Affen angesteckt hatten (26).

Die Patientin erkrankte am 24. November 1994 und behandelte sich zunächst selbst mit einem Medikament gegen Malaria. Bei ausbleibender Besserung transportierte man sie am dritten Tag in die 600 Kilometer entfernte Hauptstadt der Elfenbeinküste, Abidjan, wo sie in einem Krankenhaus aufgenommen wurde und eine intravenöse Malariatherapie mit Chinin und Antibiotika erhielt. Klinisch war sie die ganze Zeit über stabil, litt aber unter Fieber, Schüttelfrost, Kopf- und Muskelschmerzen. Später kamen Erbrechen, Durchfall, fehlende Urinproduktion und neurologische Symptome wie Gedächtnisverlust, Angst und Verwirrtheit hinzu. Am siebten Tag wurde die Tierforscherin nach Basel in die Schweiz repatriiert und in der Universitätsklinik behandelt. Sie überlebte die Infektion. Glücklicherweise kam es nicht zu einer Ansteckung anderer Menschen.

Aus heutiger Sicht ist es interessant zu lesen, unter welch einfachen Umständen die Patientin in die Schweiz geflogen wurde. Sie selbst trug einen Mundschutz, Arzt und Krankenschwester Mundschutz, Handschuhe und Kittel. Am 15. Tag konnte die Patientin nach Hause entlassen werden. Sie hatte Gewicht verloren und litt noch insgesamt drei Monate lang unter starkem Haarausfall.

Erst nach Entlassung wurde die Diagnose einer Infektion durch das Ebolavirus bekannt. Es handelte sich um ein neues Ebolavirus, das man Ebola-Subtyp Côte d'Ivoire (heute Taï Forest) nannte. Auch in dem Affen, an dem sich die Forscherin angesteckt hatte, wurde das Ebolavirus nachgewiesen. In dem 1999 veröffentlichten Artikel (26), der sich auf den fünf Jahre zurückliegenden Fall bezieht, stehen einige bemerkenswerte Grundsätze (Zitat, Übersetzung durch Autorin):

1. Dieser Fall belegt die Schwierigkeit, neue Tropenkrankheiten zu diagnostizieren.
2. In den Tropen zeigen viele Patienten malariaähnliche Syndrome und die meisten davon sind durch Malaria hervorgerufen.
3. Wenn Malariatests und Blutkulturen negativ sind und Antibiotikatherapien nicht anschlagen, müssen hämorrhagische Fieber in Erwägung gezogen werden.
4. Infektionen mit hämorrhagischen Fiebern zeigen nicht immer Blutungen. Die Abwesenheit von Blutungen lässt diese Diagnosen nicht ausschließen.
5. Weniger als 40 Prozent der Patienten mit einer Ebolainfektion (und Lassainfektion) zeigen Zahnfleischblutungen, Petechien (punktförmige Hautblutungen), blutiges Erbrechen und Blut im Stuhl.
6. Neben den nicht spezifischen, aber konstant auftretenden Symptomen hohes Fieber, Muskelschmerzen, Kopfschmerzen und Übelkeit sind für eine Ebolavirusinfektion Bauchschmerzen und Durchfall typisch.

7. An diesem Fall kann man die Gefahr eines Importes einer Krankheit durch einen einzelnen sporadischen Fall sehen. Durch Flugreisen können Viren innerhalb von Stunden von Kontinent zu Kontinent reisen.

8. In der Kikwit-Epidemie (Demokratische Republik Kongo), die im Mai 1995 erkannt wurde, wurde deutlich, dass Ebola und andere tödliche Viren Menschen monatelang töten können, bevor der Ausbruch und sein Auslöser identifiziert werden. Somit und den Empfehlungen der WHO gemäß besteht eine dringende Notwendigkeit, nationale Überwachungsbemühungen («Surveillance Efforts») und Laborkapazitäten in der gesamten Welt zu verbessern, um diese auftretenden Krankheiten («Emerging Diseases») zu diagnostizieren.

9. Die (weitergehende) Zusammenarbeit verschiedener Disziplinen (Forscher, Ärzte, Biologen, Veterinäre, Mikrobiologen) wird notwendig sein, um Überwachung und Kontrolle der auftretenden Infektionskrankheiten zu verbessern.

Doch – vor allem im Rückblick: Was ist in der Ebolaepidemie in Westafrika anders als in früheren Ausbrüchen und was erschwert die Kontrolle?

- Ebola ist in Westafrika ein unbekanntes Phänomen.[2]
- Es besteht keine Immunität in der Bevölkerung.
- Die Menschen sind sehr beweglich und reisen aus entlegenen Dörfern in größere Städte.
- Es gibt keine wirklich trennenden Grenzen zwischen Guinea, Liberia und Sierra Leone, sodass sich die Krankheit schnell in drei Ländern ausbreitet.
- Glaube und traditionelle Riten (z. B. Leichenwaschungen) sind weitverbreitet und erschweren die Eindämmung der Epidemie.
- Durch nicht allzu lange zurückliegende Bürgerkriege in Sierra Leone und Liberia bestehen Misstrauen und Ungläubigkeit gegenüber staatlichen Einrichtungen, aber auch ausländischen Helfern.
- Die Gesundheitssysteme in allen drei Ländern sind schon vor der Epidemie sehr schwach. Es gibt nur wenige Gesundheitseinrichtungen, Krankenhäuser, Ärzte.

Zum Umgang mit der Ebolaepidemie (für Deutsche) verfasste ich als Regionalärztin des Auswärtigen Amtes für Westafrika im April 2014 ein einseitiges Merkblatt, das später unter «Keine Panik! – Merkblatt» bekannt wird und das Menschen sich an die Kühlschränke kleben.

Im August 2014 ergänzte ich das Merkblatt um einen Hinweis zur Malariaprophylaxe: «Nehmen Sie sicherheitshalber in einem Ebolagebiet eine Malariaprophylaxe ein.»

[2] Auch wenn schon 1978/79 Ebolaantikörper in Blutproben nachgewiesen wurden.

⊕ Auswärtiges Amt	Gesundheitsdienst Regionalarztdienststelle Accra	Stand 08.04.2014 Dr. Sabine Walter

Umgang mit der Ebolaepidemie
(Quellen: US State Department, CDC, WHO)

1. **Keine Panik!** Experten von WHO, CDC und anderer namhafter Organisationen sind vor Ort, um Kranke und Kontaktpersonen zu isolieren und so die weitere Ausbreitung der Epidemie zu verhindern. Bestätigte Infektionen sind bislang in Guinea und in Liberia aufgetreten.

2. **Übertragungsweg Mensch zu Mensch:** Direkter Kontakt mit Blut oder anderen Körperflüssigkeiten (Speichel, Schweiß, Erbrochenes, Urin, Stuhl, Brustmilch, Samen) einer an Ebolavirusinfektion akut erkrankten Person mit klinischen Zeichen oder verstorbenen Personen. Die Ansteckung betrifft praktisch nur Familienmitglieder oder Kontaktpersonen im medizinischen Bereich, die schwer Erkrankte versorgen. Die Zeit nach Ansteckung bis zum Ausbruch der Erkrankung (Inkubationszeit), in der der Patient keine Symptome zeigt, beträgt 2-21 Tage (im Mittel 5-8 Tage). **Wichtig: Menschen sind erst ansteckend, wenn Sie Krankheitssymptome zeigen.**

▶**Berühren Sie keine kranken Menschen oder Tote.**
▶**Vermeiden Sie Kontakt mit Objekten, die mit der Körperflüssigkeit erkrankter Personen in Berührung kamen (z. B. Injektionsnadeln mit Blut).**

Übertragungsweg Tier/Tierfleisch zu Mensch: Das wahrscheinliche Reservoir des Ebolavirus ist die fruchtfressende Fledermaus (Fruit Bat), die durch das Virus nicht erkrankt. Man vermutet, daß die Infektion von den Fledermäusen oder Tieren ausgeht, die durch die Fledermäuse infiziert wurden. Unzureichend gekochtes Fledermaus- oder sonstiges Fleisch (Affen, Antilopen) kann das Virus auf den Menschen übertragen.

▶**Essen Sie kein Fledermausfleisch oder sog. Bushmeat, berühren Sie keine lebendigen oder toten „wilden" Tiere. Essen Sie keine angefressenen Früchte.**
▶**Gemüse und Obst sollten prizipiell gut gewaschen/geschält/gekocht werden.**

3. Das Virus wird leicht getötet durch Seife, Bleiche, Sonnenlicht oder Austrocknung. „Eine Waschmaschine tötet das Virus in Kleidung, die mit infektiöser Körperflüssigkeit gesättigt ist." (US State Department).
▶**Waschen Sie sich regelmäßig die Hände mit Seife.**
▶**Reinigen/desinfizieren Sie verschmutzte Oberflächen.**

4. Das Virus wird nicht übertragen durch Geld, Schwimmen im Pool, lokal gekauftes Brot oder durch Herumlaufen. **Meiden Sie aber (wenn möglich) öffentliche Verkehrsmittel, in denen enger Kontakt zu Fremden besteht.** Es gibt zur Zeit keinen medizinischen Grund, Flüge zu streichen, Grenzen zu schließen, den Reiseverkehr einzuschränken oder Botschaften zu schließen.

5. Wenn Sie in Westafrika Fieber bekommen sollten, gehen Sie nicht zur Arbeit. Nehmen Sie Kontakt auf mit dem Kooperationsarzt der Botschaft oder der Regionalärztin. **Meiden Sie (wenn möglich) öffentliche Krankenhauseinrichtungen.**
▶**Lassen Sie Malaria ausschließen (Bluttest) – häufiges ist häufig!**

1

Wer steckt sich an?

In einer Untersuchung von 1995 in Kikwit, Demokratische Republik Kongo, werden in 27 Haushalten insgesamt 173 Haushaltskontakte von Ebolainfizierten befragt und ergänzend Blutuntersuchungen unterzogen. Ein «Haushalt» wird definiert als das gemeinsame Benutzen des Feuers zum Kochen zu Beginn der Erkankung des ersten Patienten in dem Haushalt. Die mediane Aufnahmezeit der Erkrankten im Haushalt (sogenannte frühe Krankheitsphase) beträgt vier Tage (Spanne 0–9). Die mediane Dauer der späten Krankheitsphase (Aufnahme zur Behandlung bis zum Tod oder zur Entlassung [drei Fälle]) sechs Tage (Spanne 2–13). Entsprechend beträgt die mediane Erkrankungszeit zehn Tage. Als «minimale Inkubationszeit» wird in der Studie die mediane Zeit zwischen dem Tod der erkrankten Person bis zum Auftreten von Fieber beim ersten Haushaltskontakt (erster sekundärer Fall) bezeichnet. Sie beträgt sieben Tage (Spanne 1–15). Die mediane Dauer zwischen Fieberbeginn beim Primärfall und Fieberbeginn beim ersten sekundären Fall (definiert als «maximale Inkubationszeit») liegt bei 17 Tagen (Spanne 9–25).

In mehr als der Hälfte aller Haushalte (15 von 27 Haushalten, 56 Prozent) tritt mindestens ein weiterer Fall auf, in sieben Haushalten (26 Prozent) wird mehr als ein sekundärer Fall registriert. Dabei lassen sich keine Besonderheiten bei den Haushalten mit mehreren Infektionen nachweisen. Patientencharakteristika wie z. B. sichtbare Blutungen erlauben keinen Rückschluss auf die Wahrscheinlichkeit von sekundärer Ansteckung. Der wichtigste Risikofaktor für eine sekundäre Ansteckung ist der direkte Körperkontakt mit einem infizierten Menschen während der klinisch sichtbaren Erkrankung. Zusätzliche Risiken ergeben sich durch den Kontakt mit Körperflüssigkeiten eines Erkrankten, Umgang in der späten Krankheitsphase und durch das Berühren des Leichnams [hohe Viruslast!, Anmerkung durch die Autorin].

Der Umgang in der Inkubationsphase oder bestimmte Aktivitäten z. B. Unterhaltung, gemeinsames Essen oder sogar das Teilen eines Bettes mit einem Infizierten in der frühen Krankheitsphase sind nicht mit einem zusätzlichen erhöhten Ansteckungsrisiko assoziiert.

Von 95 Familienmitgliedern mit direktem Körperkontakt mit einem Erkrankten infizierten sich 28 mit dem Ebolavirus. Keines der 78 Familienmitglieder, die zwar Umgang mit dem Erkrankten gehabt (z. B. gemeinsames Essen), den Patienten aber nicht berührt hatten, erkrankte (27).

Bei einer Untersuchung von 45 Blutproben aus dem Ebolausbruch in Uganda durch Ebola-Sudan von August 2000 bis Januar 2001 kann ein rascher Anstieg der Virusmenge im Blut schon in den ersten zwei Krankheitstagen ab Symptombeginn und eine anhaltend hohe Viruslast bei tödlichem Verlauf gezeigt werden. Der durchschnittliche Höchstwert bei fatalem Verlauf beträgt $3,4 \times 10^9$ gegenüber $4,3 \times 10^7$ RNA-Kopien pro Milliliter bei Überlebenden. Es wird gefolgert, dass in mehr als 90 Prozent der Fälle eine korrekte Vorhersage über den [unguten] Krankheitsausgang gemacht werden kann, wenn der maximale RNA-Titer innerhalb von acht Tagen nach Symptombeginn mehr als 10^8 RNA-Kopien pro Milliliter erreicht (28).

Aufgrund der Übertragung des Ebolavirus durch direkten Körperkontakt mit Infizierten und Körperflüssigkeiten ergibt sich die Notwendigkeit der raschen Isolierung von Infizierten, um Übertragungsketten zu unterbrechen. Eine frühe Behandlung z. B. mit Infusionen bei Flüssigkeitsverlust verbessert die Überlebenschancen.

Es beginnt für mich die Zeit der Aufklärungsveranstaltungen in vielen Ländern Westafrikas in deutscher, englischer und französischer Sprache. Ausdrücke wie «Fledermaus», «tote Körper», «diverse Körperflüssigkeiten», «Inkubationszeit» gehören selbstverständlich zum sprachlichen Repertoire. Das Interesse ist groß. Manchmal nehmen auch Kinder teil, die erstaunlich gut informiert sind und kluge Fragen stellen.

Einmal konfrontiert mich ein junger, gut ausgebildeter Afrikaner mit folgender Aussage: «Ich glaube doch, dass die Weißen Ebola gebracht haben. Sie sind neidisch, weil wir so viele Kinder haben, und wollen, dass wir sterben.» In diesem Moment verstehe ich, warum die Aufklärungsarbeit in den entlegenen Gebieten so schwierig ist. Ich versuche, mir mein Entsetzen nicht anmerken zu lassen und entgegne: «Wenn die Weißen wollten, dass die Menschen hier sterben, warum spenden sie dann Millionen, schicken Helfer und Hilfsgüter?»

Mai 2014
Zu früh entwarnt und drei betroffene Länder

Offizielle Zahlen

	Klinische Fälle/Tote	Gesicherte Fälle/Tote	Klinische Fälle/Tote	Gesicherte Fälle/Tote
Daten vom	02.05.2014		12.05.2014	
Westafrika gesamt	239/160	133/87	260/182	144/98
Guinea	226/149	127/81	248/171	138/92
Liberia	13*/11	6/6	12/11	6/6
Sierra Leone		0		0

*In Liberia hat man nach Erhalt der Laborergebnisse die Zahl der klinischen Fälle korrigiert (deshalb niedrigere Zahlen als zuvor).

Tab. 3: Klinische Fälle/Tote und gesicherte Fälle/Tote im Mai 2014 in Guinea, Liberia und Sierra Leone (nach 17)

Liberia gibt seinen letzten Fall am 9. April bekannt. Auch in Guinea scheint sich die Lage zu entspannen. Vom 13. bis zum 21. Mai gibt es keine neuen Fallmeldungen. Geht die Epidemie dem Ende zu?

Am 22. Mai entdeckt man erstmalig Ebolainfektionen in der Provinz Télimélé in Guinea (270 Kilometer nordöstlich von Conakry; Region Kindia). Drei Mitglieder einer Familie sind gestorben und drei weitere erkrankt. Bei zwei Patienten wird eine Ebolainfektion gesichert. Zwei weitere Erkankte (Verdachtsfälle) befinden sich unter Beobachtung.

Guinea im Detail 2014

	01.05.	23.05.	Letzte (Verdachts-) Fallmeldung
Guéckédou	140/99	170/121	12.05.
Macenta	22/16	22/17	09.04.
Kissidougou	6/5	8/6	01.04.
Conakry	**53/24**	**50/25**	**26.04.**
Dabola	4/4	4/4	vor mehr als 40 Tagen
Dinguiraye	1/1	1/1	vor mehr als 40 Tagen
Télimélé		5/3	22.05.

Tab. 4: Zahl der klinischen Fälle und Todesfälle in Präfekturen Guineas vom 01.05. bis 23.05.2014 mit Datum der letzten Fallmeldung (nach 17)

Am 23. Mai werden 146 Ebolainfektionen laborchemisch bestätigt (95 bestätigte Todesfälle). Innerhalb von vier Tagen, bis zum 27. Mai, kommen Verdachtsfälle in drei weiteren Provinzen hinzu: Boffa, Boké und Dubréka. Alle grenzen an Télimélé. Die Gesamtzahl der Fälle in Guinea erhöht sich auf 281 mit 186 Toten (29).

Am 25. Mai wird die WHO über einen Ebolaausbruch in Sierra Leone informiert. Aus Koindu Chiefdom, Kailahun, der Grenzregion zu Guéckédou in Guinea, werden ein laborchemisch bestätigter Fall und fünf Todesfälle (Verdachtsfälle) gemeldet (30). Die Diagnose Ebola wird in Sierra Leone im 2004 errichteten Speziallabor für hämorrhagische Fieber (Viral Hemorrhagic Fever Laboratory) in Kenema gestellt (30). Es handelt sich um ein Referenzlabor für Lassafieber, das im Zuge der Ebolaepidemie für die Eboladiagnostik ausgestattet wird. Lassafieber ist eine hämorrhagische Viruserkrankung, die in Sierra Leone endemisch (dauernd vorhanden) ist. Seine Symptome gleichen denen der Ebolaviruserkrankung, aber es ist weniger aggressiv und ansteckend.

Bis zum 30. Mai werden in Sierra Leone 14 Fälle laborchemisch bestätigt (davon zwei Todesfälle). Bei allen handelt es sich um Frauen aus Koindo (Kailahun District), die der Beisetzung einer traditionellen Heilerin («Herbalist») in Sokoma, einem entlegenen Dorf im Distrikt Kailahun nahe der Grenze zu Guinea, beigewohnt haben. Die Heilerin hatte Ebolapatienten, die aus Guinea gekommen waren, behandelt. Auf diese einzige Beerdigung, die auch zu Erkrankungen in Liberia führt, können Epidemiologen später 365 Ebolatodesfälle zurückführen (31).

Zwölf Experten der WHO treffen in Sierra Leone ein, um Hilfe zu leisten. Es gibt mehr als 20 größere Orte für die Überwachung und Untersuchung («Ebola Fever Preparedness and Response») im Grenzgebiet Sierra Leones mit Guinea und Liberia. Problematisch erscheint, dass die Bevölkerung das Risiko der Infektion nicht einzusehen scheint und keine gesund wirkende Kontaktperson zur Überwachung und Quarantäne in eine Krankenstation schicken will.

Am 23. Mai wird eine Frau aus Kailahun, Sierra Leone, im Foya Borma Hospital in Lofa County in Liberia unter der Verdachtsdiagnose einer Ebolainfektion stationär aufgenommen. Es ist das gleiche Krankenhaus, in dem sich schon im März ein infizierter Patient vorgestellt hatte. Sechs Stunden nach «Entlassung gegen ärztlichen Rat» am 25. Mai verstirbt die Patientin. Der Leichnam wird für das Begräbnis zurück nach Sierra Leone überführt. Eine Blutentnahme erfolgt nicht, sodass diese Patientin nur als «Verdachtsfall» geführt wird. Es gibt elf registrierte Kontaktpersonen dieser Patientin und bald weitere Verdachtsfälle in Lofa, Bong, Nimba und Margibi (32).

Ausgehend von der Reisenden aus Sierra Leone ist die hochansteckende Krankheit nun auch wieder nach Liberia gelangt und drei Länder sind gleichzeitig von der Epidemie betroffen.

Im Jahr 2015 wird die *New York Times* zwei Pulitzerpreise für ihre herausragende Berichterstattung zur Ebolaepidemie 2014 gewinnen. Einer der bemerkenswerten Artikel trägt den Titel «How Ebola Roared Back» («Wie Ebola mit Getöse zurückkam»; 33) und analysiert die Ursachen einer verpassten Chance, nämlich der schnellen Ausbruchskontrolle.

Der Artikel beginnt mit der Heimreise des Ebolaexperten, Dr. Rollin, vom US-amerikanischen Centers for Disease Control and Prevention (CDC) am 5. Mai 2014, nach einem Aufenthalt von fünfeinhalb Wochen in Guinea. Zusammen mit anderen Ersthelfern («Early Responders») von WHO und Ärzte ohne Grenzen hatte er in der Hauptstadt Conakry gearbeitet. Die Patientenzahlen gingen zurück in Hauptstadt und Waldguinea, keine Meldung mehr aus Liberia seit vier Wochen, keine Erkrankungen im benachbarten Sierra Leone. «Das war's», sagte sich der Experte, für den es der elfte Ebolaausbruch war, und mit ihm viele andere, die mit Mut und Einsatz vor Ort waren, «es ist fast vorbei».

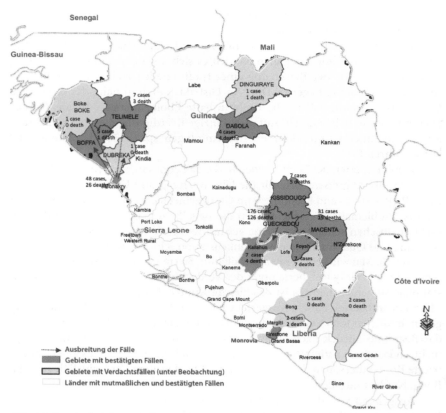

Abb. 13: Das Ausbruchsgeschehen am 27.05.2014 (WHO, aus 29, Beschriftung auf Deutsch)

Erst durch diesen Artikel wurde mir deutlich: Die Experten sind nicht zu spät gekommen, sie sind zu früh gegangen. Das Virus war untergetaucht, der Rückgang der Fallmeldungen in April und Mai entsprach nicht der Realität. Unvorhersehbar waren die Bedingungen in Westafrika ganz anders als die früherer Ausbrüche. Das Nachverfolgen von Kontakten klappte in vielen Gebieten nicht, ängstliche Gemeinden verjagten die Helfer. Die Ebolabehandlungszentren waren so übel beleumundet, dass selbst Kränkste die letzte Kraft aufbrachten, um sie zu meiden. Informationen über Infizierte und ihre Kontakte flossen nur spärlich.

Die *New York Times* fand heraus, dass die WHO und das Gesundheitsministerium Guineas schon im Mai 2014 Kenntnis hatten von ebolaverdächtigen Kranken und Toten in Sierra Leone, doch diese Informationen kamen bei den Verantwortlichen im Nachbarland nicht an. Von genau diesen Kranken gingen später zahlreiche weitere Infektionen in Sierra Leone und Liberia aus.

In der WHO gab es Führungsschwierigkeiten auch bedingt durch Budget-
kürzungen und widerstreitende Interessen. Zusammen mit Offiziellen Guineas
spielten einige Vertreter der WHO die Bedrohung herunter. Probleme gab es mit
Aufklärungskampagnen von internationalen und Nichtregierungsorganisationen,
die in einigen Fällen mehr Schaden als Nutzen brachten.

Dieser Ausbruch ereignete sich nicht in einem entlegenen Dorf, sondern im
geschäftigen Grenzgebiet dreier Länder, die zu den ärmsten der Welt gehören.
Das Volk der Kissi bewohnte die Waldregion in allen drei Ländern und nationale
Grenzen wurden nicht als solche empfunden. Es gab kaum Ärzte. Krankenhäusern, so überhaupt vorhanden, fehlte es am Nötigsten, wie fließendem Wasser,
Seife und Handschuhen. Nach den grausamen Bürgerkriegen in Liberia (1989–
2003, Informationen dazu unter 34, 35) und Sierra Leone (1991–2002; Informationen dazu unter 36) hatten sich internationale Hilfsorganisationen zurückgezogen,
die Menschen das Vertrauen in ihre Regierungen verloren. Das ging so weit, dass
sie glaubten, Ebola sei nur eine Erfindung, um Entwicklungshilfe zu bekommen.
Fremden, die davor warnten, Kranke anzufassen, wurde mit Misstrauen und
Aggressionen begegnet, insbesondere wenn sie Schutzkleidung trugen. Hochin-
fektiöse Tote wurden trotz aller Aufklärungsversuche weiterhin gewaschen und
traditionell beerdigt (33).

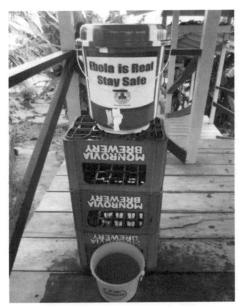

Abb. 14: Eimer mit Desinfektionslösung zum Händewaschen in Monrovia:
«Ebola gibt es wirklich. Bleib sicher»

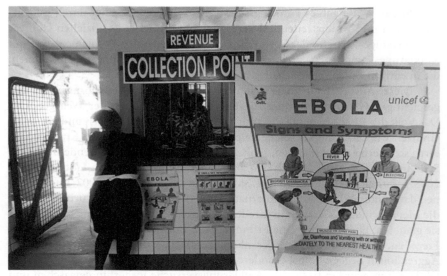

Abb. 15: Frühes Ebolawarnplakat von UNICEF, aufgenommen in Freetown im Juli 2014 im Connaught Hospital. «Zeichen und Symptome: blutiger Durchfall, Blutung, Erbrechen von Blut».

Im Verlauf des Ausbruchs sieht man häufig Aufklärungsplakate und Hinweise mit den Worten «Ebola is real» («Ebola ist echt, Ebola gibt es wirklich») (siehe Abb. 14).

Frühe Informationen nannten als typisches Symptom Blutungen, obwohl in diesem Ausbruch Blutungen nur selten auftreten (37). Manch ebolainfizierter Mensch ohne Blutung wähnte sich deshalb in Sicherheit, begab sich nicht in Behandlung und steckte andere an (siehe Abb. 15).

Zu Beginn des Ausbruchs wurde auch immer wieder verbreitet, dass es keine wirksame Therapie gäbe. Später erklärte man, dass eine rasche symptomatische Behandlung (z. B. die Gabe von Infusionen) die Überlebenschancen verbessert. Die Angst der Menschen wurde durch Gerüchte befeuert: Im Behandlungszentrum werden Organe entnommen und verkauft. Die Autos der UN bringen die Krankheit mit ihren Abgasen.

Juni 2014
Epidemie außer Kontrolle, die Geschichte der ersten Überlebenden in Sierra Leone, Kenema und die WHO, «Burial Boys» und die Erklärung von Conakry

Offizielle Zahlen

	Klinische Fälle/Tote	Gesicherte Fälle/Tote	Klinische Fälle/Tote	Gesicherte Fälle/Tote
Daten vom	01.06.2014		14.06.2014	
Westafrika gesamt	420/225	217/?	528/337	364/?
Guinea	328/208	193	398/264	254
Liberia	13/11	6/6	33/24	18
Sierra Leone	79/6	18	97/49	92

Tab. 5: Klinische Fälle/Tote und gesicherte Fälle/Tote im Juni 2014 in Guinea, Liberia und Sierra Leone (nach 17).
Zu beachten ist immer auch eine Dunkelziffer nicht erfasster Fälle!

Ärzte ohne Grenzen gibt am 20. Juni 2014 in einer alarmierenden Pressemitteilung bekannt, dass die aktuelle Ebolaepidemie in Westafrika «komplett außer Kontrolle» sei. In diesem Ausbruch seien mehr Menschen gestorben als in früheren Ebolaausbrüchen. Zum Zeitpunkt der Meldung sind mehr als 330 Menschen gestorben.

Zitiert wird Bart Janssens (zuständiger Einsatzleiter, Brüssel), der sagt, dass die betroffenen Länder das Ausmaß der Situation nicht erkannt hätten und die WHO nicht genug tun würde, um lokale Führer anzuspornen. Ärzte ohne Grenzen sei mit aktuell 40 internationalen Mitarbeitern und vier Behandlungszentren am Limit. Problematisch an diesem Ausbruch sei, dass er in einer Region begann, in der die Menschen besonders mobil seien, dem Drehkreuz Guéckédou in Guinea, und sich nun in noch dichter bevölkerte Regionen ausgebreitet habe. Inzwischen hat man in mehr als 60 unterschiedlichen Orten in Guinea, Liberia und Sierra Leone Infizierte entdeckt (38, 39).

Zur gleichen Zeit wird bekannt, dass das Redemption Hospital in New Kru Town, Monrovia, Liberia, vorübergehend geschlossen werden musste, da nach dem Tode einer Kollegin die Schwestern aus Angst vor Ansteckung der Arbeit ferngeblieben waren. Zuvor seien alle Patienten entlassen worden … (40).

Im Redemption Hospital starb die erste ebolainfizierte Krankenschwester Liberias.

Das Redemption («Rettung», «Erlösung») Hospital mit 205 Betten ist bei Ausbruch der Ebolaepidemie das einzige Krankenhaus in Monrovia, in dem Patienten kostenfrei behandelt werden. Es versorgt ein Einzugsgebiet von 90.000 Menschen. 44 Dollar pro Einwohner werden 2013 im Land für die Gesundheit ausgegeben. Es gibt 51 Ärzte für 4,3 Millionen Menschen. Nach dem Ende des zwölfjährigen Bürgerkrieges war das Krankenhaus 2003 wiedereröffnet worden. Es handelt sich um ein altes Marktgebäude. Patienten wurden oft zu zweit oder dritt in ein Bett gelegt, um niemanden abweisen zu müssen.

Im Juni 2014 gelangt das Ebolavirus in das Krankenhaus. In der Folge sterben zwölf Ärzte und Schwestern. Ab August 2014 können keine Patienten mehr aufgenommen werden, man verwandelt das Krankenhaus in eine Holding Unit (Auffangeinrichtung), in denen Patienten auf Ebola untersucht und gegebenenfalls in Behandlungszentren weitergeleitet werden. Auf dem Höhepunkt der Epidemie werden dort bis zu 400 Menschen beengt untergebracht. Es werden Bilder veröffentlicht von Schwerkranken und Toten. Menschen liegen auf Matratzen ohne Laken und am Boden. Im Oktober 2014 werden im Redemption Hospital einfache Krankheiten noch ambulant behandelt, aber aus Angst vor Ansteckung kommen nur wenige Patienten. Der stationäre Bereich wird geschlossen.

Im November 2014 eröffnet Ärzte ohne Grenzen am Redemption Hospital eine «Transit-Einheit» mit zehn Betten, in der mögliche Ebolapatienten isoliert, diagnostiziert und bei Bedarf in Behandlungszentren verlegt werden können. In einem bestimmten Bereich können Angehörige die Patienten sehen und mit ihnen sprechen. Das ist wichtig, um das Verständnis für die Erkrankung und die Akzeptanz der Maßnahmen zu verbessern (41).

Im Januar 2015 wird das Krankenhaus wiedereröffnet. Es ist desinfiziert und renoviert worden und das Personal umfassend geschult. Am Eingang wird jeder Besucher erfasst, seine Körpertemperatur gemessen und die Desinfektion der Hände überwacht (42, 43).

Im März 2017 blicke ich in das Redemption Hospital. Ein dunkelrotes Holzkästchen nimmt Spendengelder auf: «Spende für Ebolaopfer des Redemption Hospital» steht darauf («Contributions towards the Ebola victims from the Redemption Hospital»). Es wird vor dem Betreten des Krankenhauses immer noch Fieber gemessen.

Victoria Yillah, ein Feiertag und ein trauriges Schicksal

Am 8. Juni 2014 wird Victoria Yillah aus dem Krankenhaus in Kenema, Sierra Leone, entlassen. Die 20-Jährige hatte während ihrer Schwangerschaft Rat bei einer traditionellen Heilerin gesucht, die Ebolapatienten aus Guinea behandelt hatte.

Am 24. Mai 2014 erleidet sie eine Fehlgeburt und wird im Distriktkrankenhaus in Kenema aufgenommen. Aufgrund ihrer Blutungen und im Wissen um die Ebolainfektionen im Nachbarland Guinea wird noch am selben Tag eine

Ebolainfektion vermutet, diagnostiziert und die Patientin auf die Isolationsstation aufgenommen. Diese in die Jahre gekommene Isolationsstation dient
sonst der Isolierung und Behandlung von Patienten mit Lassafieber, einer ende-
mischen Krankheit. Es werden sofort Schutzmaßnahmen ergriffen, sodass sich
niemand im Krankenhaus an Victoria ansteckt. Es ist die erste dokumentierte
Ebolainfektion in Sierra Leone. Wochenlang schwebt die Patientin in Lebensgefahr, wird dreimal positiv auf Ebola getestet und überlebt. Sie gilt als die erste
Ebolaüberlebende Sierra Leones. Der Tag ihrer Krankenhausentlassung wird
zum nationalen Feiertag der Ebolaüberlebenden («National Survivor's Day»,
siehe Abb. 16). Doch während sie um ihr Überleben kämpft, sterben 21 ihrer
Angehörigen an Ebola, darunter ihre Eltern, die Großmutter und drei ältere
Schwestern.

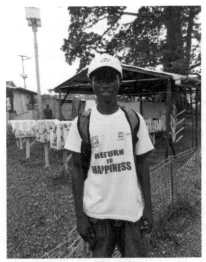

Abb. 16: Junger Mann vor einer Ebolabehandlungseinheit im September 2015; «Return to
Happiness» («Rückkehr zur Freude») steht auf seinem T-Shirt, und auf seiner Schirmmütze
«Ebolasurvivor's Day 8th June 2015»

Im August 2015 hat Victoria Yillah Grund zur Freude und schenkt Hunderten
Hoffnung. Sie bringt einen gesunden Jungen zur Welt, der den Namen Barnabas
(aramäisch: «Sohn des Trostes») erhält. Sie ist vorsichtig. Erst als ihre Muttermilch
untersucht und als ebolafrei deklariert ist, beginnt sie zu stillen (44, 45). Doch nur
wenige Woche nach seiner Geburt stirbt der kleine Junge an einer unbekannten
Infektion, bei der es sich nicht um Ebola gehandelt haben soll. «Ich sterbe langsam von Monat zu Monat, von einem Problem zum anderen», sagt seine Mutter
Victoria (46).

Geoff Wiffin, Repräsentant von UNICEF, weist in diesem Zusammenhang darauf hin: «Ein einzelner Fall von Ebola gelangt in die Schlagzeilen, aber landesweit stirbt eines von elf Kindern in Sierra Leone vor seinem ersten Geburtstag, und das braucht eine stärkere Reaktion» (45, Übersetzung durch Autorin).

In Muttermilch wurde das Ebolavirus in niedriger Konzentration monatelang nach Symptombeginn nachgewiesen, so z. B. bei einer Frau in Guinea 500 Tage nach Entlassung aus der Ebolabehandlungseinrichtung (47). Aktualisierte Richtlinien zum Umgang mit schwangeren und stillenden Frauen während eines Ebolausbruchs hat die WHO im Februar 2020 herausgebracht. Eine Empfehlung lautet, dass «eine Frau, die sich von einer Ebolaviruserkrankung erholt hat, kein Virus im Blut mehr aufweist und das Stillen fortsetzen möchte, zunächst zwei negative PCR-Untersuchungen der Muttermilch im Abstand von 24 Stunden abwarten soll» (48).

Zum Zeitpunkt der Entlassung von Victoria Yillah aus dem Krankenhaus ist die Situation im Südosten Sierra Leones verheerend. Kenema und das nördlich davon gelegene Kailahun sind die frühen Epizentren des Ausbruchs. Das Regierungskrankenhaus in Kenema verfügt über 350 Betten und versorgt eine Region von 670.000 Menschen.

Seine Lassastation mit 25 Betten in Zimmern mit zwei bis vier Betten wurde seit den 1970er-Jahren in unterschiedlichem Maße aufrechterhalten. Der Schwerpunkt hatte vermehrt auf Labordiagostik gelegen. Diese Lassastation wurde in das erste Ebolabehandlungszentrum Sierra Leones umgewandelt. Es arbeiteten dort dann 41 Mitarbeiter des Distriktkrankenhauses, verstärkt durch 21 Angehörige eines internationalen Teams. Die Station war rasch überlaufen. Daraufhin wurden im Krankenhaus drei behelfsmäßige weitere Ebolabehandlungsstationen eingerichtet, sodass circa 100 Ebolabehandlungsbetten zur Verfügung standen. Doch auch diese Zahl konnten dem Patientenansturm nicht standhalten, das Verhältnis von Personal zu Patienten war gefährlich niedrig und die Schutzkleidung bald aufgebraucht. Strom und Wasser standen nur unregelmäßig zur Verfügung. Ein Streik der Krankenhausmitarbeiter ab dem 20. Juni aufgrund ausbleibender Risikobezahlung führte zu einer weiteren Verschlimmerung der Lage.

Trotz der Erfahrungen mit der Behandlung von Lassapatienten zumindest auf einer Station kam es im Kenema-Distriktkrankenhaus zu einer sehr großen Zahl von Infektionen unter den Beschäftigten. Allein im Juli 2014 sollten sich hier acht Krankenschwestern infizieren. Es wurde immer schwieriger, Personal zu finden, das unter derartigen Bedingungen bereit war zu arbeiten. Im Verlauf des Jahres 2014 kam es zu mehr als 40 Toten durch Ebola unter dem Personal.

Im November 2014 erscheint eine retrospektive Darstellung der 106 ersten Fälle Sierra Leones, die im Regierungskrankenhaus (Distriktkrankenhaus, «Lassakrankenhaus») von Kenema vom 25. Mai bis zum 18. Juni 2014 behandelt wurden. Der Artikel ist sechs Co-Autoren gewidmet, die an Ebola starben, bevor der Artikel veröffentlich wurde, und einem Kollegen, der in dieser Zeit aus einem anderen Grund verstarb (49).

Die Inkubationszeit bei den Patienten betrug 6 bis 12 Tage und die Sterblichkeitsrate war 74 Prozent. Patienten, die jünger als 21 Jahre waren, hatten deutlich bessere Überlebenschancen (Mortalität 57 Prozent) als Patienten über 45 Jahre (Mortalität: 94 Prozent!). Es gab zwei Altersgipfel unter den Erkrankten: Jugendliche, die älter als 15 Jahre waren, und Erwachsene zwischen 26 und 40 Jahren. Eine hohe Viruslast von mindesten 10 Millionen Kopien war mit einer Sterblichkeit von 94 Prozent assoziiert. Dagegen starben nur 33 Prozent der Patienten mit weniger als 100.000 Viruskopien. Nur ein Patient wies Blutungen auf.

Für 44 Patienten lagen Informationen zu Symptomen bei Aufnahme vor. 89 Prozent der Patienten (also nicht alle!) wiesen Fieber auf. Kopfschmerzen traten bei 80 Prozent der Patienten auf, Schwäche bei 66 Prozent, Schwindel bei 60 Prozent, Durchfall bei 51 Prozent und Bauchschmerzen bei 40 Prozent. Blutungen wurden nur bei einem Patienten beobachtet. 94 Prozent der Patienten, die bei der Aufnahme unter Durchfall gelitten hatten, starben. Die mittlere Körpertemperatur bei der Aufnahme war bei Patienten, die starben, signifikant höher als bei Überlebenden (37,5 °C versus 35,9 °C).

Die durchschnittliche Zeit von Symptombeginn bis zur Vorstellung im Krankenhaus und zur Aufnahme betrug 5,7 +/– 0,5 Tage, die Zeit zwischen berichtetem Symptombeginn und Tod 9,8 +/– 0,7 Tage.

Eine bedeutsame Erhöhung bestimmter Blutparameter (Nierenwerte Kreatinin, Harnstoff, die Leberenzyme AST, ALT und alkalische Phosphatase) deutete auf eine Ebolaerkrankung hin. Mit einem tödlichen Ausgang der Ebolavirusinfektion waren hohe und ansteigende Werte für Kreatinin und Harnstoff (Dehydrierung, Nierenversagen) und hohe AST-Werte (Aspartat-Aminotransferase, ein Leberwert) assoziiert. Am Ende des Artikels findet sich ein sehr bemerkenswerter Satz, nachdem das Risiko der Ansteckung für Health Worker beschrieben wird: «Nichtsdestotrotz obliegt es den Fachkräften im Gesundheitswesen sicherzustellen, dass Ebolaviruseinrichtungen auf die Behandlung und Verbesserung des Überlebens von Patienten ausgerichtet sind und nicht nur auf die bloße Bereitstellung einer Quarantäne» (49).

Vom 1. Mai 2014 bis zum 31. Januar 2015 gab es 600 bestätigte, wahrscheinliche oder Ebolaverdachtsfälle in Kenema. 92 davon (15 Prozent) traten unter Beschäftigten im Gesundheitswesen auf. 66 davon arbeiteten im Kenema-Distriktkrankenhaus, wobei 88 Prozent klinisch tätig waren. Allerdings arbeitete nur knapp ein Drittel (18 Personen) auf einer Ebolabehandlungsstation. 13 Prozent der Beschäftigten im Gesundheitswesen gaben Kontakt mit Ebolapatienten an als potenziellen Auslöser ihrer Infektion und 27 Prozent Kontakt mit anderen kranken Beschäftigten des Gesundheitswesens.

Bis Mitte September 2014 betrug der Anteil von Beschäftigten im Gesundheitswesen an Ebolapatienten sogar bis zu 25 Prozent. Nach Einrichtung eines verbesserten Triagesystems am Kenema-Distriktkrankenhaus für Ebolaverdachtspatienten am 19. August 2014 und Eröffnung einer weiteren Ebolabehandlungsstation in Kenema durch das Internationale Rote Kreuz im September 2014 gingen die Erkrankungszahlen der Healthcare Worker erheblich zurück.

69 Prozent der infizierten Beschäftigten im Gesundheitswesen starben an ihrer Ebolainfektion (50).

Kritik an der WHO im Zusammenhang mit den Zuständen im Kenema-Regierungskrankenhaus, in deren Folge mehr als 40 Beschäftigte starben, wird im September 2015 durch Untersuchungen von Associated Press (AP) laut (51–53).

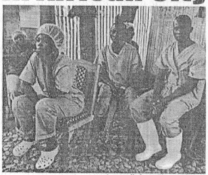

AP Investigation: WHO Ebola Effort Faltered in African City

Highly contagious corpses rotted in the rain amid a shortage of body bags. Nurses turned to plastic packaging as protective gear ran out. Even some of the chlorine provided to Sierra Leone's Kenema Government Hospital last year was suspect - in one case more than a year out of date and effectively worthless.

By Sunday Alamba

The 2014 Ebola epidemic pitted a lethal virus against barely-there health systems, and it was always going to be deadly. But an Associated Press investigation has found that a string of avoidable errors badly undermined the work of international aid workers.

The World Health Organization, charged with leading the fight against global outbreaks, already has been criticized over its management of its clumsy efforts to stop Ebola. Earlier this year, an AP investigation found the U.N. health agency delayed declaring an international emergency - similar to an SOS signal - on political and economic grounds.

Newly obtained emails, documents and interviews show that WHO and other responders failed to organize a strong response even after the signal was

work there, citing the dangerous conditions.

As Ebola cases climbed in July 2014, WHO Director-General Dr. Margaret Chan identified Kenema as one of two priority areas. "Transportation, PPE (personal protective equipment) and other equipment must (be) provided," she wrote on July 24 in an email to her senior staff.

But staffers regularly received expired or questionable chlorine, incidents that spooked already rattled staff, according to interviews and emails seen by AP. Nurse Donnell Tholley said workers sometimes resorted to donning ill-fitting gloves for their hands and using stray plastic packaging on their feet instead of the tall protective rubber boots they needed. More than 40 health workers died and others abandoned the hospital

showed the "extreme confusion and lack of coordination in the critical months when they could have arrested the epidemic." By the time the Red Cross clinic was finally built, the peak of the outbreak in Kenema had passed. Twenty health workers had been infected in the interim. Many patients who succumbed to the

An email from Chan which AP obtained corroborates allegations of tight-fistedness, not just in Kenema but across West Africa. Chan told Mufunda and other senior officials that only a tiny fraction of needed cash was being released and that the problem had festered for four months. "I expect all our colleagues ... to

Abb. 17: Zeitungsausschnitt Premier News, 29.09.2015. Kritik am Kenema Government Hospital in der Ebolakrise 2014 (51)

Es wird über fehlende Schutzausrüstung und abgelaufene Chloridlösungen berichtet. Aufgrund des Fehlens von Leichensäcken «verrotteten hochansteckende Leichen im Regen» (51).

Die Nähe der «Diamantenstadt» Kenema, eine der größten Städte Sierra Leones, zu Waldguinea und seine gute Straßenanbindung nach Freetown machten Kenema zu einem wichtigen Ausgangspunkt für die Ausbreitung des Virus. Es ist die Rede von einer «toxischen Mischung aus schwacher Führung, schäbiger Ausrüstung und internen Machtkämpfen, die eine chaotische Situation in der kritischen Frontlinie im Kampf gegen das Virus verschlimmerte».

«Die Lage im Krankenhaus war schrecklich. Blutgetränkte Patienten lagen in Agonie auf personalarmen Stationen, während die Leichen die Gänge verstopften», und das Personal erwehrte sich in «zermürbenden Schichten» der Attacken von Ortsansässigen, die «drohten, das Gebäude abzufackeln, in der Überzeugung, Ärzte und Schwestern würden die Krankheit absichtlich verbreiten» (52).

«Unterdessen war die WHO ‹gelähmt›», wie der amerikanischer Experte Joseph Fair, der in Freetown die Regierung beriet, zitiert wird, und verlor sich in Diskussionen über weitere Krankenwagen und die Farbe von Leichensäcken (52).

Im Juli 2015 «kritisierte ein von der WHO eingesetztes Gremium die Führung durch die Organisation [WHO], ohne die logistischen Probleme und internen Machtkämpfe, die Associated Press aufgedeckt hatte, zu erwähnen. Es wurde in dem Bericht gefordert, Rechenschaft abzulegen, aber nicht eine Person oder Abteilung als für das Versagen verantwortlich benannt». Die Untersuchung kommt zu dem Schluss, dass «die WHO in den drei von Ebola betroffenen Ländern für ihre technische Arbeit respektiert sei» (52).

Viele Probleme scheinen mit dem damaligen WHO-Repräsentanten in Sierra Leone verbunden zu sein, der noch während des Ausbruchs als Leiter des WHO-Büros nach Mosambik versetzt wurde und für Auskünfte anscheinend nicht zur Verfügung stand. «Anfragen für kritische Reparaturen wie z. B. des Krankenhausgenerators» blieben vom WHO-Büro unbeantwortet und die Finanzierung in Höhe von einigen Tausend US-Dollar übernahmen WHO-Techniker vor Ort aus eigener Tasche. Selbst die Anschaffung von Gummistiefeln und Eimern stellte sich als Problem dar.

Die kurz zuvor, am 3. August 2014, verschickte E-Mail der Direktorin der WHO, Margaret Chan, an den WHO-Repräsentanten in Sierra Leone und an andere WHO-Mitarbeiter, auf die sich AP bezieht, offenbart große Probleme nicht nur in Kenema, sondern in ganz Westafrika. Sie warnte, dass die WHO effizient handeln müsse, wenn sie ihre Führungsrolle behalten wolle. «Ich erwarte von allen Kollegen, insbesondere den WHO-Repräsentanten, dass sie die Feldarbeit (field work) von Experten und Mitarbeitern erleichtern und nicht Hindernisse aufbauen, denn ‹business as usual› funktioniert in einer Krise nicht» (52).

Probleme mit der WHO und der Regierung Sierra Leones ergaben sich auch, als das Rote Kreuz eine Ebolabehandlungseinheit zur Entlastung des Kenema Government Hospitals bauen wollte und niemand einen geeigneten Platz benennen konnte. Die Rote-Kreuz-Klinik konnte erst im September eröffnet werden, als der Höhepunkt des Ausbruchs in der Region bereits vorbei war (52).

Der 28-seitige WHO-Bericht kommt zu dem Ergebnis: «Die WHO hat keine Kultur der schnellen Entscheidung und neigt dazu, eher reaktiv als proaktiv auf Notfälle zu reagieren.» – «Es scheint die Hoffnung bestanden zu haben, dass die Krise eher mit guter Diplomatie als mit einer Ausweitung der Notfallaktivitäten in den Griff zu bekommen sei (Übersetzung durch die Autorin; 52).

«Es ist keine Frage, dass eine bessere und frühere Reaktion der WHO den Tod von Tausenden von Menschen hätte verhindern können», sagte Dr. Irwin Redlener, der Direktor des National Center for Disaster Preparedness der Columbia University in New York, und er führt weiter aus, dass er nicht glaubt, «dass die Dinge bei der nächsten großen Gesundheitskrise wesentlich anders seien, vor allem weil die hochrangigen Führer der WHO im Amt bleiben».

«Die Dysfunktionalität der WHO während des Ebolaausbruchs sei außerordentlich gewesen» (52).

Am 12. Juni 2014 wird in Kailahun der Notstand ausgerufen, Schulen, Kinos und Versammlungsplätze werden geschlossen und Screening-Untersuchungen von Autos an Kontrollpunkten entlang der Grenzen zu Guinea und Liberia eingeführt (siehe Abb. 18, 19).

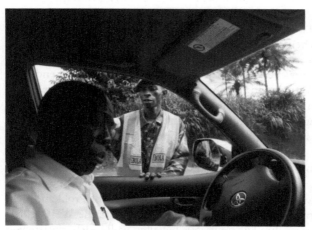

Abb. 18: Temperaturkontrolle von Fahrzeugpassagieren in Sierra Leone und Überprüfung des Desinfektionsmittels im Auto

Am 24. Juni eröffnet Ärzte ohne Grenzen ein Ebolabehandlungszentrum in Kailahun. In den ersten vier Wochen werden hier 90 Patienten mit bestätigter Ebolainfekton behandelt. Die WHO hilft bei der Einrichtung eines mobilen Labores, das von Public Health Canada bereitgestellt wird. Hunderte von Freiwilligen werden ausgebildet und mit Mobiltelefonen ausgestattet, um Fälle zu finden und die Gesundheitsbehörden zu verständigen. Probleme gibt es vor allem im Nachverfol-

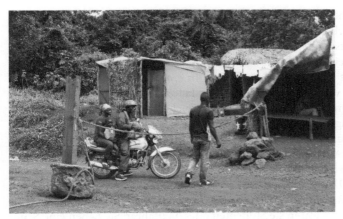

Abb. 19: Straßensperre im ländlichen Sierra Leone

gen von Kontakten. Viele Menschen mit einer Hochrisikoexposition werden nicht entdeckt, aber auch Erkankungsfälle übersehen, sodass sich die Übertragungsketten vervielfachen (31).

Die deutsche Krankenschwester und erfahrene Notfallkoordinatorin für Ärzte ohne Grenzen, Anja Wolz, berichtet im September 2014 über Ihren siebenwöchigen Einsatz im Ebolabehandlungszentrum von Ärzten ohne Grenzen in Kailahun (Grenzgebiet zu Guinea und Liberia). Es befinden sich dort 64 Patienten. Im Isolationsbereich gibt es verschiedene Zelte: für Verdachtsfälle (Patienten mit Fieber und mindestens drei weiteren Symptomen der Ebolaviruserkrankung), wahrscheinliche Fälle (Patienten mit Symptomen und bekanntem Kontakt mit einem Ebolapatienten oder einem Ebolatoten) und Patienten mit gesicherter Erkrankung.

In einem Zelt für besonders schwer kranke Patienten versucht sie, mehr Zeit zu verbringen, damit die Patienten sich nicht so allein fühlen. Aber es ist schwierig, denn so viele Patienten warten auf Hilfe. Besonders die Versorgung von Kindern bringt Kummer und Stress. Sie betreut einen Sechsjährigen und seine dreijährige Schwester, die Eltern und Großmutter verloren haben. Beide Kinder sterben.

Patienten kommen oft zu spät. Trotz Training erkennen manche Beschäftige im Gesundheitswesen in den Gemeinden Ebola immer noch nicht. Neuaufnahmen kommen manchmal gemeinsam zu acht in einem Krankenwagen an, ohne dass Verdachts- und wahrscheinliche Fälle getrennt sind. Die Krankenwagenfahrer haben basale Schutzkleidung zur Verteilung an die Patienten bekommen, aber aus Furcht, den Menschen nahe zu kommen, geben sie sie nicht aus.

Die Expertin, die schon in früheren Ebolausbrüchen Hilfe geleistet hat, beschreibt ihre Zeit in Kailahun als frustrierend und enttäuschend, auch wenn sich frohe und motivierende Momente ergeben, wenn Patienten entlassen werden können. In Kailahun besteht aus ihrer Sicht die Limitierung von Ärzte ohne Grenzen im Fallmanagement. Die gegenwärtige internationale Reaktion wird als gefährlich inadäquat beschrieben. In einer Woche werden 250 Kontakte erfasst, gemessen an der Zahl der bestätigten Fälle hätten es aber mehr als 1.500 sein müssen. Das Warnsystem, das ein Untersuchungsteam losschickt, wenn ein Verdachts- oder Todesfall berichtet wird, funktioniert nicht. In einem Bezirk mit 470.000 Menschen gibt es nur vier Krankenwagen. Todesfälle, die sicher auf Ebola zurückgehen, werden vom Gesundheitsministerium nicht gezählt, weil sie nicht durch Laboruntersuchungen bestätigt sind. «Wir müssen diesem Ausbruch einen Schritt voraus sein, aber zum jetzigen Zeitpunkt sind wir fünf Schritte zurück» (54, Übersetzung durch die Autorin).

Über die Arbeit der «Burial Boys» («Beerdigungsjungs») in Kailahun berichtet die *New York Times* in einem bewegenden Video am 23. August 2014 (55). 20 junge Männer Anfang 20 haben sich bereit erklärt, die Toten zu begraben. Bis vor wenigen Monaten waren sie Studenten oder Taxifahrer. Sie haben eine Schulung von Ärzte ohne Grenzen durchlaufen und werden vom Roten Kreuz unterstützt. Ein Team aus sieben Männern fährt bis zu acht Stunden, um eine Leiche abzuholen und zu beerdigen.

Sie werden ausgegrenzt, ihre Familien haben sich zurückgezogen. «Du steckst dich jetzt selbst mit dem Virus an», sagt man ihnen. Man sieht, wie ein toter Mensch vorsichtig in eine Plane gehüllt wird, Blut sickert hindurch. Eine gefährliche Situation für die Helfer.

In einer anderen Szene wird eine alte Frau in einem Dorf aus ihrer Hütte geholt. Misstrauische Dorfbewohner beäugen die Szene. Die Frau sei gar nicht an Ebola gestorben, glauben sie, und wünschten ihr eine traditionelle Beerdigung. Aber die Burial Boys gehen kein Risiko ein. «Ich bin ein Soldat», sagt einer von ihnen. «Wir sind auf dem Schlachtfeld. Wir bekämpfen das Virus. Ich opfere mich für mein Land.» Sechs Dollar verdient ein Burial Boy an einem lebensgefährlichen Tag.

Gemeinsam gegen das Virus – Deklaration von Conakry

Nach einem Treffen der Gesundheitsminister der **Mano River Union** (Elfenbeinküste, Guinea, Liberia, Sierra Leone) und internationaler Partner am 20. Juni 2014 wird das Verfolgen einer gemeinsamen Strategie zur Verhinderung und Kontrolle der Ebolaviruserkrankung in der **Deklaration von Conakry** festgelegt. Ziele und Vorgaben werden nach einem Treffen der Präsidentin und Präsidenten der Mano River Union, der Direktorin der WHO und von Entwicklungspartnern am 1. August in Conakry zusammengefasst. Unterstrichen wird ein gemeinsames Vorgehen unter Berücksichtigung länderspezifischer Besonderheiten, Informationsaustausch und die Feststellung, dass die einzelnen Mitgliedsstaaten keine ausreichenden Kapazitäten haben, um die Epidemie ohne konzertierte Aktion stoppen zu können (56).

Die Europäische Kommission stellt bis Ende Juni zusätzlich 500.000 Euro (insgesamt 1,9 Millionen Euro bis Ende Juni 2014) bereit für die Ebolabekämpfung in Guinea, Sierra Leone und Liberia, die an WHO und Ärzte ohne Grenzen gegeben werden sollen.

Juli 2014
Mehr als 1.000 Erkrankte, eine Konferenz in Accra und eine Reise nach Freetown.
Das Virus reist Businessclass und die Heldin von Lagos, infizierte Ärzte im JFK und ein Weckruf in Sierra Leone

Offizielle Zahlen

	Klinische Fälle/Tote	Gesicherte Fälle/Tote	Klinische Fälle/Tote	Gesicherte Fälle/Tote
Daten vom	02.07.2014		17.07.2014	
Westafrika gesamt	779/481	557/299	1.048/632	745/422
Guinea	412/305	292/194	410/310	301/203
Liberia	115/75	54/38	196/116	76/54
Sierra Leone	252/101	211/67	442/206	368/165

Tab. 6: Klinische Fälle/Tote und gesicherte Fälle/Tote im Juli 2014 in Guinea, Liberia und Sierra Leone (nach 17)

Eine Konferenz in Accra

Vom 2. bis zum 3. Juli 2014 findet eine dringlich anberaumte Konferenz zum Ebolaausbruch in Westafrika (Emergency Ministerial Meeting on the Ebola Virus Disease Outbreak in West Africa) im La Palm Royal Beach Hotel in Accra statt. Am 30. Juni schreibe ich an die Repräsentantin der WHO in Ghana mit der Bitte, daran teilnehmen zu dürfen, und erhalte ein Einladungsschreiben (siehe Abb. 20, 21).

Im Anschluss an die Konferenz verfasse ich folgenden Bericht:

«Aufgrund der in den letzten Wochen deutlich steigenden Fallzahlen der Ebolaepidemie, die Westafrika seit Ende Dezember 2013 heimsucht, hatte die WHO kurzfristig zu einem ‹Emergency Meeting› in Accra eingeladen. Elf Gesundheitsminister aus überwiegend westafrikanischen Ländern oder ihre Vertreter, weitere hochrangige Offizielle, beteiligte Hilfsorganisationen, Geber und andere Gäste waren geladen.

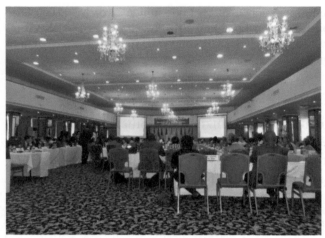

Abb. 20: Im Konferenzsaal in Accra 02.–03.07.2014

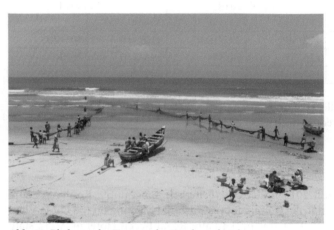

Abb. 21: Blick von der Terrasse des Konferenzhotels

Untermalt von Blechblasmusik des ghanaischen Polizeiorchesters (‹Please stand up for the anthem›, ‹Bitte stehen Sie auf für die Nationalhymne›) begann die Konferenz stilvoll mit der Vorstellung der hochrangigen Gäste und Darstellung der Situation in den betroffenen Ländern.

Die Informationen deckten sich mit dem, was aus Veröffentlichungen der jeweiligen Gesundheitsministerien, der WHO, von UNICEF und anderen Organisationen bekannt ist. Einigkeit bestand darin, dass es sich um den größten bislang bekannten Ebolausbruch handelt und die Epidemie weiter um sich greift.

Auch anwesend waren Repräsentanten aus Uganda und der Demokratischen Republik Kongo, die von Erfahrungen aus ihren Ländern mit Ebolaausbrüchen berichteten.

Aus Deutschland war der renommierte Wissenschaftler, Prof. Dr. Stephan Günther, Leiter der Abteilung für Virologie am Bernhard-Nocht-Institut für Tropenmedizin in Hamburg, zugegen. Er koordiniert und verantwortet den Aufbau und die Aufrechterhaltung von Laboren zur Eboladiagnostik vor Ort.

Am Nachmittag des ersten Tages referierte ein ärztlicher Vertreter der WHO über die Behandlung von Patienten in den betroffenen Ländern und eine Ärztin von Ärzte ohne Grenzen zu den Themen Infektionsvermeidung und Kontrolle.

Der zweite Teil der Veranstaltung bestand aus Gruppenarbeit, eingeteilt in englisch- und französischsprachige Gruppen aus betroffenen bzw. nicht betroffenen Ländern. Ein zuvor festgelegter Katalog aus wichtigen Punkten wurde abgearbeitet, Lösungsvorschläge gesucht und die Zusammenfassungen später vorgestellt. Hieraus ergab sich die Strategie, dem Ebolaausbruch zu begegnen, die in dem gemeinsamen Communiqué der Minister zusammengefasst wurde.

Besprochene Themen waren:

I. In den betroffenen Ländern

1. Die Technischen Komponenten in der Reaktion auf den Ebolaausbruch
    a) Einbeziehung der Gemeinden bei der Durchführung von vorbeugenden Maßnahmen und Kontrollen
    b) Verbesserung der aktiven Überwachung
    c) Verbesserte Bereitstellung effektiver klinischer Behandlung der Patienten
    d) Verbesserung der diagnostischen Kapazität (Labore)
2. Einbeziehung von nationalen Autoritäten und Führern, um die Reaktionen auf den Ebolaausbruch zu koordinieren
3. Verbesserung der grenzübergreifenden und ‹multisektoralen› Kooperation
4. Einsatz für humane, logistische, technische und finanzielle Ressourcen

II. In den nicht betroffenen Ländern

1. Entwicklung oder Aktualisierung von Bereitschaftsplänen (‹Preparedness Plans›) auf folgenden Gebieten
    - Überwachung
    - Labore
    - Klinisches Mangement und Kommunikation
      (IPC = interpersonal communication)

- Logistik
- Ressourcen
2. Entwicklung oder Verbesserung eines Frühwarnsystems
3. Sofortige Bereitschaft zur Untersuchung erster Fälle und Kontrolle der Übertragungskette
4. Information benachbarter Länder über die WHO
5. Kommunikation

Im Rahmen der Gruppenarbeit – ich nahm teil an der Gruppe der englischsprachigen betroffenen Länder – wurde deutlich, wie groß die Probleme in den oft unübersichtlichen, sehr armen ländlichen Gebieten sind.

So wird z. B. in einigen Ländern in bestimmten Grenzregionen Fieber, das als Leitsymptom gilt, gemessen, in anderen nicht. Soll jede Kontaktperson ein eigenes Thermometer bekommen? Prinzipiell ja, aber natürlich werden jetzt die Thermometer knapp. Besser scheint die Messung mit einem Infrarotfieberthermometer, mit dem man ohne Berührung im Bereich der Stirn zuverlässig Fieber messen kann (Kosten für so ein Thermometer: ca. 30 Dollar).

Liberia hat etwa 1.000 Grenzen mit seinen Nachbarländern und kann diese naturgemäß nicht überwachen. Viele Menschen nehmen die Ländergrenzen gar nicht als Grenzen wahr. Sie bewegen sich völlig selbstverständlich dort, um zu Markt- oder Verwandtenbesuchen zu kommen. Die Informationen zur Erkrankung sind nicht in allen Ländern gleich. So verbreiten die Radiosender oft unterschiedliche Informationen.

Themen waren immer wieder die bessere Absprache und Koordination zwischen den Ländern. Das betrifft u. a. Aufklärung, Vorgehensweise, Registrierung, Hilfsmaßnahmen. Vorgesehen ist die Einrichtung eines länderübergreifenden Koordinators der WHO mit Sitz in Guinea.

Zur Sprache kamen die traditionellen Vorstellungen der Landbevölkerung. Bindend ist, was der Chief sagt und der traditionelle Heiler. Diese wichtigen Schlüsselpersonen müssen einbezogen werden durch immer wieder erfolgende Aufklärung. Traditionelle Beerdigungspraktiken mit dem Waschen der Leichname führen bekanntermaßen zur weiteren Verbreitung der Infektion. Das Beerdigen der Toten durch ‹Beerdigungsteams› findet kaum Akzeptanz. Angeregt wurde, dass durchsichtige Leichensäcke eingeführt werden, damit die Verwandten Ihre Toten wenigstens noch einmal sehen können.

Auch soll Angehörigen ermöglicht werden, auf der Krankenstation die Infizierten aus der Distanz zu sehen. Damit will man kursierenden Gerüchten und Aberglauben begegnen. So erzählt man sich z. B., im Krankenhaus würden den Patienten die Organe entnommen und verkauft werden.

Bei Genesung sollen Menschen, die oft alles verloren haben, mit einem Hilfspaket (Kleidung, Nahrung) ausgestattet werden. Auch Angehörige in Armut sollen unterstützt werden.

Finanzielle Anreize wurden diskutiert, um mehr schulungswilliges Personal zu rekrutieren. Es gibt Regionen, in denen sich nur ein Krankenhaus befindet, in dem zwei Ärzte und wenige Schwestern Dienst tun. Würde man diese abziehen, bräche die ohnehin schon dürftige Gesundheitsversorgung in der Region vollends zusammen.

Bewegend waren am zweiten Tag der Konferenz die Schilderungen von zwei Menschen aus Guinea, die die Ebolainfektion überlebt hatten. Eine junge Frau verlor sofort mit der Erkrankung ihre Anstellung als Lehrerin. Angesteckt hatte sich die gesamte Familie bei einem Cousin, der krank aus dem Dorf nach Hause gekommen war. Als sie nach Wochen des Krankenhausaufenthaltes geheilt nach Hause kam, glaubten die Menschen in Ihrer Umgebung, sie hätten es mit einem Geist zu tun, und sprachen nicht mit ihr. Heute arbeitet sie bei Ärzte ohne Grenzen und hilft Ebolapatienten.

Interessant waren auch Erkenntnisse am Rande der offiziellen Konferenz durch Gespräche mit Ärzten, die vor Ort Ebolapatienten behandelt haben. Auf die Frage, warum die Patienten sterben, wurde geantwortet: ‹Wir wissen es nicht›. Zuvor kräftige junge Menschen, die an der Ebolainfektion erkranken, sterben oft plötzlich. Ursächlich könnte ein Kaliummangel durch die schweren Durchfälle sein, der zu Rhythmusstörungen führt. Schwere Blutungen sollen selten sein. Später erkannte man, dass auch das Versagen von Organsystemen (Nieren, Atmung) durch das Virus selbst eine Rolle spielt.

Fazit ist, dass die klinische Versorgung weiter standardisiert und verbessert werden muss. Das alleinige Isolieren von Patienten, wie es in entlegenen Gebieten wohl oft noch geschieht, hilft dem Erkrankten nicht.

Zur supportiven (unterstützenden) Behandlung gehören die Gabe von Infusionen, Antibiotikatherapie bei (angenommenen) bakteriellen Superinfektionen (zusätzlich zur Ebolavirusinfektion aufgetretene bakterielle Infektion), eine Malariatherapie, Kontrolle bestimmter Blutwerte und anderes mehr. Es ist wahrscheinlich, dass dann sehr viel mehr Patienten überleben könnten. In der Folge würde sich damit auch die Bereitschaft der Bevölkerung, sich rechtzeitig in Behandlung zu begeben, verbessern.

Wichtig fand ich auch den Hinweis des Arztes, dass die von Ebola genesenen Männer bei der Entlassung Kondome erhielten und auf die noch bestehende Virusausscheidung im Sperma aufmerksam gemacht wurden.

In Entwicklung sollen mehrere Impfstoffe gegen das Ebolavirus (strukturelle Ähnlichkeit mit dem Influenzavirus) sein. Diese wurden bislang erfolgreich an nicht menschlichen Primaten getestet. Eine rasche ethische Prüfung, ob diese Impfstoffe z. B. bei Kontaktpersonen von gesicherten Ebolapatienten im Rahmen einer sehr guten Überwachung angeboten werden sollen, sollte zumindest diskutiert werden.»

Medizinische Erfolge in Guinea

Im Donka-Krankenhaus in Conakry, der Hauptstadt Guineas, konnte schon Anfang Juli 2014 gezeigt werden, dass eine Reduktion der sonst üblichen Sterblichkeit möglich ist. Vom 25. März bis zum 5. August 2014 überlebten hier 60 Prozent der 70 behandelten Patienten (im Vergleich zu sonst angegebenen Überlebensraten von unter 30 Prozent). 90 Prozent aller Todesfälle ereigneten sich innerhalb der ersten 13 Tage nach Symptombeginn.

Viermal täglich wurden bei diesen Patienten die Vitalzeichen (z.B. Herzfrequenz, Blutdruck) erfasst. Die medikamentöse Therapie beinhaltete Artemether/ Lumefantrin (Malariamedikament), Paracetamol, Tramadol (Schmerzmedikament), bei Bedarf Morphin (intravenös oder intramuskulär) «zur Behandlung von Fieber, Kopf-, Gelenk- und Muskelschmerzen». Flüssigkeit konnte intravenös gegeben werden (Ringerlaktat, auf Dextrose basierte Flüssigkeiten und selten Kochsalzlösung). Die Ernährung bestand aus den von den Familien bereitgestellten Mahlzeiten. Bei Atemproblemen konnte Sauerstoff appliziert werden. Bluttransfusionen wurden nur sehr selten gegeben (57).

Auch im Ebolabhandlungszentrum von Ärzte ohne Grenzen in Télimélé 270 Kilometer nördlich von Conakry war die Sterblichkeit mit 38 Prozent niedrig. 16 von 21 Ebolapatienten überlebten. Alle diese Fälle waren durch Nachverfolgung von Kontakten früh aufgespürt worden. Im Mai 2014 war hier der erste Fall aufgetreten und schon Ende Juli war der Bezirk ebolafrei. Man hatte ein Krisenkomitee eingerichtet, das führende Persönlichkeiten aus allen Lebensbereichen einbezog. Das ausgegebene Motto lautete: Komm früh zur Behandlung und du überlebst, komm spät und du stirbst.

Das Behandlungszentrum zeichnete sich durch Transparenz aus: Angehörige konnten mit ihren Erkrankten aus der Ferne sprechen. Die einheimischen Mitarbeiter des Zentrums (Healthcare Worker) galten als glaubwürdig und waren mit ihrer Gemeinde verbunden – ein wichtiger Faktor, der die Menschen ermutigte, den öffentlichen Gesundheitsratschlägen zu folgen (58).

Eine Reise nach Freetown

Im Juli 2014 reise ich zum ersten Mal nach Freetown, die Hauptstadt Sierra Leones. Der internationale Flughafen liegt in Lungi, einer kleinen Stadt am Atlantik im Distrikt Port Loko der Northern Province.

Es weht ein leichter Wind und ich betrachte das Meer und die spielenden Kinder am Strand, während ich auf das «Wassertaxi» warte, das mich über den Sierra Leone River in etwa 30 Minuten nach Freetown bringen soll.

Als ich im Regen in Freetown von Bord gehe, schlägt mir eine schwüle Hitze
wie eine Wand entgegen, die mir fast den Atem nimmt. Es ist Regenzeit, fast
30 Grad Celsius heiß und die Luftfeuchtigkeit beträgt 90 Prozent.

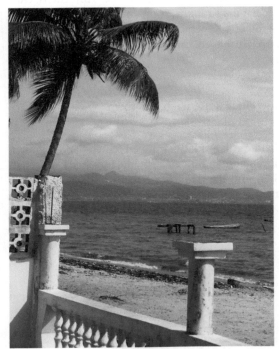

Abb. 22: Warten auf die Überfahrt nach Freetown, Juli 2014

In Sierra Leone sind Anfang Juli 2014 nur im Kailahun District und in Kenema
bestätigte Ebolafälle bekannt. Sorgen macht, dass bis zum 1. Juli mehr als 50 Patienten, die positiv auf das Ebolavirus getestet worden sind, verschwunden und
nicht wieder aufgetaucht sind.

Die folgende Tabelle gibt einen Überblick über die Erkrankungszahlen, die
auf Angaben des Gesundheitsministerium in Sierra Leone zurückgehen.

Sierra Leone	bestätigte Fälle/Tote 2014			
	24.06.	28.06.	02.07.	12.07.
Sierra Leone gesamt	**163/34**	**191/63**	**239/70**	315/99

Tab. 7: Bestätigte Fälle/Tote in Sierra Leone vom 24.06.–12.07.2014 (nach 17)

Die gemeldeten Zahlen in Sierra Leone beziehen sich auf Krankenhausfälle. Es ist sehr wahrscheinlich, dass die wirklichen Fallzahlen höher sind.

Der Anstieg der Fallzahlen in Sierra Leone ist besorgniserregend. Die Zahl der Erkrankungen ist nun sogar höher als im Ursprungsland des Ausbruchs, Guinea. Presseinformationen zufolge hat die Krankheit nun erstmalig die Hauptstadt Freetown erreicht. Ein Ägypter soll aus Kenema angereist sein und sich in eine Klinik östlich von Freetown begeben haben. Inzwischen soll er nach Kenema zurückgebracht worden sein (59).

Eindrücke von einer Reise nach Freetown
im Zeichen von Ebola, 6. bis 10. Juli 2014

Freetown ist schön. Die ausgedehnte Atlantikküste mit den feinen Sandstränden, von wo aus man die Fischer in ihren bunten Booten sieht, die hügelige Landschaft mit den vielen kleinen Häuschen und die dank des Regens üppige Vegetation laden zum Verweilen und Schauen ein (siehe Abb. 23, 24).

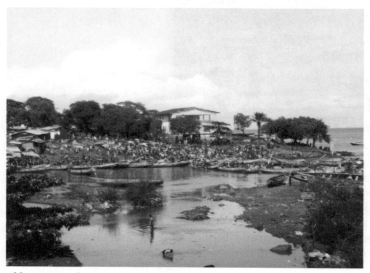

Abb. 23: Menschen am Wasser in Freetown

Die vielen Baustellen, die neuen Straßen künden von einem bescheidenen Aufschwung.

Doch täuscht all dies nicht über die allgegenwärtige Armut der Bevölkerung hinweg. Als Folge des Bürgerkrieges sieht man im Stadtbild Menschen, denen Arme, Beine oder die Hände fehlen. Man sieht die Slums, wo das Wasser mühsam

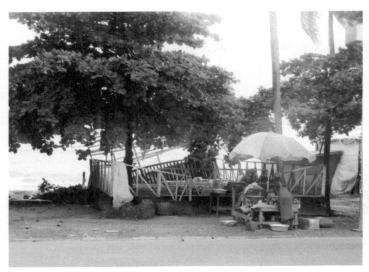

Abb. 24: Obststand in Freetown

herbeigeschafft werden muss, die vielen Frauen in verschlissenen Tüchern, die Kinder, die die Hände hungrig zum Mund führen.

Und nun hat das Land ein neues Problem. Die Ebolaepidemie Westafrikas, die im Dezember 2013 in Guinea begann, fordert seit Mai 2014 auch im ländlichen Sierra Leone immer mehr Opfer. Die begründete Angst, dass die Erkrankung nach Freetown kommt, ist im Alltag spürbar. Durch das Bild laufende Untertitel im Fernsehen bei Spielen der Fußballweltmeisterschaft warnen vor Kontakt mit Kranken, schildern Symptome und Maßnahmen der Prävention (siehe Abb. 25).

Ich verfolge mehrere Spiele der Fußballweltmeisterschaft in Freetown, darunter auch das WM-Halbfinale Deutschland gegen Brasilien am 8. Juli 2014, das Deutschland mit 7 : 1 Toren gewinnt.

Schon gibt es erste Zeitungsberichte, in denen die Rede davon ist, dass Geld zur Ebolabekämpfung nicht bei denen ankommt, für die es vorgesehen ist. Arbeitslose Jugendliche sollten mit Zweirädern durch die Dörfer fahren und Aufklärungsarbeit leisten. Die versprochene finanzielle Zuwendung und Essen wurden ihnen angeblich vorenthalten, stattdessen sollten sie für ihr Land freiwillig und unentgeltlich arbeiten ...

Ministeriell angeordnet, hängen in allen Krankenhäusern der Stadt Plakate, die über Ebola aufklären. Viele Krankenhäuser haben Bereiche eingerichtet, in denen Ebolapatienten isoliert werden können. Oft sind es provisorische Zelte, manchmal wird eilig eine Steinmauer hochgezogen, später sind es Container (siehe Abb. 26).

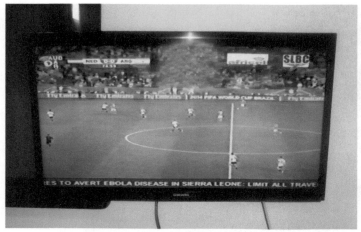

Abb. 25: Fußballweltmeisterschaft 2014 im Fernsehen in Sierra Leone mit Untertiteln,
die vor Ebola warnen. Aufnahme aus dem Spiel Niederlande – Argentinien am 09.07.2014

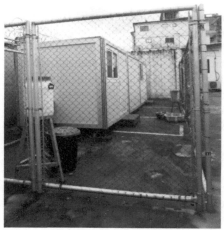

Abb. 26: Ebolabehandlungseinrichtung in einem Container

Im Chinese Friendship Hospital, in dem man als Nicht-Chinese schlecht zurecht-
kommt, weil alles, was gesprochen wird, chinesisch klingt, trägt das Personal
Mundschutz. Die Chinesen übrigens verlassen das Land. Vom Arbeitgeber «wegen
der Ebolagefahr» zurückgerufen, drängen sich die Angestellten der Minen im
Bauxitabbau zu Scharen im Flughafen. In zwei bis drei Monaten kommen sie
zurück, so denken sie optimistisch.

Freetown bereitet sich vor auf Ebolakranke. Im Lakka Government Hospital, einer Einrichtung zur Behandlung von Tuberkulose- und Leprapatienten 15 Kilometer südwestlich von Freetown, werden Behandlungsplätze geschaffen für Ebolainfizierte. Das weitläufige Krankenhaus mit mehreren Pavillons ist ein ehemaliges britisches Camp für die Entsendung von Soldaten nach Burma im Zweiten Weltkrieg. Die historischen Gebäude sind in ihrem Erscheinungsbild bewahrt.

Abseits vom eigentlichen Krankenhaus werden vier Betonfundamente gegossen und darauf je ein leeres Zelt aufgestellt, das sieben Betten fassen soll. Unter den wachsamen Augen von vier anderen hebt ein junger Mann eine große Grube aus,

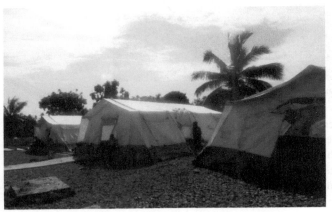

Abb. 27: Ebolabehandlungszelte in Lakka bei Freetown, Juli 2014

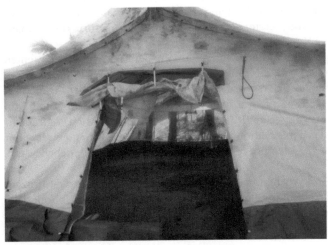

Abb. 28: Blick in ein Ebolabehandlungszelt in Lakka

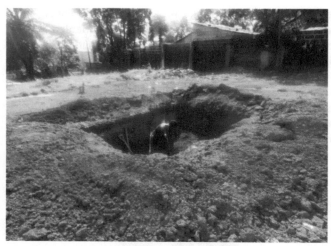

Abb. 29: Ein junger Mann hebt in Lakka eine Latrine aus

die als Latrine dienen soll. Wasser oder einen Generator gibt es noch nicht. An die schweren Regenfälle in Freetown mag man nicht denken, wenn man die fragilen Zelte sieht (siehe Abb. 27–29).

Mitarbeiter des Tuberkulose- und Leprabereiches werden zu Schulungen nach Kenema geschickt. Sie wurden, wie man später hörte, weil das Personal dort knapp wurde, gleich dortbehalten.

Ab dem 1. Oktober 2014, nur wenige Wochen nach meinem Besuch, wird das 2011 fertiggestellte Chinese Friendship Hospital in Jiu vor den Toren Freetowns als Ebola Holding Unit eingesetzt. Ab dem 1. Januar 2015 erhält es den Rang eines Ebolabehandlungszentrums. Ärzte aus einem bekannten Infektionskrankenhaus in Peking betreuen die Kranken.

In einer retrospektiven Untersuchung wurden Befunde von 285 Patienten mit bestätigter Ebolainfektion, die vom 1. Oktober 2014 bis zum 21. März 2015 in dem Krankenhaus diagnostiziert worden waren, zusammengetragen. Die Überlebensrate lag bei 51,2 Prozent, war also vergleichsweise hoch. Innerhalb von sechs Stunden lagen Ergebnisse der PCR (Polymerase-Kettenreaktion) – Untersuchungen zum Nachweis der Infektion und zur Viruslast – vor. Patienten mit einer Viruslast größer als 10^6 Kopien pro Milliliter hatten schlechtere Überlebenswahrscheinlichkeiten.

Innerhalb von drei Wochen nach Aufnahme war nur bei knapp 64 Prozent der Patienten kein Ebolavirus im Blut mehr nachweisbar. 80 Prozent der Todesfälle ereigneten sich innerhalb von sieben Tagen nach der Aufnahme (60).

Das Virus reist Businessclass und Dr. Ameyo Stella Adadevoh,
die Heldin von Lagos

Am 20. Juli 2014 reist das Ebolavirus in der Businessclass nach Lagos. Auf einem
Zwischenstopp in Accra (Ghana) und beim Umsteigen in Lomé (Togo) kommt es
zu keinen Vorfällen.

Auf dem Flughafen der Millionenstadt Lagos in Nigeria bricht der 40-jährige
Koordinator der ECOWAS (Economic Community of West African States, westafrikanische Wirtschaftsgemeinschaft) National Unit am Ministerium für Finanzen
und Entwicklungsplanung in Liberia, der Rechtsanwalt Dr. Patrick Sawyer, krank
zusammen. Er ist von Monrovia aus unterwegs zu einer ECOWAS-Konferenz in
der Küstenstadt Calabar in Nigeria, bevor er in die USA zu Ehefrau und drei kleinen Töchtern zurückreisen will.

In Nigeria streiken die Ärzte. Nur diesem Zufall ist es zu verdanken, dass der
Patient nicht in ein öffentliches Krankenhaus gebracht wird, wo er unter Umständen lange hätte warten müssen und zahlreiche Menschen angesteckt hätte, sondern in das Privatkrankenhaus First Consultant Hospital in Lagos.

Der Aufmerksamkeit, der Selbstlosigkeit und dem Mut der erfahrenen Ärztin Dr. Ameyo Stella Adadevoh ist es zu verdanken, dass Lagos und ganz Nigeria
Schlimmeres erspart bleibt. Sie vermutet eine Ebolainfektion bei dem Patienten,
obwohl dieser Kontakt mit Ebolapatienten verneint, und verhindert gegen den
Willen des Patienten und wohl auch einflussreicher liberianischer Landsleute, dass
er das Krankenhaus wieder verlässt, um weiterzureisen.

Im Krankenhaus soll der Patient unkooperativ oder sogar aggressiv gewesen
sein. Er habe geschrien und sich die intravenösen Zugänge herausgerissen, Blut
soll verspritzt worden sein (61, 62). Die mutige Ärztin lässt sich nicht beirren. Der
Patient wird isoliert, Untersuchungen auf Ebola werden durchgeführt, die Behörden informiert, Schutz- und Aufklärungsmaterialien bestellt.

Am 25. August 2014 verstirbt Patrick Sawyer, der Indexpatient in Nigeria, im
First Consultant Hospital in Lagos an einer bestätigten Ebolainfektion. Er hat die
amerikanische Staatsangehörigkeit und ist damit der erste US-Amerikaner, der in
diesem Ausbruch stirbt.

Es infizieren sich Dr. Adadevoh und elf ihrer Kolleginnen und Kollegen in
Lagos. Am 19. August stirbt die mutige und kluge Ärztin, die als Heldin verehrt
wird, im Infectious Diseases Hospital in Lagos an Ebola (27.10.1956–19.08.2014).
Weitere Krankenhausmitarbeiter sterben, unter ihnen die schwangere Kranken-
schwester Justina Ejelonu, die sich an ihrem ersten Arbeitstag im Krankenhaus um
Patrick Sawyer gekümmert hatte (62). Der Film *93 Days* von Steve Gukas, der am
24. April 2016 erscheint, widmet sich dem Ebolaausbruch in Nigeria und stellt das
Wirken der Ärztin Dr. Adadevoh dar. Ein wahrer Krimi.

Ob der Rechtsanwalt wusste, dass er unter Ebola litt? Hoffte er auf bessere
Behandlungsmöglichkeiten in Nigeria? Es ist bekannt, dass er bei seiner kranken

Schwester, der 27-jährigen Princess Christina Nyennetue gewesen war, die am
8. Juli im St. Joseph's Catholic Hospital in Monrovia an Ebola gestorben war. Über-
wachungskameras am Flughafen in Monrovia, wo seine Reise begann, sollen zeigen, dass er sehr krank wirkte und direkten Kontakt zu anderen Menschen mied.

Ab dem 20. Juli 2014 wird Ebola also auch für Nigeria zu einem Problem. Lagos
hat mehr als 21 Millionen Einwohner. Eine unkontrollierte Ausbreitung der Ebolainfektion kann verheerende Ausmaße annehmen.

Ärzte und Schwestern weigern sich, Ebolapatienten zu behandeln. Aus dem
Infektionskrankenhaus Java, Mainland, wo auch Frau Dr. Adadevoh behandelt
worden ist, kommen zunächst keine guten Nachrichten (62). Doch dann wird das
anders. Experten von CDC und WHO kommen ins Land. Eine für die Behandlung von mehrfachresistenter Tuberkulose geplante Station wird umfunktioniert.
Es stehen bald 40 Betten für die Behandlung von Ebolapatienten zur Verfügung.
Isolation und Behandlung werden strikt getrennt. Ist der erste Arzt dort noch von
der WHO entsandt, werden später geschulte nigerianische Mitarbeiter eingesetzt.
Wer frühzeitig behandelt wird, hat eine gute Chance, zu überleben.

Bereits am 23. Juli aktiviert das Gesundheitsministerium Nigerias gemeinsam
mit der Regierung des Bundesstates Lagos und internationalen Partnern ein Ebola
Incident Management Center, um schnell auf den Ausbruch reagieren zu können,
und richtet dann im Ortsteil Yaba in Lagos unter Leitung des CDC ein Emergency
Operating Center (EOC) ein (64), das ich im September 2014 besuche. Es verfügt
über engagierte Mitarbeiter und moderne Datenerfassung. In diesem Center laufen alle Informationen ein. Jede Kontaktperson eines Ebolapatienten wird täglich
aufgesucht. Die gemessene Körpertemperatur wird in ein Smartphone eingegeben
und das Ergebnis erscheint sofort auf einem Bildschirm im EOC. Gibt es Auffäl-
ligkeiten, schlägt das System Alarm und ein besonders geschultes Team wird zu
dem Kranken geschickt. Erfahrungen im Umgang mit Poliokranken in Nigeria
erweisen sich jetzt als hilfreich. Gemeindemitarbeiter (Community Worker), die
zu den Kranken gehen, sind flächendeckend vorhanden.

Trotz der sehr guten Nachverfolgung entzieht sich eine Kontaktperson von
Patrick Sawyer, ein ECOWAS-Diplomat, der unter Quarantäne steht, unverant-
wortlicherweise der Kontrolle und verschleppt Ebola in der letzten Juliwoche 2014
per Flugzeug in den wichtigen Ölstandort Port Harcourt 435 Kilometer östlich von
Lagos. Aufmerksam wird man auf ihn erst, als sein behandelnder Arzt im August
stirbt (67).

Als Reaktion auf die Ausreise des Infizierten von Liberia nach Lagos schließt
die Regierung Liberias am 27. August 2014 die meisten Grenzübergänge. Gemeinden, in denen Ebolainfektionen vorkommen, werden unter Quarantäne gestellt.
An den Hauptgrenzübergängen – Überlandstraßen – und den beiden Flughäfen
Liberias werden alle Ein- und Ausreisenden auf Anzeichen einer Ebolaerkrankung
untersucht werden.

Asky Airlines, die westafrikanische Fluglinie mit Sitz in Lomé, Togo, die den
Ebolapatienten unwissentlich von Monrovia über Accra und Lomé nach Lagos
transportiert hat, stellt alle Flüge von und nach Monrovia, Freetown und Conakry
ein (siehe Abb. 30, 31). Die Luftaufsichtsbehörde in Nigeria untersagt Asky Airlines, Flughäfen in Nigeria anzusteuern.

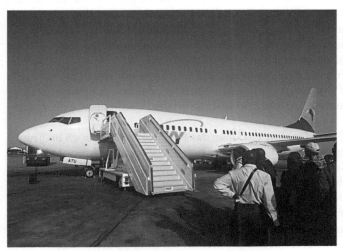

Abb. 30: Asky Airlines – wichtige Fluglinie in Westafrika

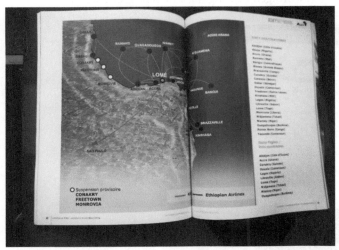

Abb. 31: Asky Airlines suspendiert Flüge nach Conakry, Freetown und Monrovia

Auch an anderen Flughäfen Westafrikas werden Kontrollmaßnahmen eingeführt und Informationsplakate aufgehängt. Bei Ein- und Ausreise wird die Körpertemperatur gemessen und dokumentiert, man muss sich die Hände desinfizieren und im Flugzeug Papiere ausfüllen, in denen man bescheinigt, nicht an einem
der folgenden Symptome erkrankt zu sein: Fieber, Kopfschmerzen, Durchfall,
Erbrechen, Blutungen. Hatte man Kontakt mit Kranken gehabt, eine Beerdigung
besucht? Aus den Dokumenten geht in der Regel auch der Sitzplatz hervor, auf
dem man gesessen hat. Wichtig sind auch die Kontaktadresse im Ankunftsland,
die E-Mail-Adresse und Telefonnummern, damit man im Erkankungsfall eines
Mitreisenden erreicht werden kann (siehe Abb. 32–37).

«Wir lernen mit der Epidemie», sagt mir eine Expertin: «Auch die Kontrolle
von Reisenden am Flughafen wird besser. Nachdem ein bereits gestartetes Flugzeug umkehren musste, wird jetzt bei Fieber sofort der Boardingpass eingezogen.»

In Abidjan in der Elfenbeinküste darf man das Flughafengelände auch im Transit
nicht mehr betreten, wenn man aus einem Ebolaland einreist. Man wird zu einem
Raum in einem Nebengebäude geleitet. Der Boardingpass zur Weiterreise wird
zuverlässig gebracht.

Eine Ebolainfektion kann jeden treffen, der engen Kontakt mit einem Patienten hat. Besonders gefährdet im Umfeld eines Kranken sind aber drei Gruppen:
die pflegenden Familienangehörigen, medizinisches Personal (auch im Labor)
und Menschen, die die Toten beerdigen. Gerade die an Ebola Gestorbenen haben
eine sehr hohe Viruslast und sind entsprechend ansteckend. Deshalb spielt der
Aspekt der sicheren und würdigen Beerdigung eine sehr große Rolle.

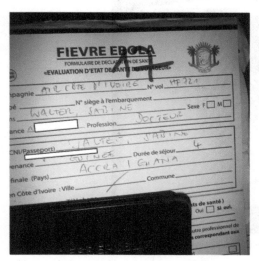

Abb. 32: Ebolatransitformular für die Elfenbeinküste

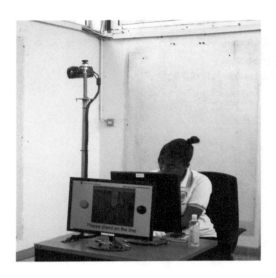

Abb. 33: Temperaturmessung im Flughafen in Accra, Ghana, Oktober 2014

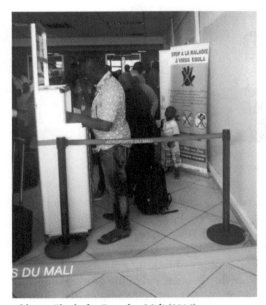

Abb. 34: Flughafen Bamako, Mali (2016)

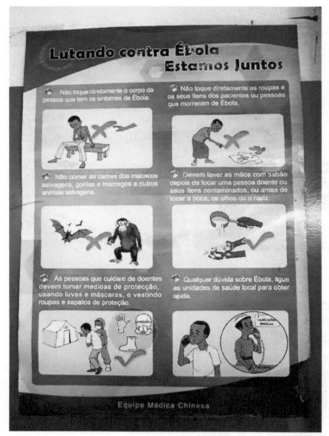

Abb. 35: Ebolaaufklärungsplakat in Guinea-Bissau auf Portugiesisch:
«Im Kampf gegen Ebola stehen wir zusammen»

Die Teams für die Beerdigung, Untersuchung und Desinfektion von verstorbenen Ebolapatienten sind im Juli 2014 aufgrund der hohen Fallzahlen nicht in der Lage, Desinfektion und Beerdigung der Leichen in Liberia zeitgerecht durchzuführen. Im Rahmen der Infektionskontrolle müssen auch die Häuser der Erkrankten und Gestorbenen aufgesucht und mit 0,5-prozentiger Chlorlösung ausgesprüht werden.

Auch das Nachverfolgen von Kontaktpersonen stellt eine große Herausforderung dar. Ein Ebolapatient, der im John F. Kennedy (JFK) Memorial Hospital (auch bezeichnet als JFK Medical Center, kurz JFK) in Monrovia starb, soll zuvor in vier verschiedenen Gesundheitseinrichtungen gewesen sein. Mehrere Health-care Worker dort waren nicht vom Dienst freigestellt und nicht auf die Liste von Kontaktpersonen gesetzt worden.

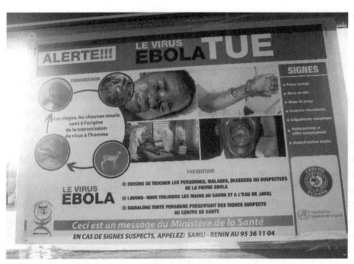

Abb. 36: Drastisches Plakat der WHO am Flughafen Cotonou, Benin (2016) «Achtung!!! Das Ebolavirus tötet.»

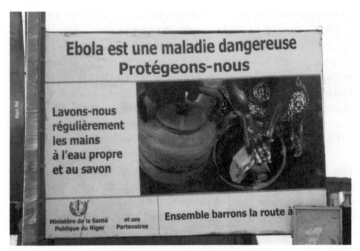

Abb. 37: Ebolawarnplakat in Niamey, Niger, Januar 2015: «Ebola ist eine gefährliche Krankheit. Schützen wir uns.»

Im Juli 2014 bricht die Ebolakatastrophe über das JFK Memorial Hospital herein und führt zur Schließung der Notaufnahme. Das heimtückische Virus bringt zwei Ärzten und einem Assistenten den Tod. Die Chirurgie wird geschlossen, Ärzte weigern sich zu operieren.

Das Risiko, vom Arzt zum Patienten zu werden, ist unkalkulierbar. Doch die Hebammen bleiben und auch Dr. Billy Johnson, der leitende Krankenhausarzt, Facharzt für Gynäkologie, Geburtshilfe und Mikrobiologie. Sein Steckenpferd sind immunologische Veränderungen bei Wohlstandskrankheiten. Kommt man auf Diabetes, Übergewicht und hohen Blutdruck zu sprechen, wird er lebhaft und seine Augen glänzen. Monat für Monat führt er jetzt 70 bis 80 Kaiserschnitte durch an Hochrisikopatientinnen, immer in der Schutzkleidung, bestehend aus Ganzkörperanzug, Gummistiefeln, Handschuhen, Gesichtsschutz und Brille. Darüber trägt er die sterile OP-Kleidung. «Man gewöhnt sich daran», sagt mir Dr. Johnson später. «Ich musste es tun. Die Frauen wären sonst gestorben und die Kinder gleich mit.»

Eines Tages trifft sich Dr. Johnson mit zwei Kollegen in seinem Büro zu einer Besprechung. Ein Kollege reicht ihm ein Bündel Notizen, das er durchsieht. Am nächsten Tag ist der Kollege krank und wenig später ist er tot. «Auf diesem Stuhl, wo sie jetzt sitzen, saß mein Kollege.» Er steht auf, gibt mir ein paar lose Blätter, beugt sich vor. «So nah bin ich ihm gekommen.» Es fühlt sich sehr nah an.

Der Arzt Dr. Philip Ireland überlebt. Ende 2013 ist er aus Indien zurückgekehrt, wo er sich auf Notfallmedizin spezialisiert hat. Er arbeitete als Facharzt am JFK Medical Center, als die Seuche das Land heimsucht. Seine Erinnerungen schildert er mir im September 2015 in einem persönlichen Gespräch, die ich nach bestem Gewissen wiedergebe.

Bis Ende Juni sind fünf Ebolapatienten im JFK Hospital gewesen. In der ersten Juliwoche gibt es viele Patienten. Die ETUs (Ebola Treatment Units = Ebolabehandlungseinrichtungen) sind geöffnet, und man überweist die Patienten dorthin.

Eine 46-jährige Patientin aus New Kru Town, einem Vorort von Monrovia, gilt als Indexpatientin. Sie bringt das Chaos in die Klinik. Eigentlich hätte sie in die Ebolabehandlungseinheit gebracht werden müssen, stattdessen findet sie sich auf der Intensivstation wieder. Dort infiziert sie Dr. Samuel Brisbane (Chief Medical Doctor), einen weiteren Arzt und den Assisstenten (Physician Assistant) Stephen Vincent. Alle sterben.

Durch die Behandlung von Stephen infiziert sich Dr. Ireland.

Am 24. Juli leidet er unter Kopfschmerzen und sieht Blitze. Es bestehen ein mildes Fieber von 38,1 Grad und eine Tachykardie (beschleunigter Puls) von 120 Schlägen pro Minute. Er nimmt Malariamedikamente ein, Antibiotika und fiebersenkende Medikamente. Die Kopfschmerzen sind schrecklich. Er ist appetitlos, kann nicht essen, fühlt sich schwach. Seiner Familie sagt er, sie solle ihm nicht nahe kommen.

Am 25. Juli fährt er selbst im eigenen Auto zur Ebolabehandlungseinheit ELWA 2 und spricht mit einem Arzt. Der weist ihn ab. Zu Hause schickte er seine Familie weg, aber seine Mutter weigert sich zu gehen.

An diesem Punkt der Geschichte läuft es mir eiskalt den Rücken herunter.

Am 26. Juli stirbt Dr. Brisbane als erster liberianischer Arzt in dieser Epidemie. Dr. Ireland erhält sein Testergebnis: Ebola positiv. Dr. Billy Johnson kommt zu ihm, verabreichte ihm Antioxidantien.

Es geht ihm besser.

Am 28. Juli kann er Gitarre spielen.

Am 28. Juli empfiehlt ein Kollege Lamivudin (Medikament zur Behandlung der Viruskrankheiten HIV und Hepatitis B, Anmerkung der Autorin). Danach geht es bergab («I went downhill»). Es kommt nachts zu massivem Durchfall und Erbrechen, beides hält drei Tage lang an.

Am siebten Tag (30. Juli) ist er im Schock, es ist kein Radialispuls mehr tastbar.

Man verlegt ihn in die Ebolabehandlungseinheit ELWA 2. Er erhält zwei intravenöse Zugänge und Infusionen. Erbrechen und Durchfall halten an, er wird bewusstlos, die Nieren versagen.

Die schlimmsten Tage sind Tag 7 und Tag 8. Geblutet hat er aber nie.

Vom neunten bis elften Tag stabilisiert sich die Situation, er erreicht ein Plateau. Übelkeit und Appetitlosigkeit bestehen weiterhin. Danach geht es besser. Er kann Orangensaft trinken, aber nur Orangensaft. Wasser macht die Übelkeit schlimmer. Er kann etwas gehen, versucht, im Internet zu surfen.

Es kommt zu Komplikationen. Eine periphere Neuropathie tritt auf mit Taubheit und Gefühlsstörungen, in beiden Beinen kommt es zu brennenden Schmerzen.

Im September 2015 ist noch der kleine rechte Finger taub.

An den Tagen 9 bis 11 entwickeln sich eine Lungenentzündung mit angestrengter Atmung, aber es gibt keinen Sauerstoff, brennende Augen, Herzrhythmusstörungen und ein nicht zu stillender Schluckauf, der anderthalb Tage anhält.

Tag 9 kommt die Urinproduktion zurück.

Am 15. August 2014 verlässt er auf eigenen Beinen die Ebolabehandlungseinheit. Er ist noch schwach, hat viel Gewicht verloren.

Im Oktober hilft er in einem Ebolatrainingscenter bei der Ausbildung von Menschen.

Im Dezember 2014 kann er wieder halbtags arbeiten.

Im September 2015 bezeichnet er sich als 100 Prozent fit.

Im Juli 2014 sind die wenigen Ebolabehandlungszentren in Liberia, einem Land mit etwa 4,5 Millionen Einwohnern und 150 Ärzten, hoffnungslos überfüllt. Man kann davon ausgehen, dass nur die konsequente intravenöse Flüssigkeitsgabe

Dr. Ireland gerettet hat. Diese Therapie ist nur in wenigen Zentren möglich. Und dieser Fall bestätigt noch eine Beobachtung: Wer Tag 10 überlebt, hat gute Chancen, es zu schaffen.

Dr. Philip Ireland wird zu einem der Menschen des Jahres 2014 des *Time Magazine*. In dem Bericht des *Time Magazine* finden sich weitere Details zu seiner Erkrankung. Als er eingeliefert werden soll, gibt es in ganz Monrovia keine verfügbaren Krankenwagen. Jemand entdeckt eine Ambulanz in einer Werkstatt, deren Bremsen repariert werden, und ein Arzt bleibt so lange daneben sitzen, bis die Reparatur abgeschlossen ist und der Wagen zum Haus von Dr. Ireland gebracht werden kann. In der ersten Nacht in ELWA 2 hat er 46-mal Durchfall und erbricht 26-mal. Er liegt «in einem Meer aus Dreck». Am nächsten Tag wäscht ihn ein Physician Assistant und legt ihn in ein sauberes Bett. Diesen Mann und dessen Akt der Liebe, so Dr. Ireland, wird er nie vergessen.

Im Verlauf entwickelt er so schlimmen Schluckauf, ein ominöses Zeichen, dass die Kollegen in ELWA 2 denken, dass er stirbt, und man schon diskutiert, ob er verbrannt oder beerdigt werden soll. Aber er schafft es und übersteht auch das Bad mit dem eiskalten Chlorwasser, das er vor der Entlassung über sich ergehen lassen muss (68, 69).

Auch ein Mensch des Jahres ist Foday Gallah, ein 37-jähriger Ambulance Supervisor in Liberia, der selbst mit dem Krankenwagen die Ebolakranken abgeholt hat. Er berichtet, dass er bis zu 50 oder 60 Menschen an einem Tag gefahren hat, manchmal zehn Personen gleichzeitig im Wagen. Er wird zu einer Familie gerufen mit acht Personen. Zunächst sind drei Familienmitglieder an Ebola erkrankt, wenige Tage später vier weitere. Alle sterben. Nur ein kleiner Junge ist nicht betroffen, Foday Gallah bittet die Nachbarn, dass man ihn informieren solle, falls auch das Kind Symptome zeigt. Nur wenig später muss er es auch abholen. Das Kind übergibt sich auf seinen Retter, der trotz Schutzkleidung nur zwei Tage später selbst erkrankt und in seinem eigenen Krankenwagen zur Ebolabehandlungseinheit gefahren wird, wo er dank guter Behandlung überlebt, genauso wie das kleine Kind (70).

Die medizinische Versorgungslage auch in Monrovia verschlechtert sich mehr und mehr. Auch viele der kleineren Privatkliniken stellen aufgrund der Ansteckungsgefahr ihres Personals den Betrieb ein. Es gibt kaum noch Orte, an denen eine Blinddarmoperation sicher durchgeführt werden kann.

Mitte Juli gibt es nur zwei Ebolabehandlungszentren mit je 20 Betten in Liberia, eines davon in Foya (Lofa County) und eines in Monrovia. In ganz Liberia gibt es im Juli 2014 nur ein einziges Labor, in dem Untersuchungen auf Ebola durchgeführt werden können (Liberia Institute for Biomedical Research außerhalb von Monrovia; 71).

Aus Angst vor der Ausbreitung der Ebolaepidemie weisen die Behörden der Elfenbeinküste im Juli 2014 Hunderte Landsleute ab, die aus dem benachbarten

Liberia in ihre Heimat zurückkehren wollen. Die rund 400 ivorischen Flüchtlinge seien völkerrechtswidrig an der Rückkehr gehindert worden, sagt Mohammed Touré vom UN-Flüchtlingshilfswerk UNHCR. Das UNHCR organisiert die Rückführung der Flüchtlinge, die in den Jahren 2010 und 2011 vor der Gewalt nach den Wahlen in der Elfenbeinküste nach Liberia geflohen sind (72).

Notstand in Sierra Leone

Am 29. Juli stirbt der als Nationalheld verehrte Dr. Sheik Umar Kahn, der einzige Experte Sierra Leones für hämorrhagische Fieber, in Kenema im Alter von 39 Jahren an einer Ebolainfektion. Er hatte die Reaktion auf den Ebolaausbruch in Kenema geleitet und mehr als 100 ebolainfizierte Patienten behandelt.

Der Tod des Arztes gilt als «Weckruf» für Präsident Ernest Bai Koroma. Kein Verantwortlicher hatte ihm zuvor sagen wollen, wie ernst die Lage wirklich war, und es gilt als sicher, dass der Gesundheitsminister das Ausmaß des Ausbruchs heruntergespielt hatte. Der Präsident ruft daraufhin am 30. Juli den nationalen Notstand aus und erklärt die Errichtung der Presidential Task Force on Ebola unter seiner Leitung (73, 74).

«Die Krise, die für den Tod von 672 Menschen verantwortlich gemacht wird, ist eine außerordentliche Herausforderung, die außerordentliche Maßnahmen erfordert» (75, übersetzt von der Autorin). Diese seien zunächst für 60 bis 90 Tage vorgesehen:

• Alle Epizentren der Infektion werden unter Quarantäne gestellt.
• Polizei und Militär werden Bewegungen zu und von den Epizentren einschränken und Ärzte und Nichtregierungsorganisationen bei der Durchführung ihrer Arbeit unterstützen, nachdem von lokalen Gemeinden Attacken auf Healthcare Worker verübt worden sind.
• Es werden Häuser aktiv auf Ebolaopfer durchsucht, um diese in Quarantäne zu nehmen.
• Öffentliche Treffen und Versammlungen werden eingeschränkt.
• Neue Protokolle zum Screening An- und Abreisender auf dem Hauptflughafen des Landes werden eingeführt (75, 76).

Im August wird ergänzend ein Gesetz verabschiedet, dass das Verstecken von Ebolakranken mit einer Gefängnisstrafe bis zu zwei Jahren belegt. Vorausgegangen war die Warnung der WHO, dass das Verstecken von Patienten und das Existieren von «Schattenzonen», die vom Gesundheitspersonal nicht erreicht werden können, das wahre Ausmaß der Epidemie verschleiern (77).

Guinea

Das von der Regierung erlassene Verbot des Transportes von Leichnamen von an Ebola Verstorbenen greift nicht immer. So wird die Leiche eines Mannes aus Guinea, der sich in Sierra Leone infiziert hatte und in Conakry gestorben war, in sein Heimatdorf Kollaguel in Doghol Touma (Subpräfektur von Pita) zur Beerdigung gebracht. Das ganze Dorf soll daraufhin in einen «psychischen Ausnahmezustand» geraten sein (78).

Die WHO spricht keine Reisebeschränkungen für Westafrika aus.

Jetzt auch noch ein Ebolaausbruch in der Demokratischen Republik Kongo

Im Nordwesten der Demokratischen Republik Kongo im Territorium Boende in der Provinz Equateur kommt es Ende Juli 2014 zu einem – wie man rasch feststellt – von Westafrika unabhängigen Ebolaausbruch mit dem Zaire-Ebolavirus. Es werden dort vom 26. Juli bis zum 7. Oktober 66 bzw. nach anderer Quelle 69 klinische Fälle (38 davon bestätigt) und 49 Todesfälle (davon acht Healthcare Worker) gemeldet. Der letzte bestätigte Fall wird am 10. Oktober zum zweiten Mal negativ getestet und entlassen. Die WHO erklärt den Ausbruch am 21. November 2014 für beendet.

Ärzte ohne Grenzen richten zwei «Fallmanagementcenter» (Case Management Center) ein, man spricht nicht mehr von Ebolabehandlungszentren: eines in Lokolia mit 24 Betten, eines in Boende mit zehn Betten. 60 Mitarbeiter von Ärzte ohne Grenzen sind im Einsatz. Es ist der siebte Ebolaausbruch in der Demokratischen Republik Kongo seit der Entdeckung des Ebolavirus dort 1976 (79–82).

August 2014
Dramatische Zahlen – eine gesundheitliche Notlage von internationaler Tragweite (WHO).
Das Virus verlässt Afrika, ein Wundermittel, gestrichene Flüge und «Exit Screening».
Die Entwicklung in Nigeria.
Das Ein-Frauen-Krankenhaus.
Der Vorfall in Westpoint: Zu der Krankheit kommt Gewalt.
Ein Besuch in Bamako (Mali) und ein weiteres betroffenes Land in Westafrika

Offizielle Zahlen

	Klinische Fälle/Tote	Gesicherte Fälle/Tote	Klinische Fälle/Tote	Gesicherte Fälle/Tote
Daten vom	01.08.2014		20.08.2014	
Guinea/Liberia/ Sierra Leone gesamt	1.599/886	1.009/574	2.599/1.422	1.516/840
Guinea	485/358	340/223	607/406	443/264
Liberia	468/255	129/117	1.082/624	269/222
Sierra Leone	646/273	540/234	910/392	804/353
Nigeria	4/1	0/0	16/5	12/5

Tab. 8: Klinische Fälle/Tote und gesicherte Fälle/Tote im August 2014 in Guinea, Liberia und Sierra Leone (nach 17)

Liberia und Guinea verhängen den Ausnahmezustand

Der Präsident Guineas, Alpha Condé, erklärt am 13. August 2014 den (medizinischen) Notstand in seinem Land.

Eine Woche zuvor, am 6. August 2014, hat bereits die Präsidentin Liberias, Ellen Johnson Sirleaf, für 90 Tage den nationalen Notstand ausgerufen. Damit kann die Regierung «außerordentliche Maßnahmen einschließlich das Aussetzen von bestimmten Rechten und Privilegien durchsetzen». «Möge Gott uns alle segnen und unsere großartige Nation erhalten» («May God bless us all and preserve our great nation»).

Schon im Juli sind die Schulen in Liberia geschlossen worden. Ende Juli richtet das Liberianische Gesundheitsministerium (Liberian Ministry of Health and Social Welfare), unterstützt durch CDC (US Centers for Disease Control and Prevention), WHO und andere Partner, ein «Incident» («Ereignis») Management System für Ebola mit einem Incident-Manager ein. Das Incident Management Center steht für geradliniges Management, klare Autorität und Rechenschaftspflicht, strukturierte Arbeitsgruppen und praktische Folgemaßnahmen (Operational Follow-up). Die Schwerpunkte der Maßnahmen zur Unterbrechung der Übertragung ruhen auf vier Säulen:

1. Frühe Erkennung, Isolierung und Behandlung von Fällen,
2. sicherer Transport von Patienten/Verdachtsfällen,
3. sichere Beerdigungen und
4. Etablierung von Maßnahmen zur Infektionsvermeidung und -kontrolle in Gesundheitseinrichtungen.

Mit dem Incident-Manager arbeitet die Präsidentin eng zusammen. Darüber hinaus leitet sie ein Beratungsgremium («Presidential Advisory Committee on Ebola»), das aus einer kleinen Gruppe hoher Beamter und internationaler Partner besteht, die Rat zu sensiblen Themen und Verfahrensweisen geben (71).

Die Präsidentin ordnet an, dass alle Ebolatoten verbrannt werden müssen. Die Zahl der Infektionen ist Anfang August so groß, dass die Krankenhäuser überlaufen und die Toten kaum noch beerdigt werden können. Journalisten berichten und zeigen in Bildern, dass Leichen in den Straßen liegen. Außerdem sind durch heftige Regenfälle und Überschwemmungen (siehe Abb. 38) kurz zuvor beerdigte Leichen an die Oberfläche gespült worden, was zu Wut und Verzweiflung in der Bevölkerung geführt hat. In einigen Gegenden haben Anwohner gegen die Beerdi-

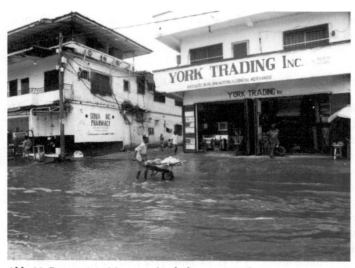

Abb. 38: Regenzeit in Monrovia (Aufnahme aus 2015)

gung von Ebolaopfern in ihrer Nachbarschaft protestiert. Menschen, die aufgrund anderer Ursachen gestorben sind, könnten beerdigt werden, aber es gibt kaum Möglichkeiten, die vielen Toten zu testen.

Man schätzt, dass mindestens 60 Prozent aller Ebolainfektionen mit der Betreuung von Toten zu tun haben. Die Toten werden rituell gewaschen, mit dem Wasser werden Menschen benetzt, Menschen schlafen tagelang neben Verstorbenen, damit deren Kräfte auf sie übergehen. Tote werden genauso gepflegt wie Lebende. Es gibt einen Feiertag, den Decoration Day, der zweite Mittwoch im März, an dem die Gräber geschmückt werden. Wenn man einen Toten nicht gebührend verabschiedet, wird man von seinem Geist verfolgt.

In diesem Land ist die Leichenverbrennung ein unglaublicher Tabubruch. 30 junge Männer werden gefunden, die diese Arbeit übernehmen. Für 250 Dollar in der Woche nehmen sie die Körper in Empfang, legen sie auf Scheiterhaufen, übergießen sie mit Öl, stecken sie an. Einmal werden an einem Tag 137 Leichen gebracht. Der Geruch der brennenden Toten muss unerträglich gewesen sein. Die Ebola Burners («Ebolaverbrenner») werden ausgegrenzt, sie fangen an zu trinken, nehmen Drogen. Bis zum Dezember 2014 gilt das Verbrennungsgebot, mehr als 2.000 Leichen werden verbrannt, dann dürfen auch Ebolatote wieder bestattet werden. Die 30 jungen Männer bleiben Ausgestoßene. Sie kämpfen mit schlimmen Bildern und Gerüchen. Bei der staatlichen Feier zur Ehrung der Ebolahelfer sind sie nicht eingeladen. Es fällt ihnen schwer, wieder im Leben Fuß zu fassen. Auch sie sind Opfer der Epidemie (83).

Die ersten zwei Ebolapatienten in Amerika und ein «Wundermittel»?

Am 2. August 2014 wird der 33-jährige Dr. Kent Bradley, der seit 2013 als Allgemeinarzt für Samaritan's Purse, einer christlichen Hilfsorganisation, im Eternal Love Winning Hospital in Monrovia arbeitet, mit einem Flugzeug der Firma Phoenix Air nach Atlanta zur Behandlung gebracht. Die ganze Welt kann im Fernsehen verfolgen, wie der am Ebolafieber Erkrankte aus dem Rettungswagen klettert und in das Emory Hospital gebracht wird (84). Nicht allen ist der Patient willkommen. Muss man das Virus nach Amerika holen, kann man den Patienten nicht in Liberia behandeln? Es gibt landesweite Diskussionen.

Dr. Bruce Ribner, 69, der medizinische Direktor der Behandlungseinheit für schwere übertragbare Erkrankungen des Emory Universitätskrankenhauses in Atlanta, wird, wie auch Dr. Kent Bradley, 2014 eine der Personen des Jahres des *Time Magazine*. Weitsichtig hat er die Einrichtung von Isolationseinheiten propagiert. Im Emory-Universitätskrankenhaus hat man sich seit zwölf Jahren auf einen derartigen Einsatz vorbereitet (68).

Noch in Liberia, so berichten Zeitungen, hat Dr. Bradley zunächst auf das experimentelle (nicht zugelassene) Medikament ZMapp, einen Cocktail aus drei

Antikörpern gegen das Ebolavirus, verzichtet, um es seiner zeitgleich erkrankten Kollegin Nancy Writebol, einer 60-jährigen Amerikanerin, die als Pflegehelferin im gleichen Krankenhaus arbeitet, zu überlassen.

ZMapp ist noch nie einem Menschen verabreicht worden. Die Wirksamkeit seines Vorläufers ZMab allerdings wurde an Affen nachgewiesen. 2012 überlebten alle vier mit Ebola im Labor infizierten Javaneraffen (Cynomolgus-Makaken), nachdem Ihnen 24 Stunden nach der Infektion die erste von drei Dosen eines Cocktails aus drei verschiedenen monoklonalen Antikörpern, die gegen das sogenannte Envelope-Protein des Ebolavirus gerichtet waren, injiziert wurden, und zwei von vier Javaneraffen, die den Cocktail erstmalig 48 Stunden nach der Infektion erhielten. Bemerkenswert in dem Artikel ist der Satz (Übersetzung durch Autorin) «obwohl von relativ geringer Konsequenz für die öffentliche Gesundheit weltweit, sind Ebolainfektionen wegen ihrer hohen Mortalität und dem Mangel an prophylaktischen und therapeutischen Interventionen von Interesse für die öffentliche Gesundheit» («a public health concern») (85). Niemand konnte die potenziell weltweite Bedrohung durch die Ebolaepidemie, die 2013 in Westafrika begann, vorhersehen.

Als sich Dr. Bradleys Zustand sehr verschlechterte, entscheiden die behandelnden Kollegen, ihn am 31. Juli 2014 mit ZMapp zu behandeln. Seine Ärzte wissen aus dem Tiermodell, dass ZMapp einen Überlebensvorteil bieten könnte, wenn es frühzeitig im Verlauf der Infektion verabreicht wird. Außerdem wird ihm das Blut eines Jungen transfundiert, der Ebola überlebt hat. Dr. Bradley hatte ihn selbst behandelt (86).

Fast genau einen Monat später, am 29. August 2014, erscheint online ein Fachartikel, in dem beschrieben wird, dass alle 18 mit Ebola infizierten Rhesusaffen überlebt haben, denen bis zu fünf Tage nach der Infektion ZMapp appliziert wurde. Klinische Symptome und Laborwertveränderungen konnten rückgängig gemacht werden. In dieser Studie ging es zunächst um die Feststellung einer optimalen Antikörperzusammensetzung, die sich in ZMapp gegeben zeigte. Die Affen waren mit der Kikwit-Variante des Ebolavirus (benannt nach dem Ausbruch in der Demokratischen Republik Kongo 1995) infiziert worden. Es konnte aber gezeigt werden, dass der neue in Guinea entdeckte Stamm Makona an den entscheidenden Stellen keine Mutationen aufweist, sodass auch gegen ihn eine sehr gute Wirksamkeit von ZMapp angenommen werden kann (87). «Die Hoffnung heisst ZMapp», titelt die ZEIT ONLINE am 29. August 2014, «zu spät für Westafrika, aber die Chance für die Zukunft» (88).

Nancy Writebol, die zweite infizierte Amerikanerin in den USA, gibt im Oktober 2014 ein bemerkenswertes Interview. Sie hat auf der «Niedrigrisiko»-Seite gearbeitet, das Einkleiden des Personals vor Kontakt mit Ebolapatienten überwacht und es nach dem Herauskommen aus der Hochrisikozone desinfiziert. Wie sie sich angesteckt hat, ist unklar. An einem Kollegen, der krank wurde und das nicht meldete? Über einen kontaminierten Gegenstand? Am 22. Juli, einen Tag bevor Dr. Bradley erkrankt, bekommt sie Fieber. Es wird Malaria diagnostiziert und behandelt, aber es stellt sich keine Besserung ein. Am 26. Juli untersucht man sie auf Ebola, «um alle zu beruhigen». Der Test ist positiv. Sie wird isoliert.

Ihr Zustand verschlechtert sich mehr und mehr. Sie erhält zweimal Z-Mapp in Liberia, spürt eine gewisse Besserung. Man muss sie in den Rettungsflieger tragen, als sie am 4. August nach Atlanta ausgeflogen wird. Niemand weiß, ob sie überleben wird.

Das Interview ist überschrieben mit folgenden Worten (Übersetzung aus dem Englischen durch die Autorin): «Ebola hätte Nancy Writebol im Juli fast getötet – und machte sie berühmt, was half, in die Welt zu tragen, dass es notwendig war, aggressiver auf etwas zu reagieren, das von einem kleinen Ausbruch zu einer außer Kontrolle geratenen Epidemie gewachsen war.» (89)

Nach der Behandlung der beiden Amerikaner mit dem experimentellen Medikament ZMapp setzt ein Umdenken ein. Das Medikament hätte schon dem berühmten Arzt, Dr. Sheik Umar Khan (06.03.1975–29.07.2014), seit 2005 Leiter des Lassafieberzentrums in Kenema, der mehr als 100 Ebolapatienten behandelt hatte, zur Verfügung gestanden. Er war der einzige Virologe Sierra Leones und infizierte sich bei der Behandlung der Ebolapatienten in der Ebolahochburg Kenema. Kanadier, die neben dem Krankenhaus ein Labor zum Ebolanachweis errichteten, hatten das Medikament mitgebracht und mitgeteilt, dass es zur Verfügung stand. In einer langen Diskussion zwischen Mitarbeitern von Ärzten ohne Grenzen und der WHO entschied man sich dagegen, das Medikament bei Dr. Khan einzusetzen. Es wurde befürchtet, dass man Dr. Khan als «Versuchsobjekt» westlicher Pharmafirmen wahrnehmen würde und Nebenwirkungen oder sogar sein Tod dann womöglich auf das nicht am Menschen erprobte Medikament zurückgeführt worden wären. Dr. Khan selbst wurde nicht in die Entscheidung einbezogen (90–92). Ob das Medikament dem Patienten, der eine sehr hohe Viruslast gehabt haben soll, hätte helfen können, ist ungewiss.

Es gibt ein ethisches Problem. Es wird vermieden, dass Medikamente an verletzlichen Gruppen in Entwicklungsländern «getestet» werden. Stattdessen erhalten zwei Amerikaner ein neues Medikament, das möglicherweise gegen Ebola wirkt. Nun entsteht der Vorwurf, es würde Afrikanern vorenthalten.

Hat sich die WHO zuvor noch gegen den Einsatz experimenteller Medikamente oder Impfstoffe im Rahmen dieses Ausbruchs eingesetzt, wird nun eine Ethikkommission einberufen, die sich mit dieser Frage befassen soll (93). Die Ethikkommission tagt am 11. August 2014 und kommt zu dem am Folgetag veröffentlichten Konsens, dass «unter den besonderen Umständen des Ausbruchs und unter der Voraussetzung, dass bestimmte Bedingungen eingehalten werden, es ethisch ist, nicht bewiesene Interventionen mit noch unbekannter Wirksamkeit und Nebenwirkungen als potenzielle Behandlung oder zur Prävention einzusetzen» (94, Übersetzung aus dem Englischen durch die Autorin).

Unabhängig davon, dass es zunächst nur sehr wenige Dosen des Medikamentes ZMapp gibt, wird der Ruf nach einer kontrollierten randomisierten Studie laut (Behandlung versus Nicht-Behandlung, verblindet und zufällig zugeteilt), um die Wirksamkeit dieses und anderer neuer Medikamente zu belegen. Schon 16 Patienten (acht pro Gruppe) könnten mit 95 Prozent Wahrscheinlichkeit die Effektivität des «Wundermittels» belegen, wird argumentiert (95).

Das Virus erreicht Europa

Am 7. August 2014 wird der mit Ebola infizierte spanische Missionar Miguel Pajares nach Madrid evakuiert. Er hat sich bei der Pflege des Krankenhausdirektors im St. Joseph's Catholic Hospital in Monrovia angesteckt. 75.000 Spanier hatten per Internetpetition ihre Regierung aufgefordert, den Missionar nach Hause zu holen. Er erhält ZMapp als dritter Patient weltweit, jedoch kann auch das ihn nicht retten. Der Missionar stirbt mit 75 Jahren nach fünftägiger Behandlung in Spanien. Er ist der erste europäische Ebolapatient dieser Epidemie und der erste Ebolatote in Europa überhaupt (96).

Dass das Virus die Vereinigten Station und Europa erreicht hat, sorgt für eine enorme weltweite Berichterstattung. Ebola ist nun kein auf Westafrika beschränktes Phänomen mehr.

Einige der letzten verfügbaren Dosen von ZMapp werden nach Liberia geliefert. Liberia hat sich als erstes westafrikanisches Land bereit erklärt, experimentelle Medikamente in der Notfallsituation zuzulassen. Der liberianische Außenminister Augustine Ngafuan holt das ZMapp persönlich im Flugzeug in den USA ab und bringt es nach Monrovia, wo es für die Behandlung von liberianischen Ärzten, darunter auch Dr. Ireland, der es dann doch nicht benötigte, vorgesehen ist (97).

Am 21. August meldet die WHO, dass zwei Ärzte und eine Krankenschwester in Liberia das experimentelle Medikament ZMapp erhalten haben. Es habe sich daraufhin bei einem Arzt und der Krankenschwester eine deutliche Verbesserung gezeigt (98). Den bekannten Arzt Dr. Abraham Borbor kann auch die Therapie mit ZMapp in Liberia nicht retten. Er stirbt am 24. August 2014. Es ist nun genau das passiert, was man bei Dr. Khan befürchtet hat. Aber es wird anders wahrgenommen: ein Afrikaner stirbt trotz und nicht wegen des experimentellen Medikamentes (99). Dr. Abraham Borbor war der einzige zertifizierte Internist in Liberia und stellvertretender Chefarzt (Deputy Chief Medical Doctor) im JFK Memorial Hospital in Monrovia (100).

Am 11. August veröffentlicht die WHO, dass mehr als 170 Beschäftigte im Gesundheitswesen infiziert und mindestens 81 gestorben seien (101). Im August 2014 erkranken allein in Sierra Leone 65 Healthcare Worker an einer bestätigten

Ebolainfektion. Der Internist Dr. Modupeh Cole infiziert sich im Connaught-Universitätskrankenhaus mit dem Ebolavirus und stirbt im Alter von 56 Jahren (102) nur zwei Wochen nach Dr. Khan. Der Internist Dr. Sahr Rogers infiziert sich in Kenema und stirbt am 21. August 2014.

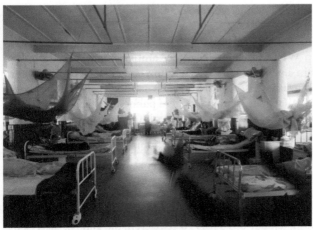

Abb. 39: Krankenstation im Connaught-Universitätskrankenhaus in Freetown im Juli 2014

Public Health Emergency of International Concern

Bis zum 6. August haben die Länder Guinea, Liberia, Sierra Leone und Nigeria WHO-Angaben zu Folge 1.779 Fälle (davon 1.134 bestätigt) mit 961 Toten gemeldet. Es handelt sich um den größten Ebolaausbruch aller Zeiten. Am 8. August erklärt die WHO die Ebolaepidemie in Westafrika zu einer gesundheitlichen Notlage von internationaler Tragweite («Public Health Emergency of International Concern») (103). Diese Einstufung wird bis Ende März 2016 beibehalten werden. Für die betroffenen und angrenzenden Staaten wird eine Reihe von Empfehlungen zur Eindämmung und Kontrolle des Ausbruchsgeschehens ausgesprochen. Entscheidend für diese Einstufung soll die Verschleppung des Ebolaausbruchs nach Nigeria gewesen sein.

Der Begriff «Public Health Ermergency of International Concern» wurde 2005 in den Regularien zur Internationalen Gesundheit (IHR = International Health Regulations) als außerordentliches Ereignis definiert, das ...

• ein öffentliches Gesundheitsrisiko für andere Staaten durch internationale Ausbreitung (der Erkrankung) darstellt und
• möglicherweiser einer international koordinierten Reaktion bedarf.

Es handelt sich um eine Situation, die ...

* ernst ist, ungewöhnlich oder unerwartet,
* Implikationen für die öffentliche Gesundheit außerhalb der Grenzen des betroffenen Staates hat und
* sofortiges internationales Handeln erfordern könnte.

Die Verantwortung für die Erklärung eines solchen Notstandes liegt in der Zuständigkeit des amtierenden WHO-Direktors bzw. der amtierenden WHO-Direktorin, der bzw. die daraufhin ein Nofallexpertengremium einberuft (IHR Emergency Committee) (104). Ein Gesundheitsnotfall von internationaler Tragweite wurde zuvor zweimal durch die WHO ausgerufen: bei dem pandemischen Ausbruch der Influenza H1N1 2009 und im Mai 2014 aufgrund der internationalen Ausbreitung von Polio (105).

Rückblickend wird immer wieder die Frage gestellt, warum nicht schon im März 2014 eine solche Notlage von internationaler Tragweite erklärt worden ist. Die Direktorin der WHO, die chinesische Kinderärztin Frau Dr. Margaret Chan (seit 2006 im Amt), wurde dafür stark kritisiert. Sie verteidigte sich, indem sie sagte, sie hätte das Protokoll befolgt und es dem Afrika-Büro der WHO überlassen, in den frühen Monaten auf das Virus zu reagieren. Sie gab zu, dass es das hartnäckigste politische Problem in der Organisation (WHO) sei, die Regionalbüros der WHO, die de facto durch lokale Regierungen kontrolliert werden, in den Griff zu bekomen. Rückblickend wünschte sie, sie hätte etwas früher eine sehr viel stärkere und aggressivere Antwort [auf den Ausbruch] eingeleitet (106).

Zu bedenken ist außerdem, dass die WHO gleichzeitig mit drei schweren humanitären Krisen in der Zentralafrikanischen Republik, dem Südsudan und Syrien und mit drei Ausbrüchen, nämlich Ebola, MERS-CoV (Middle East Respiratory Syndrome Coronavirus) und H7N9-Influenza konfrontiert war, was personelle und finanzielle Resourrcen erheblich beanspruchte. Aber zu strukturellen und finanziellen Problemen innerhalb der WHO kommen noch andere Aspekte, die Andrew Lakoff als «Versagen der administrativen Vorstellungskraft» zusammenfasste (107).

Seit der Entdeckung des Ebolavirus 1976 hatte sich die Wahrnehmung verändert. Man wusste, wie das gefährliche Virus übertragen wurde, Ausbrüche galten als kontrollierbar und man hatte standardisierte Verfahren entwickelt, um sie einzudämmen. Ebola wurde nicht als die Ursache einer potenziell katastrophalen globalen Epidemie gesehen, sondern als eine Krankheit, die sich auf einige Hundert Menschen beschränkte und die mit humanitärer Hilfe und gezielten öffentlichen Maßnahmen beherrschbar war.

So stellte sich der Ausbruch scheinbar auch im März 2014 dar. Mehr als 50 Mitarbeiter der WHO und Mitglieder des (Global Outbreak Alert and Response Network, kurz GOARN (Globales Netzwerk zur Warnung und Reaktion bei Krankheitsausbrüchen), waren vor Ort, um den Ausbruch in Guinea zu analysieren. Man stufte den Ausbruch als Notfall zweiten Grades (von dreien, Anmerkung der Autorin) ein, d. h. als ein Ereignis mit moderaten Konsequenzen für die öffentliche Gesundheit.

Am 8. April fasste der stellvertretende Generaldirektor für Gesundheitssicherheit, Dr. Keiji Fukuda, die Analysen zusammen. Der Ebolaausbruch wurde als einer der am meisten herausfordernden Ausbrüche, mit denen man je konfrontiert war, eingestuft. Das lag an der weiten geografischen Verbreitung der Fälle und an der Angst, die der Ausbruch hervorrief. Aber er zeigte sich auch zuversichtlich, weil man wüsste, wie das Virus übertragen wird, und die Schritte zur Kontrolle bekannt seien. Nachdem im Mai die Fallzahlen rückläufig waren, schien sich diese Einschätzung zu bestätigen. Doch im späten Sommer veränderte sich der Notfall zu einer drohenden globalen Katastrophe (107).

Im August 2014 beginnt die **Phase 1** der Reaktion auf den Ebolaausbruch der WHO – rasche Erhöhung der Reaktion («Rapid scale up of the response»). Sie wird bis zum Dezember 2014 anhalten. Wegen der zahlreichen Neuinfektionen gibt es drei Prioritäten (108, 109):

1. Erhöhung der Zahl der Ebolabehandlungszentren und Patientenbetten
2. Rasches Anwerben und Trainieren von Teams für sichere und würdige Beerdigungen
3. Stärkung der Kapazitäten für die Aufklärungsarbeit in der Bevölkerung (Social Mobilising)

Die WHO koordiniert die erhebliche Aufstockung der internationalen Hilfe durch verschiedenste Organisationen, einzelne Länder, Organe innerhalb der Vereinten Nationen, Zentren für Krankheitskontrolle (Disease Control Agencies) und andere. Über das Welternährungsprogramm der Vereinten Nationen (World Food Programme) werden mehr als 1 Million Menschen in Quarantäne im Grenzgebiet von Guinea, Sierra Leone und Liberia erfasst. Außerdem registriert die WHO das Ausbruchsgeschehen und die Behandlungseinrichtungen auf Landkarten (Mapping) (110).

Am 14. August trifft sich die Generaldirektorin der WHO, Frau Dr. Margaret Chan, mit Vertretern der UN-Missionen, um die dringendsten Bedürfnisse in den betroffenen Ländern darzustellen und schnelle internationale Hilfe zu erzielen (111). Am gleichen Tag – die WHO hat bekanntgegbgen, dass die Zahl der Toten die 1,000 überschritten hat – erinnert der UN-Generalsekretär, Ban Ki-moon, auf einer Pressekonferenz daran, dass die drei hauptsächlich betroffenen Länder Guinea, Liberia und Sierra Leone nach Jahren von Konflikten, die ihre Gesundheitssysteme zerstört oder geschwächt haben, erst seit Kurzem politische Stabilität zurückerlangt haben, und er appelliert an die internationale Gemeinschaft, dringend dem Mangel an Ärzten, Krankenpflegepersonal und Ausrüstung einschließlich Schutzkleidung und Isolationszelten zu begegnen. Er berichtet, dass er in engem Kontakt mit Frau Dr. Chan stehe und dass eine koordinierte internationale Ausbruchsbekämpfung entscheidend sei. Dr. David Nabarro wird als Sondergesandter mit der Koordinierung der Ausbruchsbekämpfung der UN beauftragt.

Bemerkenswert sind die Schlusssätze des UN-Generalsekretärs: «Wir müssen Panik und Angst vermeiden. Ebola kann verhindert werden. Mit Ressourcen, Wissen, frühzeitigem Handeln und Willen können Menschen die Krankheit überleben. Ebola wurde anderenorts erfolgreich unter Kontrolle gebracht und wir können das hier auch» (Übersetzung durch die Autorin; 110).

Das Reisen in die Ebolaländer wird beschwerlich

Am 10. August 2014 schreibe ich zum Thema Flugverbindungen:

«Diverse afrikanische Fluglinien haben den Flugverkehr in die von Ebola betroffenen Länder eingestellt. Emirates fliegt Conakry nicht mehr an, aber weiterhin Dakar, Senegal. British Airways hat den Flugverkehr nach Monrovia und Freetown zunächst befristet eingestellt. Brussels Airlines hat mitgeteilt, dass es bis auf Weiteres keine Streichungen von Flügen nach Conakry/Freetown/Monrovia geben wird» (siehe Abb. 40).

Air France fliegt mindestens die nächste Woche gemäß Flugplan nach Freetown. Derzeit ist ein französischer Arbeitsmediziner von Air France in Freetown und begutachtet die Vorsorgemaßnahmen, die von sierra-leonischer Seite am Flughafen Lungi getroffen wurden, um die Ausreise von mit Ebola infizierten Passagieren zu verhindern. Er hat auch Wärmescanner mitgebracht, die am Flughafen installiert werden. Sein Bericht dürfte ausschlaggebend sein für die Entscheidung von Air France, Freetown weiterhin anzufliegen oder nicht.

Einem Zeitungsbericht vom 22. August zufolge sind von «590 Flügen im Monat nach Guinea, Liberia und Sierra Leone 216 abgesagt worden», davon 76 nach Guinea, 70 nach Liberia und 70 nach Sierra Leone. Flüge nach Nigeria waren nicht betroffen (112).

Es wird nun für Helfer zunehmend schwieriger, in die von Ebola betroffenen Länder zu gelangen. Ende August wird auch Air France seine Flüge nach Freetown einstellen und die Route erst im Mai 2015 mit drei Flügen pro Woche wieder aufnehmen. Conakry und Lagos werden durchgehend angeflogen (113).

In einer Veröffentlichung zum Risiko einer potenziellen Verbreitung des Ebolavirus durch den Ausbruch in Westafrika 2014 durch kommerziellen Flugverkehr (anhand von Flugdaten vom 1. September 2014 bis zum 31. Dezember 2014 und historischer Flugdaten aus dem Jahr 2013) wird festgehalten, dass der Anteil am gesamten kommerziellen internationalen Flugverkehr aus den von

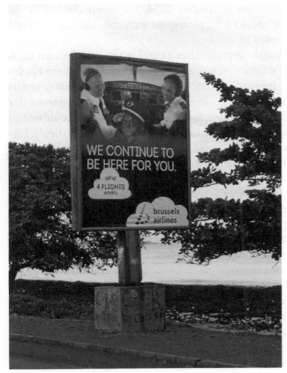

Abb. 40: Plakat von Brussels Airlines in Freetown:
«Wir sind weiter für dich da»; «Neu: vier Flüge pro Woche»

Ebola hauptsächlich betroffenen Ländern sehr gering ist. 2013 (also noch vor den Reiserestriktionen) betrug er 0,02 Prozent jeweils für Reisende aus Guinea und Sierra Leone und 0,01 Prozent für Reisende aus Liberia.

«Exit Screening», d.h. die Untersuchung von Ausreisenden aus Guinea, Sierra Leone und Liberia anhand von Temperaturmessungen und Befragungen, wird als eine effektivere und einfacher durchzuführende Maßnahme beschrieben als «Entry Screening» bei Einreise am Zielort nach Direktflug. In einer Modellrechnung wird davon ausgegangen, dass durchschnittlich 2,8 mit Ebola infizierte Personen pro Monat aus den drei Ländern zusammengenommen ausreisen (114). Diese Zahl ist rückwirkend bestätigt zu hoch und hängt z.B. damit zusammen, dass für alle Flugreisenden das gleiche Risiko für eine Ebolainfektion angenommen wird, wie die Autoren selbst einschränkend feststellen.

Nachdem der ebolainfizierte Patient aus Liberia nach Nigeria eingereist ist bzw. im Zusammenhang mit der Erklärung des Ebolaausbruchs in Westafrika als einen Gesundheitsnotfall von internationaler Tragweite (Public Health Emergency of International Concern) am 8. August 2014, empfiehlt die WHO im August 2014 die Durchführung von Exit Screening für Reisende aus Ländern mit Ebolaübertragung (siehe Abb. 41, 42).

Reisende müssen einen Fragebogen ausfüllen (z. B. Fragen beantworten nach Symptomen und nach Kontaktsituationen mit einem Ebolakranken, einem Ebola-verdachtsfall oder einer Kontaktperson) und sich einer Temperaturmessung unter-ziehen. Das screenende Personal prüft, ob ein Reisender sichtbare Symptome der Ebolaviruserkrankung hat, ob er eine Frage im Fragebogen mit «Ja» beantwortet hat und ob er eine Körpertemperatur über 38 Grad Celsius aufweist. In diesen Fäl-len darf der Passgier nicht an Bord gehen und es folgen weitere Untersuchungen. Symptome, die als hinweisend auf eine Ebolaviruserkrankung gelten, sind Fieber ab 38 Grad Celsius, starke Kopfschmerzen, Muskelschmerzen, Erbrechen, Durchfall, Magen- oder Bauchschmerzen und unerklärte Blutungen oder blaue Flecken (115).

Der Empfehlung folgend, implementierten die betroffenen Länder Exit Screening mit Unterstützung des CDC. In den folgenden zwei Monaten wurden 77 von 36.000 gescreenten Reisenden weiter untersucht. Bei keinem wurde eine Ebolaviruserkrankung festgestellt (116). Zu bedenken ist, dass sich ein Patient in der Inkubationsphase befinden kann und noch keine Symptome aufweist. Auch nützt der beste Fragebogen nichts, wenn ein Reisender nicht ehrlich antwortet.

Unabhängig vom Exit Screening führen Länder auch Entry Screening ein, messen die Körpertemperatur der Reisenden bei Ankunft im Flughafen und über-prüfen ausgefüllte Fragebögen.

Im August wird auch auf Reisen von Einwohnern aus den betroffenen Län-dern Einfluss genommen. So untersagt das internationale olympische Komitee Athleten aus den von Ebola betroffenen westafrikanischen Ländern die Teilnahme an Kampfsportdisziplinen oder Sportarten im Schwimmbecken bei den Youth Olympic Games in Nanjing, China. Drei Sportler sind hiervon betroffen (117).

Saudi-Arabien stellt für Personen aus Guinea, Liberia und Sierra Leone keine Visa mehr aus für die Pilgerreise nach Mekka (Hadsch).

Wie es in Nigeria weitergeht

Am 11. August 2014 erkrankt der Arzt Mr Ike Enemuo in Port Harcourt, Nige-ria, an Ebola, nachdem er einen aus Lagos eingeflogenen ECOWAS-Diplomaten vom 1. bis zum 3. August heimlich in dessen Hotelzimmer therapiert hatte. Dieser ECOWAS-Diplomat hatte den Ebolapatienten, Dr. Sawyer, der aus Monrovia nach Nigeria gereist war, am Flughafen in Lagos in Empfang genommen. Am Todestag Dr. Sawyers entzog er sich der Quarantäne in Lagos und reiste nach Port Harcourt. Er überlebte und begab sich zurück nach Lagos.

Sein behandelnder Arzt in Port Harcourt ignoriert eigene Symptome, behan-delt und operiert sogar Patienten und hat bis zu seiner Krankenhausaufnahme im

Good Heart Specialist Hospital in Port Harcourt am 16. August und seinem Tod am 22. August zahlreiche Begegnungen, darunter auch mit Freunden, die mit ihm die Geburt seines Babys feiern. In der Folge erkranken seine Ehefrau, die wieder gesund wird, und eine ältere Patientin, die zufällig im gleichen Krankenhaus gewesen ist. Letztere verstirbt. Mehrere Hundert Kontaktpersonen von Mr Enemuo müssen in der Folge über Wochen nachverfolgt werden.

Zeitungsberichten zufolge ist eine Schwester des erkrankten Arztes, die sich während seiner Erkrankung um ihn gekümmert hatte, nach Abia State geflohen, um sich der Quarantäne zu entziehen, wird dann aber von einem Bruder zur Rückkehr nach Port Harcourt in die Quarantäne bewegt (118).

Auf einer nigerianischen Webseite werden alle beteiligten Personen namentlich genannt – bis hin zu der Sekretärin, die die Behandlung des ECOWAS-Diplomaten im Hotel vermittelt hatte. Die Namen von Erkrankten lassen sich im Internet nachlesen.

Port Harcourt ist ein wichtiger Ölstandort an der Küste im Südosten Nigerias mit 1,15 Millionen Einwohnern. Das mobile Labor wird nach Port Harcourt verlegt und der Virologe Prof. Günther vom Bernhard-Nocht-Institut (BNI) in Hamburg, der den Einsatz der mobilen Labore koordiniert, reist zur Unterstützung dort hin. «Die mobilen Labore wurden im Institut für Mikrobiologie der Bundeswehr in München konzipiert.» Es sind gewissermaßen Hochsicherheitslabore für sehr gefährliche Erreger in «einem 20-Quadratmeter-Zelt», die bei einem Ausbruch schnell aufgebaut werden können. Im Rahmen eines europäischen Projektes («Europäisches Mobiles Labor»), «das von der Europäischen Kommission finanziert wird, sind Partner aus ganz Europa beteiligt». Jeweils fünf Wissenschaftler, z. B. auch vom Robert Koch-Institut in Berlin, arbeiten vier Wochen in einem Ausbruchsgebiet. Direkt nach dem Bekanntwerden der ersten Ebolafälle in Guinea im März 2014 kam eines der drei Labore in Guéckédou zum Einsatz (119).

Am 12. August wird der Tod des 36-jährigen Protokollassistenten der ECOWAS in Nigeria, Jato Abdulqudir bekannt gegeben, der ebenfalls den Indexpatienten aus Liberia, Dr. Sawyer, am Flughafen in Lagos in Empfang genommen hatte. Nach Dr. Swayer und einer Krankenschwester ist er der dritte Mensch, der in Nigeria an Ebola verstirbt (120).

Eine junge Ärztin, Ada Igonoh, überlebt Ihre Ebolainfektion. Sie hatte zum Team gehört, das Patrick Sawyer betreut hatte, und seinen Tod festgestellt. Über den schweren Verlauf ihrer Ebolainfektion, den Aufenthalt in Jaba und dem neuen Isolationszentrum, den Tod ihrer Mitpatientinnen und Kollegen und ihren unfehlbaren Glauben, dass sie überleben würde, berichtet sie eindringlich. Sie erlebt den Tod der Stationshilfe (Ward Maid), Mrs Ukoh, und ist schockiert. Es dauert zwölf Stunden, bis der Leichnam von WHO-Offiziellen aus der Station geholt wird. «Die Station ist zu einem Haus des Todes geworden» (121).

Auch in der Hauptstadt Nigerias, Abuja, herrscht große Sorge, die Epidemie könne sich ausweiten und in die Hauptstadt gelangen. In Vorbereitung darauf

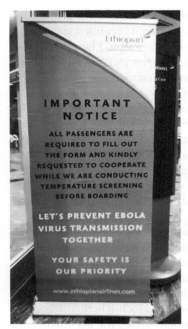

Abb. 41: Hinweisschild für Exit Screening in Abuja (August 2014)
«Wichtige Nachricht
Alle Passagiere müssen das Formular ausfüllen und werden freundlich gebeten zu kooperieren,
während wir das Temperaturscreening vor dem Einstieg vornehmen.
Lasst uns die Ebolavirusübertragung zusammen verhindern.
Ihre Sicherheit ist unsere Priorität»

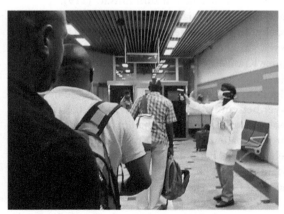

Abb. 42: Temperaturmessung am Flughafen in Abuja (August 2014) im Rahmen des Exit
Screenings

werden gegen den Willen der lokalen Bevölkerung Umbaumaßnahmen in einem Vorstadtkrankenhaus in Kuje, 40 Kilometer von Abuja entfernt, unternommen und die Männerstation in eine mögliche Station für Ebolapatienten umgewandelt. Auch aus anderen Teilen des Landes wird berichtet, dass Menschen gegen die Einrichtung von Isolationseinheiten in ihren Gemeinden protestieren und sagen, «sie würden Ebolazentren eher abbrennen, als zu erlauben, dass sie betrieben werden». Es wird auch angeführt, dass eine Isolationseinheit, selbst wenn dort keine Patienten seien, Menschen aus Angst fernhalten würde und damit ihre Geschäfte kaputtgingen (122).

Das Ein-Frauen-Krankenhaus in Liberia, die Müllbeutelmethode oder Fatu hilft sich selbst

Fatu Kekulas Vater Moses erleidet Ende Juli 2014 eine Bluthochdruckkrise und wird zur Behandlung im Heimatkrankenhaus in Kataka aufgenommen. Was niemand weiß: In seinem Bett ist gerade ein Patient an Ebola gestorben. Der 52-jährige Moses entwickelt Fieber, Erbrechen und Durchfall. Krankenschwestern sterben, das Krankenhaus wird geschlossen. Fatu bringt ihren Vater in die Hauptstadt Monrovia, wird an drei Krankenhäusern abgewiesen, fährt zurück nach Kataka zu einem anderen Krankenhaus, wo ihr Vater unter der Verdachtsdiagnose Typhus aufgenommen wird und kaum Behandlung erfährt. Fatu nimmt ihn mit nach Hause. Dort erkranken bald Fatus Mutter Victoria, Fatus Schwester Vivian und der 14-jährige Cousin Alfred Winnie, der bei ihnen lebt. Fatu pflegt ihre Angehörigen, versorgt sie mit Medikamenten und gibt ihnen Infusionen.

Die 22-jährige Krankenschwesternschülerin erfindet aus Not ihre eigene Schutzkleidung aus Müllbeuteln. Mehrere Wochen lang streift sie sich mehrmals am Tag Müllbeutel über ihre Beine, die sie oberhalb der Waden zusammenbindet, zieht sich Gummistiefel an und darüber weitere Müllbeutel. Ihre zusammengebundenen Haare bedeckt sie ebenfalls mit einem Müllbeutel, legt einen Regenmantel an, vier paar Handschuhe und eine Maske. Fatu bleibt gesund (123).

Fatu ist eine der Heldinnen dieser Epidemie. Ihre Müllbeutelmethode wird über das Internet verbreitet und gelehrt. Am 10. Dezember 2014 berichtet CNN, dass Fatu nach Amerika eingeladen wird, um ihre Schwesternausbildung zu beenden. Eine großartige Gelegenheit für andere, von ihr zu lernen (124). Diese Erfolgsgeschichte hat aber auch eine traurige Seite. Nicht gerettet werden kann der 14-jährige Alfred. Wieder fällt ein junges Leben der Krankheit zum Opfer. Und sie zeigt noch etwas. Der Vater Moses infizierte sich im Krankenhaus, wo er wegen einer Blutdruckentgleisung aufgenommen wurde.

Viele Menschen meiden die Kliniken und Gesundheitsstationen. Sie sind, wenn überhaupt noch funktionsfähig, in der Wahrnehmung der Menschen durch das Ebolavirus zu gefährlichen Orten geworden, wo man erkrankt und sich den Tod holt. Viele Einrichtungen sind ganz geschlossen. Durch Erkrankung und Tod von Healthcare Workern gibt es noch weniger Personal mit Fachkenntnissen.

Allein an Malaria starben schon vor der Ebolaepidemie 100.000 Menschen pro Jahr in Guinea, Sierra Leone und Liberia. Der Wellcome Trust schätzt, dass sich diese Zahl durch die Ebolaepidemie und ihre Folgen auf 400.000 Menschen vervierfachen würde. «Viel mehr Menschen sterben an anderen Krankheiten als an Ebola», wird Prof. Christopher Whitty von der London School of Hygiene und Tropical Medicine zitiert. In der Folge ausgesetzter Impfkampagnen würden vermehrt Krankheiten auftreten, die durch Impfungen hätten verhindert werden können (125). Ein Masernausbruch mit 702 Fällen in Lola, Guinea, vom 1. Januar bis zum 30. Juni 2015 wird das bestätigen.

Ebola beherrscht inzwischen weltweit die Schlagzeilen. Fast täglich gibt es neue Schreckensnachrichten. Menschen fürchten sich vor Reisen nach Afrika. In Ghana, in dem nie ein einziger Ebolafall auftrat, werden Kongresse abgesagt und Hotelbuchungen storniert. Selbst in Kenia leidet die Tourismusindustrie, weil Menschen Ebola mit ganz Afrika in Zusammenhang bringen. Auf einer Reise nach Lomé, Togo, finde ich im Hotel eine Zeitschrift von Brussels Airlines von Juni 2015. Auf der Titelseite steht: «Afrika ist nicht Ebola» (siehe Abb. 43).

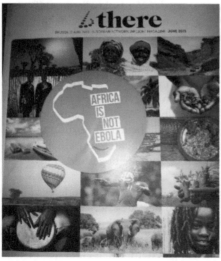

Abb. 43: «Africa is not Ebola»

Die Länder Westafrikas treffen Vorsichtsmaßnahmen. Es gibt in vielen Ländern «Verdachtsfälle» und man kann schnell selbst einer werden. Erkranken Menschen in Hotels, traut sich kaum noch jemand zu ihnen. Es gibt Schilderungen, dass nach einem Verkehrsunfall ein blutender Mensch ins Krankenhaus eingeliefert wurde und die Schwestern schreiend davonstoben. Aber ein Verdachtsfall in einem Land ohne Ebolafälle muss mindestens drei Kriterien erfüllen:

- Er muss mindestens Fieber mit und ohne weitere Symptome wie Gelenk-schmerzen, Übelkeit, Durchfall aufweisen,
- er muss in einem Land mit Ebolaübertragung gewesen sein und
- er muss mit einem Kranken oder einem Toten in Berührung gekommen sein.

Nasenbluten allein macht noch keinen Verdachtsfall.

Im August 2014 vermittle ich einem englischen Studenten eine Famulatur in einem Missionskrankenhaus in Ghana. Gleich am ersten Arbeitstag, einem Montag, wird er eingeladen, an einem Treffen von Ärzten und anderen Kranken-hausmitarbeitern teilzunehmen. Dort wird eröffnet, dass das Krankenhaus einen Ebolaverdachtsfall habe. Es handelt sich um einen im Krankenhaus bekannten Mann, der aufgrund einer Leberzirrhose immer wieder unter Magenblutungen lei-det. Weil Patienten mit Blutungen nun als ebolaverdächtig gelten, wird der Patient isoliert und für das Personal werden besondere Vorsichtsmaßnahmen getroffen. Die Schutzausrüstung wird aus der Kleidung des Gärtners improvisiert, die die-ser zum Versprühen von Insektiziden und Pflanzenschutzmitteln verwendet. Sie besteht aus Gummistiefeln, Plastikhosen und -jacken, einer wasserabweisenden Schürze, Plastikhandschuhen und einem Visier über dem Gesicht. Es beeindruckt mich, wie dort sofort aus vorhandenen Material Schutzkleidung entwickelt wird.

Der Patient hat keine Ebolainfektion, sondern wie immer Magenblutungen aufgrund seiner Leberzirrhose. Aber es ist eine wichtige Probe für einen mögli-chen Ernstfall.

Zwischen Liberia und Ghana liegt die Elfenbeinküste. Eine Reise über Land dauert seine Zeit und ein Kranker würde wahrscheinlich auffallen. Wie aber ver-hält es sich auf einer Reise mit dem Boot?

In Nungua, einem Fischerdorf zwischen Accra und Tema, so berichtet der Afrikakorrespondent Thomas Scheen in der *Frankfurter Allgemeinen Zeitung* am 6. August 2014, liegen statt der sonst üblichen 15 Fischerboote hunderte Boote, die sonst in Liberia anzutreffen sind. Sie gehören ghanaischen Fischern der Eth-nie der Fanti, die vor der Ebolaepidemie in Liberia fliehen. Sie sind verwandt mit den fischenden Kru aus Liberia und den Néyo und Guéré der Elfenbeinküste. Sie werden nicht kontrolliert, könnten an jedem der kleinen Häfen anlegen und bei Verwandten unterkommen.

Der Autor spricht nicht von betroffenen Ländern, sondern betroffenen Ethnien, denn das Konzept der Ländergrenzen ist künstlich und den Menschen in West-afrika völlig fremd. So erklärt er, dass das Virus auf den Handelswegen der Malinké von Guinea nach Liberia und Sierra Leone gelangte (126).

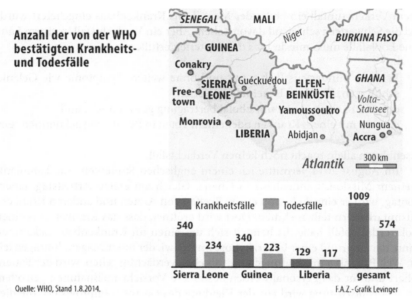

Anzahl der von der WHO bestätigten Krankheits- und Todesfälle

SENEGAL · MALI · GUINEA · Conakry · BURKINA FASO · SIERRA · Guéckuédou · ELFEN-BEINKÜSTE · GHANA · Free-town · LEONE · Yamoussoukro · Volta-Stausee · Monrovia · Nungua · LIBERIA · Abidjan · Accra · Niger · Atlantik · 300 km

Quelle: WHO, Stand 1.8.2014.   F.A.Z.-Grafik Levinger

Abb. 44: Ausschnitt der Landkarte Westafrikas mit Ghana und aktuelle Fallzahlen vom 01.08.2014 (aus 126)

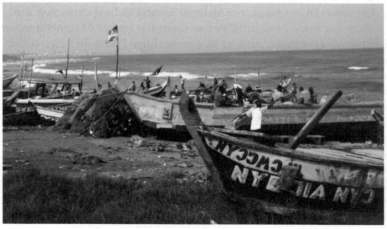

Abb. 45: Fischer in Nungua, Ghana, August 2015

Der Vorfall in Westpoint
(«Westpoint Incident»)

Am 17. August 2014 wird in Monrovia das Ebolabehandlungszentrum ELWA 3 von Ärzte ohne Grenzen (MSF) mit 120 Betten eröffnet (127). Doch die Behandlungs- und Beerdigungskapazitäten können mit der ausufernden Epidemie nicht Schritt halten. Es gibt immer wieder Berichte, dass Tote für Stunden oder sogar Tage auf den Straßen Monrovias liegen (128).

Neben der in Monrovia äußerst schwierigen medizinischen Situation – zeitweilig sind alle fünf großen Krankenhäuser in Monrovia geschlossen (127) – kommt es im August immer wieder auch zu Ausbrüchen von Gewalt. Die Regierung Liberias hat bestimmte Gemeinden des Landes unter Quarantäne gestellt und Ausgangssperren verhängt, um eine weitere Ausbreitung der Ebolainfektion zu verhindern. In abgeriegelten Gemeinden werden Lebensmittel knapp. Betroffen davon ist auch West Point, ein Elendsviertel in Monrovia. Dort leben schätzungsweise 75.000 Menschen unter ärmlichsten Bedingungen. Am 19. August 2014 begehrt die Bevölkerung in dem Stadtteil auf (129). Viele Menschen versuchen, aus der Abriegelung zu entkommen. Hunderte werfen Steine auf Sicherheitskräfte. Als liberianische Soldaten der Ebola Task Force schießen und Tränengas einsetzen, werden vier Menschen verletzt. Ein erst 15-jähriger Junge, Shaki Kamara, verblutet, weil nicht rechtzeitig medizinische Hilfe eintrifft. Fotos und Videos der eskalierten Gewalt gehen um die Welt. In der vorangegangenen Woche ist das erst zwei Tage zuvor in einer Schule errichtete Holding Center in Westpoint, in dem Kranke auf ihre Testergebnisse warten, von wütenden Anwohnern gestürmt und verwüstet worden. Mindestens 17 Infizierte entlaufen, kontaminierte Gegenstände wie blutige Matratzen werden mitgenommen.

Die Präsidentin Liberias, Ellen Johnson Sirleaf, sorgt dafür, dass vier Militärangehörige und ihr Vorgesetzter aufgrund ihrer gewaltsamen Vorgehensweise bzw. bei zweien aufgrund von Falschaussagen im Zusammenhang mit den Aufständen in Westpoint bestraft werden. Die Familie des erschossenen Jungen erhält eine Entschädigung (130).

Der Vorfall in Westpoint soll einer der Gründe sein, warum das Militär Liberias im Verlauf der Epidemie im Rahmen der Ebolabekämpfung sehr viel weniger im Vordergrund zu sehen ist als im Nachbarland Sierra Leone. Die Quarantäne im Elendsviertel West Point wird noch im August aufgehoben.

Bis Ende August 2014 gibt es in 10 der 15 Bezirke (Counties) Liberias bestätigte Ebolafälle und in drei weiteren Counties Verdachtsfälle. Allein in Montserrado County, einem der hauptsächlich betroffenen Bezirke, gibt es mehr als 1.300 Kontaktpersonen, die durch vier Nachverfolgungsteams («Tracing Teams») aufgesucht werden müssen (Erfolgsrate: 94 Prozent). Aus den Gemeinden gehen vermehrt Hilferufe ein, es werden Verdachtsfälle und Tote gemeldet, aber ihnen kann nur in einem Drittel der Fälle nachgegangen werden. Es liegen Patienten in

Ebolabehandlungseinrichtungen, die nachweislich keine Ebolainfektion haben, es gibt aber kein Krankenhaus, in das sie verlegt werden können (17).

Die Ebolabehandlungszentren ELWA 3 und die Isolationseinheit im JFK Hospital in Monrovia sind überlastet. Ärzte ohne Grenzen kalkuliert allein für Monrovia einen Bedarf von 900 Betten für Ebolapatienten.

Am 23. August 2014 stelle ich eine Tabelle mit den Behandlungszentren zusammen (aus Angaben von WHO, Unicef, MSF, SOS international, Angaben der Gesundheitsministerien (Ministry of Health, MoH), Pressemitteilungen).

Die erste Ebolaisolations-/behandlungseinheit in Liberia wurde im April 2014 in der Krankenhauskapelle des ELWA-Missionskrankenhauses errichtet und später erweitert.

«Hospital Response»/Isolationszentren/Behandlungszentren

Ort	Art	Betten*	Betreiber
Guinea			
Conakry Donka Hospital	Behandlung		MSF
Guéckédou	Behandlung		MSF
Macenta	Transit		WHO, MoH
Sierra Leone			
Kailahun	Behandlung	80	MSF
Kenema (soll neu aufgebaut werden außerhalb des Krankenhauses)	Isolation		Red Cross
Freetown Connaught Hospital	Isolation		King's Health Partners (UK) unterstützt
Lakka – nicht bereit	Isolation/Behandlung?		
Stadt Bo	Behandlung (im Bau)	/35	MSF
Gondama	Isolation/Transit		MSF
Liberia			
Foya (Lofa County) Boma Hospital seit 15.08.2014	Isolation	40/80	MSF
Voinjama (Lofa County) Telewowan Hospital	Transit	?/40	MSF

Ort	Art	Betten*	Betreiber
Monrovia Krankenhauskapelle/ ELWA 2 seit April 2014	Isolation/Behandlung	initial 6	ELWA (Dr. J. Brown)
ELWA 3 seit 17.08.2014	Behandlung	120	MSF
JFK-Hospital seit 19.08.2014	Isolation		
West Point	Holding Unit		
Bong County	Behandlung (in Planung/ Diskussion)		
Nimba G. W. Harley Hospital und Ganta Hospital	Holding Units (werden renoviert)		

(*Bettenzahl vorhanden/geplant)
Grün markiert sind aktive Behandlungszentren.

Tab. 9: Behandlungskapazität in Guinea, Liberia und Sierra Leone (Stand: 23.08.2014)

In der Hauptstadt Sierra Leones, Freetown, gibt es Ende August noch keine ausreichenden Behandlungskapazitäten für Ebolapatienten, sodass Patienten in das mehr als 230 Kilometer entfernte Kenema gebracht werden müssen. Dort sind im Distriktkrankenhaus die ersten Ebolastationen des Landes mit insgesamt etwa 100 Betten errichtet worden. Mit jetzt 783 gemeldeten Ebolafällen, davon 20 allein in Freetown, stehen im August die öffentlichen Krankenhäuser in Freetown vor dem Kollaps: das Kinderkrankenhaus Ola During ist geschlossen, im größten Krankenhaus des Landes, dem Connaught Hospital, wird nur noch unregelmäßig gearbeitet, weil das medizinische Personal aus Angst vor der sich ausbreitenden Infektion und vor Ansteckung fernbleibt. Es sollen sich in Sierra Leone bereits 52 Healthcare Worker angesteckt haben und 28 gestorben sein. Die privaten Krankenhäuser, für die es keine legale Verpflichtung gibt, geöffnet zu bleiben, sind geschlossen.

Glücklicherweise sind noch die chirurgischen und pädiatrischen Zentren der italienischen Nichtregierungsorganisation Emergency funktionsfähig und in der Lage, für Freetown und Umgebung medizinischen Service zu liefern (131).

Im Zusammenhang mit dem Ebolaausbruch werden in Guinea, Liberia, Sierra Leone und Mali Labore zur Eboladiagnostik durch PCR aufgebaut. In Mali wird die Gefahr einer Einschleppung von Fällen aus Guinea früh erkannt und man handelt vorausschauend schon im Frühjahr 2014 mit Unterstützung aus den USA (132, siehe Tabelle 10).

Land	Ort	Informationen
Senegal	Dakar	WHO-Referenzlabor
Guinea	Conakry (Donka)	unterstützt durch BNI
	Guéckédou	mobil; unterstützt durch BNI
Sierra Leone	Kenema	bekanntes Lassa-Labor, unterstützt durch CDC
	Kailahun	mobiles Labor von Public Health Canada (Aufbau unterstützt von der WHO)
	Freetown/Lakka	in Planung, Labor eingetroffen; WHO
Liberia	Monrovia	unterstützt durch CDC
Nigeria	Lagos (Universität)	unterstützt durch BNI
	Edo State	mobil; unterstützt durch BNI
Ghana	Accra	Noguchi Institute
Mali	Bamako	mobiles Labor, unterstützt durch National Institute of Health, USA

Tab. 10: Labore zur Eboladiagnostik in Westafrika (Stand: 23.08.2014)

Das PCR-Labor des *Noguchi* Memorial *Institute* for Medical Research in Accra, Ghana, besuche ich im September 2014 in Begleitung des Botschaftsarztes der japanischen Botschaft (siehe Abb. 46). Noguchi Hideyo war ein japanischer Mikrobiologe und Arzt, der 1928 in Accra, Ghana, ein Labor zur Erforschung des Gelbfiebers einrichtete und 1928 selbst an den Folgen einer Gelbfieberinfektion in Accra starb.

Die Labore sind entscheidend für die Kontrolle der Epidemie. Der Virusnachweis ist nicht einfach und nur in speziellen Einrichtungen unter besonderen Schutzvorrichtungen durch geschultes Personal möglich. Es ist entscheidend, rasch eine Diagnose zu stellen und die Kranken von Gesunden zu trennen, um die Infektionsketten zu unterbrechen. Die nicht mit Ebola Infizierten müssen so schnell wie möglich von anderen Verdachtsfällen getrennt werden, um sich nicht dort noch anzustecken.

Auch der Virusnachweis bei Toten ist wichtig, denn Sie müssen unter besonderen Sicherheitsvorkehrungen bestattet werden. Leichen werden ohne Untersuchung auf Ebola nicht freigegeben und weil es aus Kapazitätsgründen und weil man den Lebenden den Vorzug bei der Testung gibt, zu Verzögerungen kommt, bleiben sie über Tage unbeerdigt. Im August 2014 geht das Gesundheitsministerium Guineas davon aus, dass sich in Guinea 60 Prozent aller Ebolainfektionen bei Beerdigungen ereignen. In Sierra Leone sind es im November 2014 WHO-Angaben zufolge sogar 80 Prozent aller Infektionen. Für die Angehörigen ist ein negativer Ebolatest der Toten wichtig (d.h. kein Nachweis von Ebola, Tod aus anderer

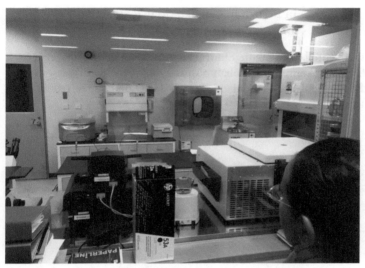

Abb. 46: Die Autorin blickt in das PCR-Labor des Noguchi-Institutes in Accra

Ursache). Die Diagnose Ebola ist stigmatisierend und es ist nicht gewünscht, dass eine Beerdigung in einem Massengrab oder anonym ohne Feier stattfindet, wenn Ebola gar nicht die Todesursache ist.

ABC News ermöglicht am 26. August 2014 einen Blick in die «heiße Ebolazone» («Ebola hot zone»). Der Arzt Dr. Richard Besser berichtet aus dem wenige Tage zuvor eröffneten provisorischen Ebolazentrum im JFK Hospital in Monrovia, das früher für Cholerapatienten genutzt wurde. Fast 60 Patienten sind hier, aber nicht jeder hat ein Bett. Es fehlt an Betten und Schutzkleidung.

Es wird auch ein Blick in den Hof gestattet. Hier sitzen Patienten mit bestätigter Ebolainfektion und Menschen, die auf ihr Testergebnis warten. Ein Healthcare Worker wird gefragt, ob er Angst habe, und er antwortet: «Wir haben in der Tat Angst, aber wir müssen kommen, denn wenn wir uns alle zurückhalten, ist niemand da, der sich um unsere Brüder und Schwestern kümmert» («Indeed we are worried, but we got to come, because when we all sit back, there will be no one to care for our brothers and sisters» (133)

Ein Besuch in Bamako (Mali)
vom 17. bis 21. August 2014

Am 19. August beschreibe ich meine Eindrücke: Am Niger geht heute malerisch
die Sonne auf. Fischer fahren im Einbaum durch das vergoldete Wasser (siehe
Abb. 47). Und doch sieht es so aus, als wolle sich das Dunkel über Teilen Westafrikas nicht lichten.

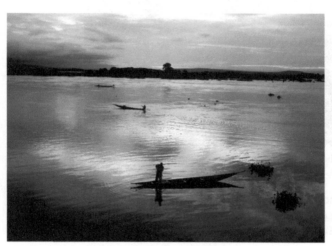

Abb. 47: Idyllischer Niger in Bamako, Mali, August 2014

Im Flugzeug der Air Côte d'Ivoire, das mich nach Bamako bringt, gibt es Hinweise
auf Symptome der Ebolaerkrankung in mehreren Sprachen. Man soll sich beim
Bordpersonal melden, falls man darunter leidet. In Abidjan, Elfenbeinküste, wird
im Transitbereich bei jedem Reisenden mit einem Infrarotthermometer die Körpertemperatur bestimmt.

Bei der Ankunft in Bamako treffe ich zum ersten Mal auf einen Thermoscanner. Ich werde aufgefordert, meine Brille abzunehmen und in eine Kamera zu bli-
cken. Meine Umrisse erscheinen auf dem Bildschirm. Alles gelb, «Durchschnitt-
stemperatur», ich darf passieren.

Mali hatte sich bereits mit dem Bekanntwerden der ersten Ebolafälle in Guinea im März 2014 auf einen Schutz des Landes und auf mögliche Patienten vorbereitet. Schon früh wurden am Flughafen zwei Thermoscanner installiert und die
Körpertemperatur der Einreisenden erfasst. Außerdem wurde am Flughafen eine
kleine Isolationsstation eingerichtet, die auch schon mehrfach benutzt wurde. Bei
zwei ausreisenden Chinesen, die mit Fieber am Flughafen auffielen, wurde Malaria
diagnostiziert und die lebensnotwendige Behandlung verabreicht.

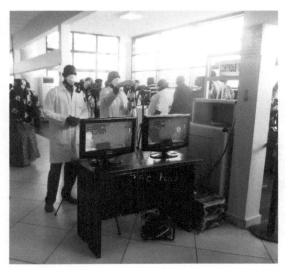

Abb. 48: Thermoscanner am Flughafen in Bamako, August 2014

An acht offiziellen Grenzposten wurde jeweils ein Raum für eine Untersuchung bzw. Isolierung und ein zusätzlicher Raum für einen Healthcare Worker eingerichtet. Bei Reisenden wird die Körpertemperatur erfasst. Die Grenze zu Guinea gilt als «porös». Bislang ist jedoch noch kein Grenzübertritt eines Infizierten gelungen.

Das Ebolaprogramm Malis liegt in den Händen von Prof. Sow, CNAM (Centre National D'Appui à la Lutte contre la Maladie), der Tag und Nacht persönlich telefonisch erreichbar ist (funktionierende «Ebola-Hotline»).

Als ich ihn besuche, berichtet er mir, dass er bei allen 18 Ebolaverdachtsfällen Blut abgenommen hat. Darunter befanden sich vier Leichen, die man aus Guinea versucht hat einzuschmuggeln.

Die Diagnostik erfolgt im mobilen Level 3 Labor in Bamako. Dieses wurde mit Unterstützung des National Institute of Health der USA eingerichtet (siehe Tabelle 10). Zur Kontrolle werden die Proben nach Atlanta (CDC) oder in das Institut Pasteur de Dakar im Senegal geschickt (siehe Abb. 49).

Es wurde auf dem Gelände von CNAM (Centre National d'Appui à la Lutte contre la Maladie/Centre pour le Développement des Vaccins (CNAM/CVD-Mali), Nationales Zentrum zur Unterstützung des Kampfes gegen die Krankheit/Zentrum für die Entwicklung von Impfstoffen) eine Ebolabehandlungseinheit mit 25 Betten in drei Räumen eingerichtet, die ich von außen sehen darf. Die Betten sollen in einem großen Abstand voneinander stehen. Es gibt also einen Ort, an den Verdachtsfälle gebracht werden können, sodass im Ernstfall hoffentlich keine weitere Verbreitung der Infektion erfolgt. Eine Grundausstattung an Schutzkleidung

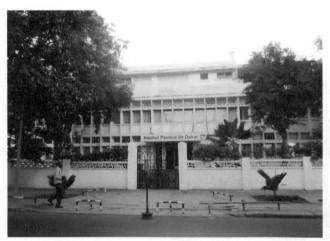

Abb. 49: Institut Pasteur de Dakar

(PPE, Personal Protective Equipment) sei vorhanden. Schon früh wurden im Land die Ärzte informiert und geschult. Ich bekomme die Gelegenheit, an einer Fortbildungsveranstaltung von Ärzte ohne Grenzen in Bamako teilzunehmen (siehe Abb. 50).

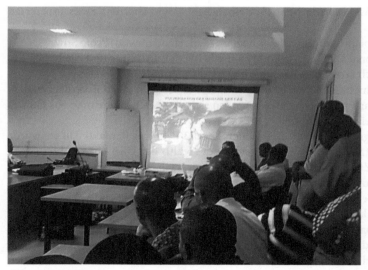

Abb. 50: Fortbildungsveranstaltung von Ärzte ohne Grenzen für Ärzte in Bamako; Pulverisation des maisons des cas (Aussprühen der Häuser mit [Krankheits-]Fällen)

Die Bevölkerung Malis wird über Fernsehen, Radio und Internet über Ebola informiert. Moscheen und die christliche Kirche in Bamako beteiligten sich an der Aufklärung. Es ist geplant, dass Mali wie auch Gambia 2014 an einer Impfstoffstudie (sogenannte Oxfordstudie) teilnimmt, die vom Wellcome Trust (UK) unterstützt wird. Der Impfstoff wird gemeinsam vom «US National Institutes of Health (NIH) und GlaxoSmithKline (GSK) entwickelt. Mithilfe von harmlosen viralen Vektoren soll in dieser Phase 1 bei gesunden Probanden ein Ebolavirusprotein eingeschleust werden und eine Immunantwort auslösen (134).

Meine Einschätzung: In Mali war man sich sehr früh im Verlauf der Ebolaepidemie in Westafrika über die potenzielle Ebolagefahr für Mali im Klaren. Trotz der großen teilweise offenen Grenze zu Guinea und der Flugverbindungen (Conakry, Freetown, Monrovia–Bamako über Casablanca mit Royal Air Maroc) wurde bislang kein Fall eingeschleppt. Das Land verfügt seit Langem über eine (teilweise) Überwachung von Reisenden, ein funktionierendes Labor und eine Isolationseinheit.

Inzwischen hat die Ebolaepidemie die Weltöffentlichkeit erreicht. Sollte tatsächlich ein Fall in Mali auftreten, ist davon auszugehen, dass wie in Lagos sofort Experten von WHO und CDC in das Land kommen, um die Regierung beim Kampf gegen die Erkrankung zu unterstützen und die Ausbreitung im Keim zu ersticken.

	vorhanden, funktioniert	vorhanden, funktioniert nicht
Überwachungssystem an großen Grenzübergängen und Schlüsselpositionen in der Hauptstadt (Flughafen, Seehafen, große Krankenhäuser)	58 %	40 %
Protokoll zum Umgang mit Reisenden mit unerklärter fieberhafter Erkrankung an großen Landübergängen	33 %	43 %
Isolationseinheiten für Ebolafalluntersuchungen und -management (keine Antwort aus Südsudan)	35 %	54 %
Zugang zu WHO-anerkannten Laboren; Leitlinien für Probenumgang und -transport	68 %	20 %
Protokoll zur Identifizierung und zum Nachverfolgen von Kontakten zu Verdachtsfällen	35 %	28 %

Tab. 11: Übersicht über die Vorbereitung auf einen Ebolafall in 40 Ländern Afrikas 2014 («Preparedness»; nach 135)

Die Angst vor Ausbreitung des Ebolavirus in weitere Länder (West-)Afrikas ist riesig. So nimmt das Thema Vorbereitung («Preparedness») einen großen Raum ein. Die WHO führt eine Untersuchung zur Vorbereitung («Preparedness») afrikanischer Länder auf eine mögliche Ebolainfektion durch, an der 40 von 41 Ländern teilnehmen (keine Antwort aus Mosambik bis zur Veröffentlichung) (135).

Tab. 11 zeigt die ernüchternden Ergebnisse, die im September 2014 veröffentlicht werden.

Ein Patient in London

Am 24. August 2014 landet ein Militärflugzeug der Royal Air Force in England und bringt den englischen Krankenpfleger William Pooley zur Behandlung nach Hause. Der 29-Jährige hat sich in Kenema in Sierra Leone mit dem tödlichen Ebolavirus angesteckt. Er wird auf die spezielle Isolierstation im Royal Free Hospital nach London gebracht und dort mit dem experimentellen Medikament ZMapp behandelt. Er überlebt und wird im Oktober zurück nach Sierra Leone reisen, um an vorderster Front zu helfen. Zuvor benötigt er einen neuen Pass, denn den alten hatte man im Rahmen der Evakuierung verbrannt (136).

Ein Patient in Deutschland

Am 27. August 2014 trifft auf Antrag der WHO in einem Spezialjet ein Epidemiologe aus dem Senegal in Hamburg ein, der sich in Sierra Leone wahrscheinlich an einem inzwischen verstorbenen Kollegen mit Ebola angesteckt hat. Der 36-Jährige wird in der Universitätsklinik Eppendorf 40 Tage lang behandelt. Über den Verlauf der Erkrankung und die Therapie erscheint im Dezember 2014 ein interessanter Artikel (137).

Ganz so einfach, wie im Presseinterview dargestellt («… eine gute Flüssigkeitszufuhr über Infusionen, das kann jede Krankenschwester und jeder Arzt» [138]), hat sich die fünfeinhalbwöchige Therapie nicht gestaltet. So hat der Patient komplizierend eine schwere bakterielle Infektion (Septikämie) erlitten und vorübergehend (nicht invasiv) beatmet werden müssen. Außerdem wird eine passagere Beeinträchtigung des Gehirns (Enzephalopathie) diagnostiziert.

Während ab dem 17. Tag keine Ebolavirus-RNA im Blutplasma mehr nachweisbar ist, gelingt dies im Urin des Patienten bis zum 30. und aus dem Schweiß bis zum 40. Tag. In der Kultur kann lebendes Virus aus dem Blutplasma bis zum 14. und aus dem Urin bis zum 26. Tag angezüchtet werden.

Für die personalintensive Behandlung des Patienten auf der Sonderisolierstation ist Zeitungsberichten zufolge mit Kosten von bis zu 2 Millionen Euro zu
rechnen. Zu den ursprünglich veranschlagten «direkten Behandlungskosten» von
300.000 Euro (Bezahlung durch die WHO) kommen indirekte Kosten z.B. durch
Sperrung von Stationen und Austausch von kontaminierten medizinischen Gerä-
ten (mobiles Röntgengerät und Ultraschallgerät) (139, 140).

Am 29. August 2014 erscheint der erste Ebola Response Roadmap Situation
Report der WHO (141). Darin werden die epidemiologische Situation und die
Reaktion auf den Ausbruch dargestellt. Man unterscheidet Länder mit ausgedehn-
ter und intensiver Übertragung (Guinea, Liberia und Sierra Leone) und solche mit
einem einzelnen Fall oder Länder mit örtlich begrenzter Übertragung (Nigeria).
Beachtung finden auch Länder mit Landesgrenzen zu Gebieten mit Übertragung
(Benin, Côte d'Ivoire, Guinea-Bissau, Mali, Senegal) und solche mit internationa-
lem Verkehrsknotenpunkt.

Die Zahl der erfassten wahrscheinlichen, bestätigten und Verdachtsfälle in
Westafrika beträgt jetzt 3.052, die Zahl der Toten 1.546.

Als epidemiologische Woche 1 wird Anfang Januar 2014 bezeichnet.

Anhand der Aufarbeitung kann man die Dramatik des Ausbruchs erkennen:
Mehr als 40 Prozent der Fälle sind in den letzten 21 Tagen aufgetreten (141).

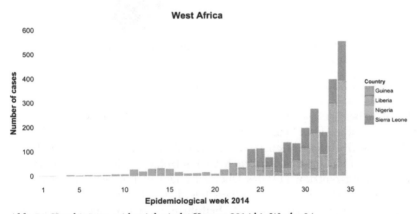

Abb. 51: Kombinierte epidemiologische Kurven 2014 bis Woche 34
(Fallzahlen/epidemiologische Woche) (WHO, aus 141)

62 Prozent der Fälle werden aus den Epizentren des Ausbruchs im Dreiländereck
gemeldet: Gueckedou in Guinea, Lofa in Liberia und Kenema und Kailahun, in
Sierra Leone (in Abb. 52 mit einem grünen Kreis gekennzeichnet, von der Autorin
eingefügt). Die Hauptstädte werden besonders beobachtet (141).

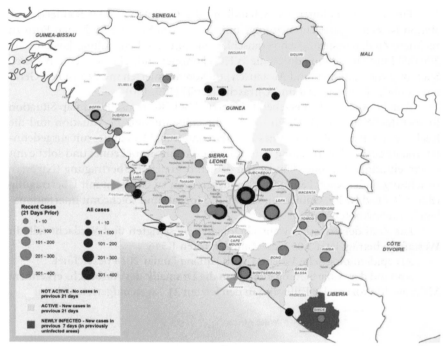

Abb. 52: Fälle in den Ländern mit intensiver Übertragung kumulativ und in den letzten
21 Tagen (maximale Inkubationszeit von Ebola; aus 141)
◯ Länderübergreifendes Epizentrum des Ausbruchs*
→ Hauptstädte* (*Markierungen der Karte zugefügt)

Die Mortalität beträgt insgesamt 51 Prozent (d.h. mehr als jeder zweite Erkrankte
stirbt (41 Prozent in Sierra Leone und 66 Prozent in Guinea).

Als die «sechs Interventionen», die in den Ländern mit der stärksten Übertragung nötig sind, um den Ausbruch zu kontrollieren, bezeichnet man das
Ebolabehandlungszentrum (T), das Überweisungszentrum (R), das Labor (L),
die Kontaktnachverfolgung (C), die sichere Beerdigung (B) und die soziale Mobilisierung (S), Kommunikation zur Herbeiführung einer Verhaltensänderung.
Karten, grafische Darstellungen und Tabellen geben einen sehr guten Überblick.
Diese Form des Berichtes soll nun regelmäßig erscheinen und aktuelle Daten liefern (141).

Und noch ein betroffenes Land, das fünfte in Westafrika

Am 29. August 2014 wird in Dakar (Senegal) ein eingeschleppter Ebolafall bestätigt. Ist jetzt der große Frankophoniegipfel in Dakar, der für den 29. bis 30. November 2014 geplant ist, in Gefahr?

Trotz offiziell geschlossener Grenzen ist ein 21-jähriger Student aus Forécariah, Guinea, in der Nacht vom 13. auf den 14. August auf dem Landweg in den Senegal eingereist, wo er am 16. August mit den Symptomen Schwäche, Fieber, Erbrechen und Durchfall erkrankt. Am 18. August wird er in einem Vorort von Dakar ambulant auf Malaria behandelt. Aufgrund von anhaltendem Fieber und Schwäche erfolgt am 26. August die Aufnahme im Universitätskrankenhaus Fann. Dort wird der Student aber nicht isoliert, weil zunächst keine epidemiologische Verbindung zu Ebolafällen bekannt ist.

Einen Tag später, am 27. August, werden zwölf Familienmitglieder des jungen Patienten unter der Verdachtsdiagnose Ebola in einem Ebolabehandlungszentrum in Conakry aufgenommen, von denen sechs positiv getestet werden. Epidemiologische Untersuchungen ergeben, dass ein Familienmitglied nach Dakar gereist und dort im Krankenhaus aufgenommen worden ist. Das von der WHO eingesetzte Epidemic Management Committee stellt einen Zusammenhang mit dem Studenten her und informiert die Gesundheitsbehörden im Senegal. Am 28. August erfolgt die Verlegung des Kranken auf die Isolierstation. Die Diagnose Infektion durch das Ebolavirus Zaire wird im Institut Pasteur bestätigt, die Viruslast ist niedrig. Der junge Mann, der einräumt, am 10. August eine unsichere Beerdigung eines Onkels in Conakry besucht zu haben, erhält eine supportive Behandlung und wird am 18. September für geheilt erklärt.

Glücklicherweise hat sich keine der 74 Kontaktpersonen, darunter 41 Beschäftigte im Gesundheitswesen, angesteckt, was der niedrigen Viruslast zugeschrieben wird (142).

Das Ebolabehandlungszentrum in Dakar

Im November 2014 habe ich die Gelegenheit, den Ort, in dem der junge Mann gesund geworden war, zu besuchen. Die Ebolabehandlungseinheit auf dem Gelände der Universitätsklinik Fann ist mithilfe von Ärzte ohne Grenzen errichtet worden. Es handelt sich um einen vom übrigen Krankenhausbetrieb abgeriegelten Komplex, bei dem, so wurde mir berichtet, es sich um die ehemaligen Leprastationen handeln soll. Standardgemäß werden verschiedene Risikobereiche (kein, niedriges und hohes Risiko) unterschieden. Vor dem eigentlichen Behandlungszentrum aus steinernen Krankenhausgebäuden steht ein Zelt von UNICEF, in dem medizinisches Personal normale Kleidung gegen Kankenhauskleidung tauscht.

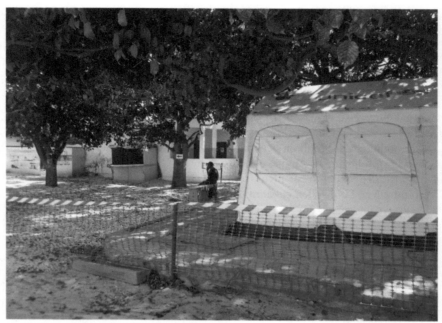

Abb. 53: Ebolabehandlungszentrum in Dakar, Senegal

Wie in Ebolabehandlungszentren üblich, folgt man als Behandler einer «Einbahnstraße». Man begeht den Komplex von der linken Seite her. Nach einem Vorratsraum mit Ausrüstungsgegenständen und medizinischem Gerät betritt man den geräumigen Raum, in dem unter Aufsicht Schutzkleidung angelegt wird. Jeden Gegenstand, den man dafür benötigt, entnimmt man der Reihe nach aus dem Regal. Eine Tafel mit beschrifteten Bildern hilft dabei. In riesigen Spiegeln kann man sich vergewissern, dass kein Teil des Körpers ungeschützt ist. Fertig angekleidet begibt man sich durch das Freie zu dem Eingang, durch den auch die Patienten aufgenommen werden. Die Patienten erreichen den Komplex über den Krankenwagenparkplatz unmittelbar vor dem Eingang. Es gibt vier Einzelzimmer für Verdachtsfälle, die alle mit separatem Bad und Klimaanlage ausgestattet sind.

Patienten mit bestätigter Infektion werden in eines der neun Behandlungszimmer gebracht. Auch diese verfügen über separate Bäder und Klimaanlagen. Angehörigen wird es ermöglicht, aus der Distanz vom Freien aus in die Zimmer zu sehen. Das ist besonders wichtig, um die Angehörigen zu beruhigen und teilhaben zu lassen.

Auf dem Flur stehen vor allen Zimmern große Behälter für Chlorlösung zur Desinfektion. Am Ende der Station ist der Bereich, wo sich das Personal umziehen kann. Kontaminierte Gegenstände werden im Freien in großen Metalltonnen verbrannt.

Das Zentrum macht einen sehr guten Eindruck. Alle Patienten können in einfachen Zimmern einzeln untergebracht werden. Für das Personal sind gute Schutzmaßnahmen etabliert.

Um es vorwegzunehmen: Der 15. Gipfel der Frankofonie wird wie geplant vom 29. bis 30. November 2014 in Dakar stattfinden. 35 Staats- und Regierungschefs, darunter auch der französische Staatspräsident Hollande, werden daran teilnehmen.

September 2014
Flughafen Lagos.
«Die Welt verliert den Kampf» und der Ruf nach militärischer Hilfe.
«Wir schaffen es nicht allein» und «Today Ebola is winning».
Quarantäne und Hausbesuche in Sierra Leone und Ebolawaisen.
Eine Krankheit als Bedrohung der internationalen Sicherheit und
UNMEER – United Nations Mission for Ebola Emergency Response.
Die erste Ansteckung in Europa und eine Reise in die USA

Offizielle Zahlen

	Klinische Fälle/Tote	Gesicherte Fälle/Tote	Klinische Fälle/Tote	Gesicherte Fälle/Tote
Daten vom	06.09.2014		23.09.2014	
Guinea/Liberia/ Sierra Leone gesamt	4.269/2.288	2.532/1.369	6.553/3.083	3.606/1.830
Guinea	862/555	664/400	1.074/648	876/481
Liberia	2.046/1.224	634/508	3.458/1.830	914/792
Sierra Leone	1.361/509	1.234/461	2.021/605	1.816/557
Nigeria	21/8	19/7	20/8	19/7
Senegal	3/0	1/0	1/0	1/0

Tab. 12: Klinische Fälle/Tote und gesicherte Fälle/Tote im August 2014 in Guinea, Liberia und Sierra Leone (nach 17)

Im September ist die Lage dramatisch. Innerhalb von 21 Tagen verdoppelt sich die Zahl der Ebolainfizierten. Anfang September werden binnen einer Woche 1.000 neue Fälle in Sierra Leone, Liberia und Guinea registriert. Aus 42 Regionen in Guinea, Liberia und Sierra Leone werden Fälle gemeldet, 80 Prozent davon konzentrieren sich in Conakry, Guéckédou, Macenta, Lofa, Montserrado, Margibi, Nimba, Kailahun und Kenema (143). Die Bettenkapazität ist Anfang September extrem gering (siehe Tabelle 13).

Guinea	130
Liberia	314
Sierra Leone	130

Tab. 13: Bettenkapazität in Guinea, Liberia, Sierra Leone (Stand: 05.09.2014) (nach 143)

40 zusätzliche Betten sollen bald in Bong, Liberia, und 170 in Sierra Leone bereitstehen. Man geht von einem weiteren Bettenbedarf von 980 Betten aus, davon allein 760 in Monrovia (143).

Schätzungsweise 22 Millionen Menschen leben in Gebieten mit aktiver Ebolavirusübertragung, darunter 2,5 Millionen Kinder unter fünf Jahren. Bis zum 23. September sind mindestens 375 Healthcare Worker infiziert worden und 211 von ihnen verstorben. 75 Prozent der Fälle entfallen auf Frauen, die traditionell die Rolle der Pflegenden einnehmen (144).

Zwei Ereignisse auf dem Flughafen Lagos

Am 2. September 2014 kollabiert ein hochrangiger britischer Diplomat nach einem Langstreckenflug aus Amerika auf dem Flughafen in Lagos und stirbt. Ursächlich für den Tod des erst 57-Jährigen soll ein Herzinfarkt gewesen sein (145). Sehr frisch sind noch die Erinnerungen an den Ebolapatienten aus Liberia, der im Juli genau in diesem Flughafen zusammengebrochen ist.

Medienberichten zufolge wird am 7. September 2014 am Flughafen Lagos einem US-amerikanischen Air Marshal von einem Unbekannten eine Flüssigkeit in den Oberarm injiziert. Der Täter entkommt, aber die Injektionsnadel kann asserviert werden. Der Air Marshal fliegt wie geplant nach Houston, Texas, und wird am 8. August sofort in ein Krankenhaus gebracht. Das Virus oder anderes bedrohliches Material wird nicht entdeckt, zitiert die *New York Times* einen Sprecher des FBI und der Air Marshal kann ohne Anzeichen einer Erkrankung nach Hause entlassen werden (146).

Meine Gedanken dazu (aufgeschrieben am 11. September 2014):

Der Vorfall ist glimpflich abgelaufen. Opfer, Kollegen, im Grunde die ganze Welt sind mit dem Schrecken davongekommen. Aber die Verfügbarkeit eines der gefährlichsten Viren (Bioterrorismus) ist so groß wie noch nie. Man bräuchte in Monrovia nur auf die Straße zu gehen und könnte sich problemlos höchstinfektiöses Material beschaffen und verbreiten. Die Dringlichkeit, einen potenten Impf-stoff zu entwickeln, ist auch unter diesem Aspekt nicht hoch genug einzuschätzen. Der Täter wollte mit seiner perfiden Tat Angst und Schrecken verbreiten. Er hat sich dafür einen starken Gegner ausgesucht. Ein Air Marshal ist trainiert und nie allein unterwegs. Auch er konnte sich nicht wehren. Ich war in den letzten beiden Wochen viermal an Flughäfen in Lagos (dreimal International Airport, einmal Domestic Airport) mit stundenlangen Aufenthalten. Man hat genug damit zu tun, sein Handgepäck im Auge zu behalten. Manchmal ist man von vielen Menschen umgeben. Es wäre falsch (und würde nichts nützen), sich jetzt stän-dig ängstlich umzudrehen und jedem zu misstrauen. Das Gleiche müsste dann für jeden öffentlichen Ort in Lagos und womöglich anderswo gelten. Betrachtet man die Masse an Menschen, die am Flughafen Lagos unterwegs ist, um zum Beispiel zurückzukommen, ist die Wahrscheinlichkeit, Opfer einer derartigen Tat zu werden, gering. Auch hier gilt: «keine Panik»! Nichtsdestotrotz sollte man für so einen Fall «einen Plan haben», nämlich sofort nach Deutschland zu fliegen, die Behörden zu informieren, sich untersuchen zu lassen und sich gegebenenfalls in Quarantäne zu begeben.

Es ist davon auszugehen, dass es «Trittbrettfahrer» geben wird. Ich erinnere mich an die Zeit der Bedrohung durch Anthrax (Milzbrand) 2001, als ich in Ham-burg im Bernhard-Nocht-Institut für Tropenmedizin (BNI) arbeitete. Nach den inzwischen aufgeklärten Anschlägen mit verschickten Milzbrandbakterien in den USA, denen fünf Menschen zum Opfer fielen (der Hauptverdächtige, ein 62-jäh-riger Biowaffenexperte, beging 2008 Selbstmord; 147), erhielt auch das BNI regel-mäßig «weißes Pulver» in Briefumschlägen oder z. B. auch auf Tischdecken zur Analyse. Es war nie Anthrax, aber das konnte man natürlich vorher nicht wissen.

Die Welt verliert den Kampf

Am 2. September hält die Internationale Präsidentin von Ärzte ohne Grenzen (MSF), Frau Dr. Joanne Liu, vor den Vereinten Nationen eine bewegende Rede (148), von denen hier einige Sätze übersetzt aus dem Englischen wiedergegeben werden:

«… die Welt verliert den Kampf, die schlimmste Ebolaepidemie in der Geschichte aufzuhalten.
… Ebolabehandlungszentren sind zu Orten reduziert, wohin Menschen gehen, um allein zu sterben.
… statt Behandlungszentren in Liberia sind wir gezwungen, Krematorien zu bauen.
… Ärzte ohne Grenzen hat seit Monaten die Alarmglocke geschlagen, aber die Ant-wort war zu schwach und zu spät.
… um die Epidemie einzudämmen, ist es zwingend notwendig, dass Staaten sofort zivile und militärische Unterstützung (Civilian and Military Assets) schicken mit Erfahrung im Eindämmen von biologischen Gefahren.

... es ist Ihre historische Verantwortung zu handeln.
... um dieses Feuer zu löschen, müssen wir in das brennende Gebäude rennen.»

Während in Guinea ein Schwelbrand herrscht, brennt es in Liberia und Sierra Leone lichterloh. Der Ruf nach militärischer Hilfe durch Ärzte ohne Grenzen ist extrem ungewöhnlich und zeigt, wie verzweifelt die Lage in Westafrika ist (149, 150).

Welche Therapien gibt es?

Die WHO veranstaltet vom 4. bis 5. September 2014 ein Expertentreffen in Genf, um über mögliche Therapien der Ebolainfektion zu beraten. Folgende Ergebnisse werden in einem Statement veröffentlicht (151):

1. Der Einsatz von Ganzkörperblut und Konvaleszentenserum (d.h. Serum eines Menschen, der eine Ebolainfektion überstanden hat und deshalb Antikörper im Blut aufweist) werden als vorrangig betrachtet.
2. Sicherheitsstudien der beiden am weitesten entwickelten Impfstoffe sind in den USA begonnen und werden Mitte September in Afrika und Europa aufgenommen. Es handelt sich dabei um Impfstoffe, die auf «Vesicular Stomatitis Virus» (VSV-EBO) und «Schimpansen-Adenovirus» (ChA-EBO) beruhen.
3. Neben Bluttherapien und Impfstoffkandidaten diskutierten die Teilnehmer die Verfügbarkeit und die Evidenz für den Einsatz neuer therapeutischer Medikamente wie monoklonaler Antikörper, auf RNA-basierende Medikamente und kleine antivirale Moleküle.

Es werden auch Medikamente diskutiert, die für andere Krankheiten zugelassen sind. Es wird festgehalten, dass der Vorrat an allen experimentellen Medikamenten sehr gering ist.

Evakuierungen von Patienten aus Westafrika

Am 4. September wird bekannt, dass noch ein in Monrovia erkrankter US-amerikanischer Arzt nach Amerika ausgeflogen wird. Der Patient, Dr. Rick Sacra, kann am 25. September aus dem Nebraska Medical Center entlassen werden. Er hat eine Bluttransfusion von seinem Freund, Dr. Kent Brantly, der Ebola überlebt hat, und das experimentelle Medikament TKM-Ebola erhalten. TKM-Ebola gehört zu den kleinen synthetischen RNA-Therapeutika (Synthetic Small Interfering RNA, siRNA), die über die Blockade spezieller Gene zur Reduzierung der Virusvermehrung führen sollen (152).

Am 9. September wird ein weiterer US-amerikanischer Arzt evakuiert. Dieser hat sich in Freetown infiziert und wird zur Therapie nach Atlanta in das Emory Hospital gebracht wie zuvor Dr. Kent Brantley und Nancy Writebol.

Nach	Zahl	Ort der Infektion	Behandlung	Überlebende
USA Atlanta	1	Liberia	ZMapp; Vollblut eines Überlebenden	1
Atlanta	1	Liberia	ZMapp	1
Nebraska	1	Liberia	Rekonvaleszentenserum + TKM-Ebola	1
Atlanta	1	Sierra Leone	TKM-Ebola, Beatmung, Dialyse	1
ES, Madrid	1	Liberia	ZMapp	0
GB, London	1	Sierra Leone	ZMapp	1
D, Hamburg	1	Sierra Leone	supportiv, nicht invasive Beatmung	1

Tab. 14: Evakuierungen von Ebolapatienten aus Westafrika bis zum 09.09.2014

Militärische Hilfe wird zugesagt

In einem am 7. September ausgestrahlten Interview des Senders NBC erklärt der amerikanische Präsident Obama, dass das US-Militär Isolationseinheiten einrichten und für die Sicherheit von Healthcare Workern aus aller Welt sorgen müsse (153).

BBC veröffentlicht am 8. September, dass Großbritannien Ingenieure und Ärzte des Militärs entsenden wird, um in der Nähe der Hauptstadt Freetown in Sierra Leone ein Behandlungszentrum zu errichten und zu betreiben. Es sollen 50 Betten für Patienten und zusätzlich zwölf Betten für erkrankte Beschäftigte im Gesundheitswesen eingerichtet werden. In dem Bericht wird auch Bezug genommen auf den Ruf von Ärzte ohne Grenzen nach militärischer Hilfe der vergangenen Woche (154).

Wir schaffen es nicht allein – die Präsidentin bittet um Hilfe

Am 9. September 2014 schreibt die Präsidentin Liberias, Ellen Johnson Sirleaf, an neun Staatschefs, darunter die deutsche Bundeskanzlerin Dr. Angela Merkel (155) und Präsident Obama, und bittet um Hilfe.

«Der Ausbruch hat die von uns bislang versuchten Maßnahmen zur Eindämmung und Behandlung überrollt. Unsere bereits begrenzten Ressourcen sind bis
zum Limit beansprucht worden und bis jetzt hat nur eine private Hilfsorganisation, Ärzte ohne Grenzen, in allen betroffenen Ländern tatkräftig reagiert. Aber
auch sie hat ihre Grenzen erreicht. Ohne mehr direkte Hilfe von Ihrer Regierung werden wir diesen Kampf gegen Ebola verlieren.» (Übersetzung durch die
Autorin)

Konkret spricht die Präsidentin drei Punkte an, auf die sich die ausländische
Hilfe konzentrieren soll:

1. Einrichtung mindestens eines Ebolabehandlungszentrums in Monrovia,
2. Hilfe bei der Wiederherstellung des regulären Gesundheitsbetriebes (in «non-
   Ebola hospitals») und die
3. Aufrechterhaltung von Luftbrücken.

Der Brief an Präsident Obama ist im Internet eingestellt (gewesen). In der Folge
kündigt Präsident Obama Mitte September umfangreiche Hilfen für die von Ebola
betroffenen Länder (v. a. Liberia) an. Es sollen mindestens 3.000 Militärangehörige
geschickt (Logistik, Training, Building, Engineering), 17 Krankenstationen mit je
100 Betten errichtet und Tausende Helfer ausgebildet werden. In Monrovia soll
eine Koordinationszentrale entstehen mit Vertretern von WHO, CDC, und MSF
unter nominellem Vorsitz der Regierung. Für die Ebolahilfe stellt die USA weitere
500 Millionen US-Dollar bereit.

Die größte Einzellieferung (100 Tonnen) an Hilfsgütern, koordiniert von der
Clinton Global Initiative und anderen US-Hilfsorganisationen, fliegt am 20. September von New York nach Freetown und Monrovia. Allein für Liberia sind
2,8 Millionen Handschuhe, 170.000 Schutzanzüge, 120.000 Masken, 40.000 Liter
fertige Rehydrierungsflüssigkeit und 9,8 Millionen Dosen von Medikamenten
an Bord.

Als Reaktion auf den Brief der Präsidentin Liberias stellt auch die Bundeskanzlerin, Dr. Angela Merkel, mehr deutsche Hilfe für die Ebolagebiete in Westafrika in Aussicht. Das Bundesverteidigungsministerium wird angewiesen, die
Einrichtung einer Luftbrücke mit Transall-Maschinen zum Transport von Hilfsmaterial und Medikamenten zu organisieren. Außerdem soll eine Krankenstation
in Form einer mobilen Feldklinik mit 50 Betten eingerichtet, jedoch kein medizinisches Personal entsandt werden (156, 157).

Auf eine Presseanfrage in Reaktion auf das Schreiben der Präsidentin Sirleaf
erklärt ein Regierungssprecher, «die Bundesregierung hat bisher 2,7 Millionen
Euro für den Kampf gegen Ebola in Westafrika über Ärzte ohne Grenzen, Welthungerhilfe, Weltgesundheitsorganisation und Bernhard-Nocht-Institut für Tropenmedizin in Hamburg zur Verfügung gestellt. Daneben hatte Entwicklungsmi-
nister Müller in der vergangenen Woche weitere 9 Millionen Euro für den Kampf

REPUBLIC OF LIBERIA

THE PRESIDENT

September 9, 2014

H.E. Barack H. Obama
PRESIDENT
United States of America
Washington, DC

Mr. President:

I bring you greetings from the people of Liberia and in my own name. Let me first express our gratitude for the support you have given to us in the Mano River Union as we battle this unprecedented outbreak of the Ebola Virus Disease. Your announcement that further resources will be made available for the effort was welcome news for us.

Mr. President, as you know, the outbreak has overwhelmed the containment and treatment measures we have attempted thus far. Our already limited resources have been stretched to breaking point and up to now only a private charity, Medecins Sans Frontiers (MSF), has responded robustly in all the affected countries. But they too have reached their limits. Without more direct help from your government, we will lose this battle against Ebola. A WHO investigation conducted with other partners and our own Ministry of Health and Social Welfare projects thousands of cases over the next three weeks.

The virus spreading at an exponential rate and we have a limited time window to arrest it. Mr. President, well over 40% of total cases occurred in the last 18 days. Our message has gotten out and our citizens are self-reporting or bringing in their relatives. But our treatment centers are overwhelmed. MSF is now running a 160 bed-unit that will expand even further. This is the largest ever Ebola Treatment Unit in the history of the disease and even that is inadequate. To break the chain of transmission, we need to isolate the sick from their families and communities, but this is impossible because there is nowhere to take them. We are been forced to turn back the sick. We are sending them home where they are a risk to their families and the communities. I am being honest with you when I say that at this rate, we will never break the transmission chain and the virus will overwhelm us.

With blanket travel bans, border closures and interdictions on vessels berthing at our ports, this has become more than a humanitarian emergency. In a country that has barely emerged from a 30-year period of civil and political unrest, with the presence of a large youthful (mainly unemployed) population, some of whom were child soldiers – this health emergency threatens

Abb. 54: Brief der Präsidentin Liberias, Ellen Johnson Sirleaf, an Präsident Barack Obama vom 09.09.2014, S. 1

civil order. What is even more heartbreaking is that we are unable to reopen our basic and secondary health facilities because terrified health workers, who have watched colleagues die, are afraid to return to work. To date about 153 health workers have become infected and 79 have died. There is now a recurrence of children dying of malaria because mothers could not find a health facility that would admit them. Diseases that were treated with relative ease pre-Ebola now take lives because of the pall that Ebola has cast over our health system.

We need to provide up to 1500 beds in Ebola Treatment Units in Monrovia. We also need to create 10 additional sites in the outlying affected counties. This is beyond anything we are able to address on our own. Unless we significantly increase our capacity to isolate infected persons – their families and communities remain vulnerable and the transmission chain remains unbroken. With our own resources we can only support and managé one (1) one-hundred bed treatment facility. Medecins Sans Frontiers will scale up to 400 beds, leaving a very significant gap.

Mr. President, Liberia's peace and significant economic gains over the last 10 years have come at great cost. Throughout this process, the United States has been a steadfast friend a partner. As impressive as our gains have been, they remain fragile and this outbreak now threatens to undermine those gains and reverse our progress. In view of this, I am directly appealing to you and the American people for the following:

- o A) That the US government sets up and operates at least one Ebola Treatment Unit (ETU) in Monrovia. Mr. President at the current rate of infections, only governments like yours have the resources and assets to deploy at the pace required to arrest the spread. Branches of your military and civilian institutions already have the expertise in dealing with biohazards, infectious diseases and chemical agents. They already understand appropriate infection control protocols and we saw these assets were deployed in Aceh after the tsunami and in Haiti after the earthquake. It is in appreciation of the difference in kind of disaster, that we requesting assistance from units with expertise in managing biohazards.

- o B) That the US government assists in restoring regular basic and secondary health services at least 10 non-Ebola hospitals. We have been told by healthcare workers on the frontline that only 80% of patients presenting symptoms at ETUs are infected with the virus. The other 20% need to be treated at non-Ebola health facilities. However, we need appropriate infection control protocols and testing facilities to protect health care workers and non-Ebola patients in these facilities. Currently, in Monrovia there are 8 hospitals ranging from 50 to 418 beds. Across the rest of the country we need to reopen at least one large public health facility to prevent deaths from treatable diseases and prevent maternal and infant mortality.

Abb. 55: Brief der Präsidentin Liberias, Ellen Johnson Sirleaf, an Präsident Barack Obama vom 09.09.2014, S. 2

o Maintenance of air bridges during the course of the response. With airlines servicing the country down to two from a pre-Ebola total of 11, movement of personnel with expertise and equipment into the country is becoming increasingly difficult. Until private air service returns, we will require assistance with air bridges to respond to the crisis.

It is important to note, Mr. President, that since the beginning of the outbreak, MSF now has over 400 beds of Ebola patients in the region and not a single staff – medical or support- has ever gotten infected in those centers. MSF has made their protocols and template available to the CDC, Save the Children, International Rescue Committee and International Medical Corps. But none of these private charities will be able to deploy on the scale'and at the speed required to arrest the spread of the Ebola virus diseases (EVD).

Once again, on behalf of the people of Liberia and in my own name, I want to express our sincerest gratitude for the long-standing friendship and partnership between our two countries and peoples.

Sincerely,

Ellen Johnson Sirleaf

Abb. 56: Brief der Präsidentin Liberias, Ellen Johnson Sirleaf, an Präsident Barack Obama vom 09.09.2014, S. 3

gegen die Krankheit zugesagt.» Weitere personelle und materielle Unterstützung werde geprüft (155).

In einem offenen Brief an die Bundeskanzlerin mit dem Betreff «Ebola: Die Bundesregierung muss endlich auf den Ausbruch in Westafrika reagieren», schreibt Ärzte ohne Grenzen am 17. September 2014: «Die Bundesregierung hat bisher kaum auf die Epidemie reagiert», und ruft dringend zur Hilfe auf mit Entsendung von «zivilen und – in diesem Ausnahmefall auch – militärischen Teams». «Leichen liegen offen in den Straßen», «Gesundheitssysteme sind zusammengebrochen, sodass ganzen Regionen jegliche medizinische Versorgung fehlt». «Das Leiden und die Angst der Menschen in den betroffenen Regionen sind unvorstellbar» (158).

Am 18. September werden die in Aussicht gestellten Hilfsmaßnahmen vom Geschäftsführer von Ärzte ohne Grenzen Deutschland, Florian Westphal, wie folgt kommentiert: «Deutschland wird seiner Verantwortung damit in keinster Weise gerecht. Die geplante Krankenstation ohne qualifiziertes Personal wird wirkungslos bleiben und niemandem in Westafrika helfen. Wenn es eine Chance geben soll, Ebola einzudämmen, brauchen die betroffenen Länder gerade Unterstützung durch entsprechend ausgebildetes Personal: Ohne dieses ist eine Krankenstation nicht mehr als eine Attrappe» (159)

Bundesaußenminister Frank-Walter Steinmeier regt in einem Beitrag für die *Welt am Sonntag* am 21. September ein globales Bündnis gegen Ebola an und berichtet in dem Artikel über die deutschen Hilfsmaßnahmen, die es ebenso wie das Engagement anderer Länder sinnvoll in die internationale Hilfe einzupassen gilt. Er erinnert auch daran, dass es neben dem Ebolausbruch gleichzeitig mehrere «humanitäre Großkrisen» gibt (Syrien, Nordirak, Ostukraine, Flüchtlingsströme im Libanon und Jordanien) (160).

Bis zu diesem Zeitpunkt hat Deutschland etwa 17 Millionen Euro für die Ebolahilfe bereitgestellt (davon 10,4 Millionen Euro zur Unterstützung von Maßnahmen der WHO). Die EU stockt die finanzielle Ebolahilfe erheblich auf. Bis zum 24. September wurden 228 Millionen Euro bewilligt. Der Anteil Deutschlands daran beträgt 47 Millionen Euro.

Am 22. September erfolgt ein Aufruf der Bundesverteidigungsministerin Dr. von der Leyen an militärisches und ziviles Personal der Bundeswehr, sich zu einem freiwilligen Einsatz im Ebolagebiet zu melden. Versicherungsschutz und Rücktransport im Notfall nach Deutschland werden in Aussicht gestellt. Innerhalb der ersten 48 Stunden melden sich 2.000 Freiwillige, binnen einer Woche Presseberichten zu Folge mehr als 4.500 Menschen. Deren Bewerbungen sollen geprüft und dann notwendige Schulungen durchgeführt werden. Es wird damit gerechnet, dass bis zur Entsendung mindestens vier Wochen vergehen werden (161–163). Auch Bundesgesundheitsministerium, Rotes Kreuz und Ärztekammer rufen in Deutschland fast zeitgleich medizinisches Personal zur Unterstützung im Kampf gegen Ebola auf (164). Zu diesem Zeitpunkt sind in Westafrika

mehr als 3.000 Ebolatote registriert, wobei von einer hohen Dunkelziffer auszugehen ist.

Der deutsche Präsident von Ärzte ohne Grenzen, Tankred Stöbe, sagt im Interview
am 24. September 2014 «… Die Frage ist jetzt, ob sich in Deutschland Mediziner
und Hilfspersonal möglichst zeitnah für einen Einsatz mit anderen Organisationen in diesen Ländern gewinnen lassen … Es geht nicht um Wochen und Monate,
sondern um Stunden und Tage.»
    Ärzte ohne Grenzen hat mehr als 2.000 Mitarbeiter vor Ort in Westafrika und
betreibt 600 Krankenbetten für Ebolapatienten, was viel zu wenig ist angesichts
des verheerenden Ausbruchs. «Vor unseren Stationen spielen sich jeden Tag grau-
same Situationen ab: Wir müssen Kranke abweisen, Kinder sterben vor unseren
Kliniken. Inzwischen werden Krematorien gebaut, um die große Zahl der verstorbenen Patienten zu verbrennen» (165).

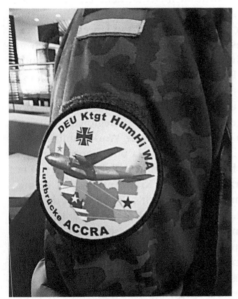

Abb. 57: Abzeichen Deutsches Kontingent Humanitäre Hilfe Westafrika Luftbrücke Accra

Kofi Annan appelliert an die afrikanischen Länder, mehr Einsatz bei der Unterstützung der betroffenen Länder im Kampf gegen Ebola zu zeigen. Ghanas Präsident Mahama stattet als Vorsitzender der ECOWAS (Economic Community
of West African States) am 15. September einen «Solidaritätsbesuch» in Liberia,
Sierra Leone und Guinea ab und spendet Lebensmittel. In Liberia gibt er bekannt,
dass er mit dem Generalsekretär der Vereinten Nationen Ban Ki-moon in Kontakt

stehe und angeboten habe, dass die Hauptstadt Ghanas, Accra, als Transitcenter für internationale Hilfsflüge in die betroffenen Länder bereitstehe. Die Präsidentin Liberias, Ellen Johnson Sirleaf, beschreibt Ghana als «geschwisterliches Land» («Sisterly Country»), das Liberia in guten und schlechten Zeiten immer beigestanden hat (166).

Am 25. September erfolgt der erste «Ebola-Hilfsflug» der Bundeswehr mit medizinischen Hilfsgütern vom Flughafen Köln zum Lufttransportstützpunkt Dakar im Senegal. Von dort aus soll eine Luftbrücke in die von Ebola betroffenen Länder eingerichtet werden. Im Verlauf der Epidemie wird der Stützpunkt in Westafrika nach Accra verlegt (siehe Abb. 57).

Im Politbarometer im September II 2014 (Mainz, 26. September 2014) wird dargestellt, dass 47 Prozent der Deutschen das deutsche Engagement in Westafrika in der Ebolakrise nicht für ausreichend halten, während 38 Prozent der Bevölkerung der Meinung sei, Deutschland tue genug. Fast die Hälfte der Bevölkerung (47 Prozent) glaubt, die Ebolaepidemie würde auch Deutschland erreichen (167).

Die Voraussagen für die Epidemie sind düster. Man rechnet mit Hunderttausenden von Infektionen, die Dauer der Epidemie wird jetzt in Jahren kalkuliert.

«Es gibt jetzt eine neue Dimension der Katastrophe», vermerke ich am 15. September 2014. «Die Hilferufe sind angekommen, die Welt hat verstanden und antwortet auch: mit Geld, Militär, Personal. Aber was immer getan wird, es ist nicht genug. Es wird deutlich: Dieser Ausbruch überfordert alle.»

Am 16. September hält die Direktorin der Weltgesundheitsorganisation, Frau Dr. Margaret Chan, in Kopenhagen eine Rede vor dem Regionalkomitee für Europa. Sie berichtet, dass inzwischen «fast 300 Healthcare Worker infiziert sind und die Hälfte davon gestorben ist». In «Guinea, Liberia und Sierra Leone gibt es [schon] vor dem Ausbruch nur ein bis zwei Ärzte für die Behandlung von fast 100.000 Menschen. Jeder Tod eines Arztes oder einer Krankenschwester vermindert die Reaktionsfähigkeit auf den Ausbruch erheblich». Sie schildert die exponentielle Ausbreitung der Infektionen, die in Liberia 14 der 15 Counties erfasst hat, und den katastrophalen Mangel an Behandlungsbetten, aber auch das völlige Fehlen von Behandlungskapazitäten für andere Krankheiten in manchen Regionen. Außerdem sind «Handel, Tourismus und Reisen betroffen, ganz Sub-Sahara-Afrika leidet». «Dies ist ein Virus, das nichts verzeiht, das keine Gnade zeigt für den noch so kleinsten Fehler» («This is an unforgiving virus that shows no mercy for even the slightest mistake»; 168).

Sechs Schlüsselbotschaften daraus fasst die WHO am 24. September 2014 zusammen unter «sechs Monate Ebola, was dies – der größter Ebolaausbruch in der Geschichte – die Welt lehrt»; (169):

• Durch den Ausbruch wird die zunehmende soziale und wirtschaftliche Ungleichheit deutlich. Die Reichen bekommen die beste Behandlung, die Armen müssen sterben («are left to die»).

- Gerüchte und Panik breiten sich schneller aus als das Virus. Durch unkoordiniertes und irrationales Handeln der Menschen, um Ansteckung zu vermeiden, kommt es zu wirtschaftlichen Verlusten.
- Die ganze Welt ist gefährdet, weil die Gesellschaften im 21. Jahrhundert verbunden sind wie nie (Beispiel Nigeria).
- Über Jahrzente vernachlässigte Gesundheitssysteme (siehe Abb. 58) führen dazu, dass eine Katastrophe («shock») wie ein extremer Wetterausbruch oder eine außer Kontrolle geratene Krankheit ein fragiles Land in die Knie zwingen kann.

Die WHO ist sich bewusst, dass in den drei am schlimmsten betroffenen Ländern zahlreiche Todesfälle anderer Ursachen auftreten, sei es durch Malaria, andere Infektionskrankheiten oder aufgrund fehlender Kapazität für sichere Geburten. Die Größe dieses Notstands innerhalb des Notstands («Emergency within the Emergency») ist nicht genau bekannt. Aber es ist wichtig zu verstehen, dass es sich hier nicht um einen «Kollateralschaden» handelt, sondern dass es Teil des zentralen Problems ist: Es gab keine grundlegenden öffentlichen Gesundheitsstrukturen[3], und das erlaubte dem Virus, außer Kontrolle zu geraten.

Die WHO hat dies seit mindestens 20 Jahren herausgestellt: «Warum gibt es fast 40 Jahre nach Entdeckung des Virus immer noch keine wirksame Therapie oder Impfung? Weil Ebola historisch auf arme afrikanische Nationen beschränkt war.

Die Welt ist schlecht vorbereitet, auf irgendeinen schweren länger anhaltenden und bedrohlichen öffentlichen Gesundheitsnotstand zu reagieren. Das war eine der Hauptschlussfolgerungen nach der Grippepandemie 2009 und der Ebolaausbruch beweist, dass das den Nagel auf den Kopf traf.» (169, Übersetzung durch die Autorin).

In Liberia herrschen mittlerweile katastrophale Zustände. In 14 der 15 Counties gibt es klinische Ebolafälle. Die höchsten klinischen Fallzahlen bis zum 23. September werden gemeldet aus Montserrado County (dazu gehört auch die Hauptstadt Monrovia; 1320), Lofa County (769), Margibi County (567), Bong County (300) und Nimba County (224). 6.175 Kontaktpersonen werden nachverfolgt.

Das große neue Behandlungszentrum ELWA 3 in Monrovia kann wegen Überfüllung vorübergehend keine Patienten mehr aufnehmen. Wegen unzureichender Bezahlung und Mangel an persönlicher Schutzkleidung streikt in Liberia

---

[3] «In einigen Gebieten gab es überhaupt keine funktionierenden Gesundheitsstrukturen mehr. Nicht für HIV/AIDS, Tuberkulose, Lassafieber, Typhus, Cholera oder Dengue, nicht für Durchfallerkrankungen im Kindesalter und Lungenentzündung, nicht einmal für Impfungen und sichere Geburten. Für gar nichts.»

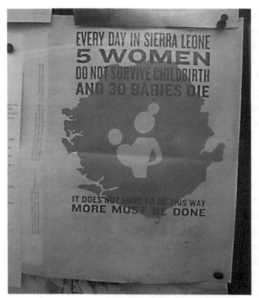

Abb. 58: Plakat, aufgenommen im Juli 2014. Schon vor der Epidemie galt:
Täglich überleben in Sierra Leone fünf Frauen eine Geburt nicht und 30 Babys sterben.
Es muss nicht so sein. Es muss mehr getan werden. Das ist wichtig in Sierra Leone.

in mehreren Einrichtungen das Personal. Auch in den Behandlungseinrichtungen kommt es zu einem zunehmenden Mangel an Nahrung.

Am 10. September 2014 veröffentlicht Pierre Trbovic, ein belgischer Anthropologe, der Ende August in Monrovia angekommen ist und für Ärzte ohne Grenzen arbeitet, unter dem Titel «Impossible Choices in Liberia» («Unmögliche Wahl in Liberia», Übersetzung durch die Autorin) einen erschütternden Bericht. Er hatte sich freiwillig bereit erklärt, seine Kollegen zu unterstützen und am Eingang des völlig überfüllten ELWA 3 Behandlungszentrum, das jetzt Managementzentrum hieß, Hilfe suchende Menschen abzuweisen, die einfach nicht mehr untergebracht werden konnten. «Dies war kein Job, den wir für irgendjemanden vorgesehen hatten, aber einer musste ihn machen.» In den ersten drei Tagen, die er am Tor stand, regnete es stark. Die Menschen waren durchnässt, aber sie blieben, weil sie nirgendwo sonst hingehen konnten. Der erste Mensch, dem er eine Absage erteilen musste, war ein Vater, ein gebildeter Mann, der seine Tochter im Teenageralter brachte und bat, sie aufzunehmen. Er wusste, man würde sie nicht retten können, aber den Rest der Familie vor einer Ansteckung durch sie. «An diesem Punkt ging ich hinter eines der Zelte, um zu weinen», schreibt Pierre Trbovic. «Ich schämte mich meiner Tränen nicht, aber ich wusste, ich musste stark bleiben für meine Kollegen. Wenn wir alle anfangen würden zu weinen, wären wir wirklich in

Schwierigkeiten.» Ein Baby wurde auf einem Stuhl platziert, in der Hoffnung, man würde sich darum kümmern, ein zweijähriges Mädchen starb vor dem Tor, wo es blieb, bis das Beerdigungsteam («Body Removal Team») es wegholte. Ein alter Mann stand fünf Stunden in der gleißenden Sonne und als man ihn schließlich aufnehmen konnte, dankte sein Sohn mit Tränen in den Augen.

An einem Nachmittag holte ihn ein Kollege zu einer kleinen Zeremonie, die für Ebolaüberlebende, die entlassen werden konnten, gehalten wurde, und er hörte die dankbaren Worte der Patienten. In allen Augen der Kollegen sah er Tränen. «Manchmal gibt es gute Gründe, um zu weinen.» (170)

In Suakoko, tief im Regenwald in Bong County, vier Stunden außerhalb von Monrovia, können ab dem 15. September Ebolapatienten im neuen Bong County Ebola Treatment Center, das von der Organisation Save the Childern für 170.000 US-Dollar errichtet worden ist und vom International Medical Corps betrieben wird, aufgenommen werden. Es stehen zunächst zehn Betten zur Verfügung, innerhalb von Wochen soll die Bettenzahl um 60 erhöht werden. Mindestens 183 Menschen sollen bislang in Bong County mit Ebola infiziert worden sein, mit 81 Todesopfern. Erkankte jemand der mehr als 325.000 Einwohner, musste er bislang Hilfe in Monrovia oder in einem anderen weit entfernten Behandlungszentrum suchen (172, 173).

In Foya, Lofa County, wird das dritte internationale Ebolalabor des Landes in Betrieb genommen: das European Union Mobile Lab Team; (173). Trotz der zusätzlichen Patientenbetten und Ebolalabore ist der Bedarf an Behandlungsplätzen und Laboren längst nicht gedeckt (siehe Tabelle 15). Dem Gesundheitsministerium zufolge können nur 15 Prozent der symptomatischen Ebolapatienten in Behandlungseinrichtungen untergebracht werden.

Am 12. September 2014 stellt der Vizepräsident Liberias, Joseph Boakai, die «Wash Away Ebola»-Strategie, die vom Ministry of Public Works zusammen mit UNICEF entwickelt worden ist, vor. Hierin werden die landesweiten Bemühungen, die Ausbreitung der Ebolaepidemie in Liberia einzudämmen, festgehalten (173).

Der Verteidigungsminister des Landes, Brownie Samukai, wirbt mit eindringlichen Worten vor dem Sicherheitsrat der Vereinten Nationen in New York um internationale Hilfe im Kampf gegen Ebola. «Liberias nationale Existenz ist ernsthaft gefährdet» durch das tödliche Ebolavirus, das «sich wie ein wildes Feuer ausbreitet und alles in seinem Weg verschlingt» (Übersetzung aus dem Englischen durch die Autorin; 174). UNICEF schätzt seinen Finanzbedarf in Liberia für die nächsten sechs Monate auf 75 Millionen US-Dollar.

Behandlungszentren in Liberia (Stand: 18.09.2014)

Ort	Art der Behandlung	Betten*	Betreiber
Liberia			
Lofa County			MSF
Foya im Borma Hospital	Behandlung	40/80	MSF
Voinjama	Transit		
Telewowan Hospital	Isolation	?/40	
Monrovia			
ELWA 2 seit April 2014	Behandlung	40(?)	ELWA
ELWA 3 seit 17.08.2014	Behandlung	120/300	MSF
JFK Hospital	Isolation/Behandlung	?	
West Point	Holding Unit		MSF
Island Clinic ab 21.09.2014	Behandlung	120	MoH, errichtet von WHO
Bong County	Behandlung	50	Health Authority
Bomi	Behandlung	12	
Nimba			
G. W. Harley Hospital Ganta Hospital (fertig)	Holding Unit Holding Unit		County Task Force

(*Bettenzahl vorhanden/geplant)
Grün markiert sind aktive Behandlungszentren.

Tab. 15: Ebolabehandlungseinrichtungen in Liberia (Stand: 18.09.2014); Zusammenstellung beruhend auf Informationen der WHO und dem Gesundheitsministerium Liberias.
Das Ebolabehandlungszentrum in Bong County wurde zunächst an die Behörden übergeben und dann vom International Medical Corps betrieben. Am 21.09.2014 erfolgt die Eröffnung der Island Clinic mit 120 Betten in Monrovia.

Bis zum 11. September sind nach WHO-Angaben in Liberia 170 Mitarbeiter des Gesundheitswesens klinisch an Ebola erkrankt, 80 davon gestorben. Am 17. September bestätigt Ärzte ohne Grenzen die Ansteckung einer französischen Krankenschwester, die möglicherweise im Triagebereich erfolgt ist (175). Sie wird durch Phoenix Air nach Frankreich ausgeflogen und in das Bégin-Militärkrankenhaus in der Nähe von Paris gebracht. Das französische Gesundheitsministerium erlässt sofort die Zulassung von drei experimentellen Medikamenten[4] für die

---

[4]   Die Patientin wird in Frankreich mit Favipiravir (Avigan®), dem in Japan seit 2014 für Influenza zugelassenen oral einzunehmendem Hemmers des Enzyms RNA-abhängige

Therapie dieser Patientin, die ihre Infektion glücklicherweise überlebt. Dass sich eine ausländische Mitarbeiterin infiziert, ist ein Schock und belastet den «Mythos der Unverwundbarkeit» von Ärzte ohne Grenzen.

In Liberia sind früh Cluster von Ebolainfektionen unter medizinischem Personal aufgetreten, was auf mangelndes Wissen und fehlende Einhaltung grundlegender Strategien zur Vermeidung und Kontrolle von Infektionen zurückgeht. Aufgrund des Risikos der eigenen Ansteckung bleiben Healthcare Worker der Arbeit fern, was nicht nur Konsequenzen hat für die Versorgung von Ebolainfizierten, sondern auch die normale Gesundheitsversorgung der Bevölkerung erheblich beeinträchtigt. Zur landesweiten Koordinierung und Verbesserung der Infektionsvermeidung und -kontrolle (Infection Prevention and Control, kurz IPC) wird im September 2014, auf dem Höhepunkt des Ausbruchs, in Liberia mithilfe von WHO und CDC unter der Ägide des Gesundheitsministeriums eine «nationale Eingreiftruppe» gegründet zur Implementierung von Standards und Durchführung von Schulungen des medizinischen Personals. Diese nationale «IPC-Taskforce» und die eingeführten Maßnahmen sind für die Eindämmung des Ausbruchs entscheidend wichtig (176).

Am 22. September 2014 schreibe ich unter Bezug auf Veröffentlichungen von WHO und UNICEF:

«In 14 der 15 liberianischen Counties gibt es klinische Ebolafälle. Das Epizentrum des Ausbruchs scheint sich von Foya (Lofa County), wo die Fallzahlen relativ stabil sind, nach Monrovia (Montserrado County) zu verschieben, wo es zu einem rapiden Anstieg der Fallzahlen gekommen ist (169). Mithilfe von Experten der WHO und des CDC konnte die Datenerfassung verbessert werden, sodass ein genauerer Überblick über das Geschehen möglich wird. Dabei sind höhere Fallzahlen auch Ausdruck einer verbesserten Erfassung.

Neben der unzureichenden Behandlung der Ebolainfizierten wird auch die jetzt noch schlechtere medizinische Grundversorgung ein Problem. Es sind inzwischen Fälle von Cholera und Masern aufgetreten. Menschen sterben an Malaria, Infektionen und unter der Geburt. Man spricht von einem Notfall innerhalb des Notfalls («Emergency within in Emergency»).

Für die hohe Zahl der Kranken ist die Bettenzahl noch viel zu gering, aber die internationalen Hilfszusagen haben sich sehr verbessert. Binnen eines Monats sollen 1.000 Betten in Monrovia und 2.000 Betten in ganz Liberia bereitstehen. Geplant ist aus Zeitgründen die Konstruktion von Zeltstädten. Die Zahl der Beerdigungsteams soll von sechs auf zwölf erhöht werden (landesweit vorgesehen: 34).

RNA-Polymerase, behandelt, das für die Vermehrung von RNA-Viren, zu denen auch Ebola zählt, entscheidend ist. Die japanische Regierung erklärt sich bereit, Avigan® auf Nachfrage auch anderen Ländern zur Verfügung zu stellen.

Wegen der besseren Bezahlung und der aufgrund der einzuhaltenden Sicherheitsprotokolle geringeren Ansteckungsgefahr gestaltet sich die Rekrutierung von einheimischem Personal für die Ebolabehandlungseinheiten unproblematisch. Als größter Engpass gilt der Mangel an ausländischen qualifizierten Ärzten und Pflegekräften.

Die Aufklärung der Bevölkerung soll stark verbessert werden.

Es soll nun neben der Behandlung von Patienten vor allem der Schutz der Gesunden in den Vordergrund treten. Kranke sollen in Einrichtungen isoliert werden, damit nicht weiter ganze Haushalte infiziert werden. Nach Einweisung soll ein Verwandter mit Schutzkleidung ausgestattet werden und an der Seite des Kranken bleiben.

Vor dem Sicherheitsrat der Vereinten Nationen wird auf die hohe Rate an infizierten Frauen (70 Prozent), hingewiesen. Das erklärt sich dadurch, dass sich in Liberia vor allem Frauen um die Pflege Erkrankter kümmern.»

Ebolawaisen und Hausbesuche in Sierra Leone

In Sierra Leone gibt es Anfang September 2014 mehr als 1.100 bestätigte Fälle mit Schwerpunkten in Kailahun und Kenema. Bis auf einen Distrikt ist das ganze Land von Ebolainfektionen betroffen. 3.370 Kontaktpersonen werden nachverfolgt – ein gigantischer logistischer Aufwand.

Nur im Distrikt Koinadugu ist bis zum 24. September kein bestätigter Ebolafall aufgetreten. Bestätigte Fälle gibt es in Kailahun (529), Kenema (417), Kono (18), Kambia (10), Bombali (149), Tonkolili (44), Port Loko (201), Pujehun (16), Bo (84), Moyamba (50), Bonthe (1), Freetown und Umgebung: Western Area Urban (178) und Western Area Rural (103). 397 Patienten überlebten bislang (17).

Bis zur dritten Septemberwoche stabilisiert sich die Situation in Kailahun und Kenema, aber der Anstieg der Fälle in der Hauptstadt Freetown, dem benachbarten Distrikt Port Loko, Bombali und Tonkolili ist alarmierend.

Wegen des landesweiten Ausnahmezustandes, der Abriegelung von Regionen und der Angst der Bevölkerung vor Ansteckung kommt es neben dem fehlenden Warenaustausch zur Gefährdung der Ernten. Nur noch die Hälfte der Felder sollen bestellt sein. Die Preise für Nahrungsmittel erhöhen sich erheblich (177, 178).

22 Prozent der bestätigten Ebolapatienten in Sierra Leone sind Kinder (0 bis 17 Jahre). Bis Ende September gibt es mehr als 300 registrierte Ebolawaisen in Sierra Leone (179). Die nationalen Schulexamina (Basic Education Examination und West African School Certification Examination) werden verschoben; auch davon sind viele Kinder betroffen.

Vom 19. bis zum 21. September wird eine Ausgangssperre für das ganze Land verhängt, die als «Stay at home days» oder in Krio «Ose to Ose Ebola Tok» («Von-Haus-zu-Haus-Ebola-Gespräch») bezeichnet wird. Präsident *Ernest Bai Koroma wendet sich erklärend an sein Volk.* «Dies sind außergewöhnliche Zeiten und außergewöhnliche Zeiten erfordern außergewöhnliche Maßnahmen» (180).

Bei dieser groß angelegten nationalen Kampagne, die u. a. von der Regierung, und UNICEF ins Leben gerufen wird, geht es darum, das Bewusstein für die Ebolainfektion zu schärfen, die Menschen aufzuklären und innerhalb von drei Monaten den gegenwärtigen Trend zu mehr Infektionen umzukehren.

28.544 Menschen in mehr als 7.000 Teams, bestehend aus vier Personen, davon je einem Healthcare Worker, einem Mitarbeiter einer Nichtregierungsorganisation und einem Vertreter aus der Gemeinde, werden landesweit ausgesendet, um die Menschen in ihren Häusern aufzusuchen. UNICEF unterstützt mit 1,5 Millionen Seifenstücken, Aufklebern und Informationsbroschüren. 30 Radiostationen senden ab dem 14. September Programme und Merkverse (Jingles) auf Krio und anderen Sprachen. Die soziale Mobilisierung beteiligt auch bestimmte Personengruppen aus allen 13 Distrikten, die extra ausgebildet werden, z.B. Jugendliche, Lehrer, Kirchenangehörige, Mitglieder der Motorradfahrer Vereinigung, Village Chiefs, die Frauenunion, HIV-Berater und Sozialarbeiter (181).

Die Kampagne, bei der 75 Prozent der Haushalte besucht werden, bezeichnet die Regierung als erfolgreich, die meisten der 6 Millionen Einwohner sollen sich an die Vorgaben gehalten haben. Man habe zahlreiche Kranke gefunden und 60 Ebolatote beerdigen können (182).

Presseberichten zufolge seien mindestens 150 neue Fälle entdeckt worden, darunter mit Bezug auf Stephen Gaojia, dem nationalen Koordinator des Emergency Operation Centre (EOC), 92 Tote. 123 Menschen seien Ebolatests unterzogen worden, mit positivem Ergebnis in 56 Fällen (36 Ergebnisse noch ausstehend; 183, 184). Die Zahl heimlicher Beerdigungen habe reduziert werden können.

Angeblich sind im Vorfeld zahlreiche Menschen im Norden durch den Busch nach Guinea geflüchtet, um den «Kontrollen» zu entgehen. Nahe der Hauptstadt Freetown sollen Anwohner ein Team angegriffen haben, das fünf Tote beerdigen wollte. Es sei nicht zu ernsteren Verletzungen gekommen (185).

Der *Guardian* veröffentlicht eine E-Mail der US-amerikanischen Diplomatin Kathleen FitzGibbon vom 23. September, in der sie die Ergebnisse der dreitägigen Quarantäne vom 19. bis zum 21. September beschreibt. Die Ziele, der «Haus-zu-Haus-Kampagne» konnten dank Akzeptanz und guter Mitwirkung der Bevölkerung erreicht werden. Es wird geschätzt, dass 75 bis 85 Prozent der 1,7 Millionen Haushalte erreicht werden konnten. 358 neue Verdachtsfälle und 285 Leichen sollen dabei gefunden worden sein.

Sie berichtet außerdem, dass nach der Teilnahme an Beerdigungen zweier prominenter Menschen in Moyamba und Kailahun 24 bzw. 17 Menschen an dort erworbenen Ebolainfektionen verstarben, und appelliert an alle, Leichen nur

durch geschultes Personal beerdigen zu lassen. Ihre E-Mail endet mit der Erzäh-
lung von einem Helden, einem von Ebola genesenen Patienten, der im Kenema
Government Hospital Treatment Center blieb, um anderen Erkrankten und insbesondere einem verwaisten Kind zu helfen. «Überlebende sollten nicht stigmatisiert, sondern gefeiert werden» (186).

Am 25. September, nur wenige Tage nach dem landesweiten Lockdown,
wird eine Quarantäne verhängt, die mehr als 1 Million Menschen betreffen soll.
Nachdem die östlichen Landesteile seit Monaten unter Quarantäne stehen, werden
jetzt auch die Distrikte Port Loko, Bombali und Moyamba isoliert. Am Vorabend
hatte sich Präsident Ernest Bai Koroma an das Volk gewandt und die Maßnahmen erläutert. Der Guardian zitiert den Landesdirektor der britischen Hilfsorganisation Street Child, Kelfa Kargbo, und berichtet, dass dieser Lockdown ohne
Warnung ausgesprochen wurde und man eine Hungersnot befürchte. «Die unter
Quarantäne gestellten Gebiete sind wirklich arme Gemeinden, die meisten Menschen leben von 50 Pence am Tag» (187).

Besorgt ist man vor allem über die Zunahme der Fallzahlen in Freetown. Bis
zu 30 Tote müssen pro Tag beerdigt werden. Es gibt in ganz Freetown praktisch
keinen regulären Krankenhausbetrieb mehr.

Ich telefoniere mit dem Direktor der größten Privatklinik in Freetown, dem
Choithram Memorial Hospital, der mir sagt, dass die Situation völlig außer Kontrolle sei. Selbst in diesem wichtigen Krankenhaus werden keine Patienten mehr
stationär versorgt. Es wird nur noch ein Ambulanzbetrieb aufrechterhalten.

Großbritannien sagt Sierra Leone umfangreiche Hilfe im Wert von 100 Millionen Pfund zu. Es sollen ein Logistikstandort, Behandlungszentren, Trainings-
möglichkeiten und eine Behandlungseinheit für nationale und internationale
Healthcare Worker mit zwölf Betten aufgebaut werden. Landesweit sollen 700 Betten für die Behandlung von Ebolainfizierten bereitgestellt werden. Die Entsendung
von Personal für diese Krankenstationen ist bislang nicht vorgesehen. Der Aufbau von 200 Betten in Kerry Town bei Freetown und Kenema hat bereits begonnen. Danach sollen Behandlungsplätze in Port Loko, Freetown, Makeni und Bo
geschaffen werden.

Gewalt und Unglauben

Aus **Guinea** werden im September 2014 wöchentlich etwa 100 neue klinische Fälle
gemeldet. Es wird nicht bekannt, ob Kranke abgewiesen werden müssen. Zahlreiche Regionen sind betroffen. Die internationale Hilfe kommt überwiegend aus
Frankreich.

Guinea	bestätigte Fälle/davon Todesfälle 2014				
	28.08.	06.09.	09.09.	17.09.	letzter Fall
Conakry	103/39	113/47	115/47	130/58	17.09.
Guéckédou	207/166	229/178	231/182	236/182	13.09.
Macenta	105/56	228/127	222(?)/134	262/153	17.09.
Dubréka	9/1	21/4	21/4	21/7	01.09.
Nzérékoré	10/5	11/5	14/7	17/7	13.09.
Forécariah	5/2	5/4	7/4	9/7	15.09.
Kerouane		11/1	17/1	22/3	11.09.
Coyah		5/2	5/2	7/5	12.09.
Kissidougou	2/1	2/1		3/2	14.09.
Yomou	10/3	10/5		11/5	07.09.

(nur Gebiete mit kürzlich zurückliegenden Fallmeldungen aufgeführt)

Tab. 16: Zahl der bestätigten Fälle und Todesfälle in Präfekturen Guineas vom 28.08.–17.09.2014 mit Datum der letzten Fallmeldung (nach 17)

Bis zum 17. September gibt es unter Beschäftigten im Gesundheitswesen in Guinea 66 bestätigte Ebolainfektionen und 35 Tote. Die Mortalität in Guinea insgesamt beträgt 64 Prozent (WHO).

In Womey, einem Dorf in der Nähe von Nzérékoré im Südosten Guineas, wird am 16. September 2014 ein aus Guineern bestehendes Ebolaaufklärungsteam angegriffen und acht Menschen werden ermordet. Darunter befinden sich Repräsentanten des Krankenhauses von Nzérékoré und drei Journalisten. Man findet die Leichen der Opfer in der Latrine des Dorfes, bei drei Menschen ist die Kehle durchgeschnitten.
    Die Menschen in der Region sind von tiefstem Misstrauen und Aberglauben durchdrungen. Sie vermuten, dass die Aufklärungsteams hinter dem Auftreten der neuen Erkrankung stecken. Der Gouverneur von Nzérékoré erklärt nach dem Vorfall im Radio, Ebola sei «eine sehr gefährliche Krankheit, aber diejenigen, die glauben, Ebola existiere nicht, sind noch gefährlicher als die Krankheit selbst» (188).
    Dieser Akt der Gewalt ist der Höhepunkt, nachdem im April in Guinea ein Gesundheitsposten angegriffen und im Juli ein Rotes-Kreuz-Team mit Messern bedroht worden ist. Es kommt daraufhin zu Verhaftungen und kollektiven Sanktionen gegen das gesamte Dorf durch das guineische Militär. Presseberichten zufolge wollen Abgeordnete und Menschenrechtsaktivisten in der Folge durch einen viertägigen Hungerstreik im Palais du Peuple, dem Sitz des Parlamentes, die Demilitarisierung des Dorfes erreichen.

Eine Woche nach dem Vorfall in Womey kommt es in Forécariah, Guinea, zu einem Angriff auf ein Beerdigungsteam, wobei ein Mensch am Hals verletzt wird. Fast zeitgleich, am 20. September 2014, wird ein Beerdigungsteam in dem Dorf Matainkay bei Freetown, Sierra Leone angegriffen.

Grundsätzlich ist Widerstand auch mit Gewalt im Rahmen von Ausbrüchen kein neues und auf Afrika beschränktes Phänomen, macht aber die Schwierigkeiten bei der Aufklärungsarbeit und Einbeziehung der Bevölkerung deutlich. Gerade zu Beginn der Epidemie wurden Fehler gemacht. Menschen erhielten keine Nachricht, wohin ihre Angehörigen gebracht worden waren und ob sie überlebt hatten. Es entstand der Eindruck, die Krankheit Ebola sei nicht behandelbar und wer erst einmal in einem Behandlungszentrum aufgenommen war, kam nicht mehr lebend heraus. Stadtteile wurden abgeriegelt und die Menschen blieben ohne Lebensmittel und Trinkwasser. Erkrankte ein Familienmitglied, wurden die anderen bewacht und unter Quarantäne gestellt. Der Umgang mit Verstorbenen widersprach jeder Tradition.

In allen drei Ländern gab es Widerstand gegen Ebolakontrollmaßnahmen, ohne die die Epidemie eher hätte beendet werden können. Es fiel aber auf, dass vor allem in Guinea der Widerstand der Bevölkerung groß war, und in den Berichten der WHO von Mitte 2014 bis Mitte 2015 Herausforderungen in der Gemeindearbeit, Zusammenstöße und die Ablehnung von Hilfe regelmäßig thematisiert wurden. In Sierra Leone beobachtete man Nichtwahrhabenwollen, Krawalle und Steinwürfe auf Autos, doch Ende 2014 wurden die außerordentlichen Maßnahmen der Ebolabekämpfung akzeptiert.

Mit der Frage, warum Sierra Leone sich trotz des brutalen Bürgerkrieges (1991–2002) besser an das Ebolamanagement anpassen konnte als Teile Guineas, befassen sich die Autoren einer interessanten Arbeit (189). Grundsätzlich werden Widerstand und «Nicht-Kooperieren» voneinander unterschieden, denn für fehlende Mitarbeit können viele Gründe wie z. B. Mangel an Geld, fehlende Transportmöglichkeit oder Sorgen um die Kinderbetreuung verantwortlich sein.

In Waldguinea, im Osten des Landes, wo die Epidemie ihren Ausgang nahm, dominieren sogenannte Initiationsgesellschaften mit ihren speziellen traditionellen Bräuchen, denen fast 80 Prozent der lokalen Bevölkerung anhängen. Die neue unheimliche Erkrankung wurde zunächst im übrigen Guinea als eine «ethnische Erkrankung», eine Erkrankung der Kissi oder «Forestiers» (Waldbewohner) wahrgenommen und stigmatisiert. Die sich «moralisch besser Fühlenden» wie gute Muslime und Imams, die durch ihre Funktion als Heiler und Anwesenheit bei Beerdigungen selbst ein hohes Erkrankungsrisiko hatten, taten sich deshalb schwer, eine Ebolainfektion zuzugeben. In Macenta wuschen Imams noch bis Oktober 2014 die Körper der Verstorbenen und viele infizierten sich und starben. Die Bewohner Waldguineas lehnten sich dagegen auf, durch Ebola zu «Unmoralischen» zu werden, und deuteten das neue Phänomen als Vorboten für weitere Unterdrückung.

Die Autoren postulieren, dass unter anderem die postkolonialen Unterschiede in der Verwaltung der Länder eine Rolle spielen. In Guinea setzte man getreu der französischen Tradition in der Kolonialzeit Regierungsbeamte in einer Region ein, aus der sie nicht stammten und der die lokale Bevölkerung misstraute. Als sich die herrschende politische Elite Ebolasensibilisierungsmissionen anschloss, wurde das als Wahlkampf («Electioneering») fehlgedeutet. In Womey sprachen der Governeur von Waldguinea und der Präfekt nur von Ebola und konzentrierten sich nicht auf die Sorgen der Bevölkerung. Begleitet wurden sie von einem Pastor einer amerikanischen christlichen Organisation, der gegenüber den Initiationsgesellschaften intolerant war. Die Delegation traf trotz besseren Wissens zu einem Zeitpunkt ein, als ein Fest zur Initiierung junger Mädchen stattfand. Als der Geruch von Bleiche heraufzog, nahmen die Dorfbewohner an, die Delegation wolle das Dorf infizieren und schritten zum Angriff.

In Sierra Leone hatten die Briten in der Zeit des Protektorats ein System der indirekten Herrschaft mit Verwaltung durch Einheimische etabliert («Chieftancy»). Die Chiefs (traditionelle Führer) haben bis heute ihre Autorität und ausreichende Legitimität bewahrt, sodass sie beim Ebolaausbruch eine entscheidende Rolle auf lokaler Ebene spielen konnten.

Ebola nahm in Sierra Leone die gleiche Route wie die Rebellen des Bürgerkrieges durch Kailahun im Osten des Landes, was zunächst zu Spannungen führte. Diese konnten jedoch kontrolliert werden, weil die nationale und die lokale Politik synergistisch zusammenarbeiteten. Die Verantwortung für die öffentlichen Gesundheitsmaßnahmen lag bei Institutionen, denen lokal vertraut wurde. Ab November 2014 gab es ein umfassendes nationales Gesundheitskonzept. Im Zentrum stand das National Ebola Response Centre (NERC) unter Paolo Conteh, dem früheren Verteidigungsminister und erfolgreichen Leichtathleten, mit Einsatz des sierra-leonischen Militärs für Logistik und Kontrolle, das von der britischen Armee unterstützt wurde. In den Distrikten waren die District Ebola Response Centers (DERC) angesiedelt, die die Vorgaben umsetzten. Das war nur in Zusammenarbeit mit den Chiefs möglich, die im Osten des Landes als Erstes Arbeitseinheiten («Taskforce») zur Etablierung schützender Maßnahmen gebildet hatten wie z. B. das Verbot traditioneller Beerdigungen und die Durchführung von Quarantänemaßnahmen. In Sierra Leone wurden innerhalb des «Chiefdoms» 54 Ebola Community Care Centers (CCC) (Ebolaversorgungseinheiten in den Gemeinden) errichtet, die im Allgemeinen akzeptiert wurden. Das Prinzip der Beteiligung der Gemeinden (Community Engagement) durch anerkannte Autoritäten wie Chiefs, Sprecher, Ältere, Führer von Frauen und jungen Leuten wurde von der Bevölkerung angenommen (189).

Eine einmalige Mission: UNMEER

Ende August zeichnet sich ab, dass der Ebolaausbruch mit konventionellen Metho-
den nicht unter Kontrolle zu bringen ist. Die Direktorin der WHO, Frau Dr. Chan,
wendet sich deshalb an die UN mit der Aufforderung, alle Kräfte der UN zu mobi-
lisieren und die Ausbruchsbekämpfungmaßnahmen geschlossen zu koordinieren (190). Erstmalig in ihrer Geschichte stuft der UN-Sicherheitsrat am 18. September 2014 eine Krankheit (Ebola) als Bedrohung für die internationale Sicherheit ein.

Am 19. September 2014 wird UNMEER (United Nations Mission for Ebola
Emergency Response) zur Koordinierung der internationalen Hilfe ins Leben
gerufen. Es wird ein Budget von fast 800 Millionen Euro für sechs Monate kalkuliert. 130 Länder sagen finanzielle Hilfe zu. Die Mission arbeitet von Accra, Ghana,
aus eng mit den Regierungen von Guinea, Liberia und Sierra Leone zusammen.
UNMEER wird bis zum 31. Juli 2015 aufrechterhalten, wobei die WHO stets eine
zentrale Rolle in der Ausbruchsbekämpfung spielt.

Ab dem 1. August 2015 geht die UN-Ebola-Notfallhilfe in den Aufgabenbe-
reich der WHO über.

Folgende **Ziele** werden definiert:	**STEPP** (191)
• Den Ausbruch stoppen	Stopp the outbreak
• Infizierte behandeln	Treat the infected
• Essentiellen Service aufrechter-halten	Ensure essential services
	Preserve stability
• Stabilität erhalten	Prevent outbreaks in countries
• Ausbrüche in nicht betroffenen Ländern verhindern	currently unaffected

Die vier Säulen, in denen UNMEER sich engagiert, sind …

1. Versorgung von Fällen (Case Management),
2. Auffinden von Fällen/Nachverfolgung von Kontakten,
3. Sichere und würdige Beerdigungen und
4. Soziale Mobilmachung (Social Mobilization).

Unter sozialer Mobilmachung fasst man die Maßnahmen zusammen, die in der
Bevölkerung zu einem besseren Verständnis und zur Wissensvermehrung führen,
sodass Menschen motiviert werden, selbst aktiv zu werden und zur Verbesserung
der Situation beizutragen. Dazu gehört z. B. die Aufklärung über die Ansteckung
durch Tote im Rahmen von Beerdigungsritualen.

Vertreter aller beteiligten Organe tragen zu den frühen Planungen bei, wobei
die WHO eine führende Rolle bei der Ausarbeitung eines 90-Tages-Planes für die
erste Phase der Ausbruchsbekämpfung unter UNMEER einnimmt.

Es sollen dringend Behandlungseinrichtungen gebaut, sichere und würdige Beerdigungen sichergestellt und Verhaltensänderungen in der Bevölkerung erreicht werden, um die Intensität der Übertragung zu verringern.

Das 30-Tage-Ziel

Bis zum 1. November 2014 sollen 50 Prozent der logistischen und strukturellen Voraussetzungen («Logistic and Structural Capacities») gegeben sein.

Das 60-Tage-Ziel

Bis zum 1. Dezember 2014 sollen 100 Prozent der logistischen und strukturellen Voraussetzungen gegeben sein. Mindestens 70 Prozent der Ebolafälle sollen isoliert werden können. Mindestens 70 Prozent aller Patienten, die an Ebola gestorben sind, sollen sicher und würdig beerdigt werden können.

Das 90-Tage-Ziel

Bis zum 1. Januar 2015 sollen 100 Prozent aller Ebolafälle isoliert werden können und 100 Prozent aller Patienten, die an Ebola gestorben sind, sollen sicher und würdig beerdigt werden können.
(190)

Am 25. September 2014 hält die internationale Präsidentin von Ärzte ohne Grenzen, Dr. Joanne Liu, vor der UN erneut eine aufrüttelnde Rede.

«Today Ebola is winning» – «Heute gewinnt Ebola»

Wichtige Aussagen sind:
- «Großzügige Hilfszusagen und nie gekannte UN-Resolutionen sind sehr willkommen. Aber sie bedeuten wenig, wenn sie nicht in sofortiges Handeln umgesetzt werden.
- Angst und Panik haben eingesetzt, da sich die Infektionsrate alle drei Wochen verdoppelt. Mehr und mehr Menschen sterben an anderen Krankheiten wie Malaria, da die Gesundheitssysteme zusammengebrochen sind.
- Ohne Sie fallen wir weiter hinter die tödliche Verlaufsbahn der Epidemie zurück. Heute gewinnt Ebola.

- Unsere 150-Betten-Einrichtung in Monrovia öffnet jeden Morgen nur für 30 Minuten. Nur wenige Menschen werden aufgenommen, um die Betten zu füllen, die die Verstorbenen der letzten Nacht haben frei werden lassen.
- Die Kranken werden abgewiesen, um nach Hause zurückzukehren und das Virus an Angehörige und Nachbarn weiterzugeben.
- Andere Länder dürfen nicht einige Staaten die ganze Last tragen lassen. Bequemlichkeit ist ein schlimmerer Feind als das Virus.
- Haben Sie keine Zweifel an dem, was Sie erwartet. Dies wird eine extreme Herausforderung» (192, Übersetzung durch Autorin).

Auch die internationale Präsidentin von Ärzte ohne Grenzen, die 49-jährige Dr. Joanne Liu, wird 2014 ein Mensch des Jahres (*Time*, The Directors; 193).

Meine Gedanken vom 23. September 2014 zur Lage im September

Gute Nachrichten in schlechten Zeiten: Aus Nigeria gibt es keine neuen Fallmeldungen. Noch werden Kontaktpersonen aus Port Harcourt nachverfolgt, in Lagos konnte der letzte Verdachtsfall aus der Nachbeobachtung entlassen werden. Im Senegal blieb es bei einem inzwischen gesunden Patienten.

Gute Nachrichten in schlechten Zeiten: habe ich letzte Woche gesagt, «die Welt hat verstanden», so sage ich heute «die große Hilfe ist nah.» Finanzielle Zusagen in Millionenhöhe, Engagement vieler Länder und der Einsatz des Militärs für humane Zwecke sind angekündigt. 3.000 Soldaten wollen die USA nach Liberia schicken. Aber noch ist die Hilfe nicht umgesetzt. Die UN nennt die Ebolaepidemie eine Bedrohung der internationalen Sicherheit, die WHO spricht von «Worst-Case-Szenario ever». Noch erkranken täglich Hunderte von Menschen in Liberia, Sierra Leone und Guinea. In Liberia wird schneller gestorben, als Betten geschaffen werden können. Die auf Behandlung wartenden Kranken sollen künftig wenigstens konsequent isoliert werden, um die Infektionsketten zu durchbrechen. Jeder Tag bedeutet mehr Tote, größere Armut und noch mehr Leid.

Der Wille zu helfen ist da und gigantische Summen sind freigegeben. Nun muss abgesprochen, koordiniert und kontrolliert werden. Über jeden Euro muss Rechenschaft abgelegt werden. Niemand soll mit Ebola Geschäfte machen, niemand durch Ebola reich werden. Doch die kostbarste und knappste Ressource in dieser Krise ist nicht Geld, sondern qualifiziertes medizinisches Personal.

Diese Epidemie ist eine Epidemie der Armut. Sie trifft auf drei der ärmsten Länder der Erde mit fragilen Gesundheitssystemen, wirtschaftlicher Schwäche und politischer Instabilität. Ausgangssperren, eingeschränkter Handel, verlorene Ernten, abgebrochene Entwicklungshilfeprojekte, das und anderes mehren Hunger und Elend. Zu der Krankheit kommt die Not. Ich will keine Zahlen nennen, aber daran erinnern: Hinter jeder gemeldeten Zahl und jeder Dunkelziffer verbergen sich Schicksale und zerbrochenes Glück. Die Welt wird einen langen Atem brauchen, hoffentlich halten Liberia und Sierra Leone durch.

Die erste Ansteckung in Europa

Die erste Ansteckung in Europa ist die erste Infektion durch das Ebolavirus außerhalb Afrikas überhaupt. Der ärztliche Direktor des Krankenhauses San Juan de Dios in Lunsar im Distrikt Port Loko in Sierra Leone, der spanischer Missionar Manuel García Viejo, der seit 30 Jahren als Tropenmediziner in Afrika lebt und arbeitet, infiziert sich in Sierra Leone mit dem Ebolavirus. Auf eigenen Wunsch wird er nach Spanien repatriiert. Nach dem dreitägigen Lockdown, am Sonntag, dem 21. September, wird er auf einer speziellen Trage (Abbildungen in 194) in einem Flugzeug der spanischen Luftwaffe nach Madrid gebracht, wo er am Folgetag in kritischem Zustand eintrifft. Er gilt als stark dehydriert, Nieren und Leber sollen in Mitleidenschaft gezogen sein und nur drei Tage später, am 25. September 2014, erliegt er der schweren Infektion. Anders als der im August aus Monrovia ausgeflogene spanische Priester erhält er in Madrid kein ZMapp, weil die weltweiten Vorräte erschöpft sind (194, 195).

Wahrscheinlich hat sich die 44-jährige Krankenpflegehelferin Teresa Romero um den 25. September 2014 angesteckt, als sie den spanischen Missionar betreute (196). Schuld war möglicherweise ein kontaminierter Handschuh, mit dem sie versehentlich ihr Gesicht berührte (197).

Am 6. Oktober wird sie dort aufgenommen, wo sie selbst gearbeitet und sich angesteckt hat, auf der Isolationsstation des Universitätskrankenhauses La Paz – Carlos III in Madrid. Sie hat zu diesem Zeitpunkt schon eine Woche unter Symptomen gelitten. Die Patientin erhält experimentelle Therapien mit Favipiravir und Blutplasma von zwei Ebolaüberlebenden. Im Verlauf kommt es zu einer ernsten Erkrankung der Lunge als Nebenwirkung dieser Transfusion, die jedoch keine Beatmung erfordert. Glücklicherweise überlebt die Patientin die schwere Erkrankung und kann am 34. Tag entlassen werden (196).

Traurige Berühmtheit erlangt der Hund Excalibur von Teresa Romero, den die spanische Gesundheitsbehörde trotz einer Petition von 400.000 Menschen «vorsorglich» einschläfern lässt, um eine Ebolavirusausbreitung durch ihn zu verhindern. Später stellt sich heraus, dass das Tier gar nicht infiziert gewesen war. Theoretisch könnte ein infizierter Hund Viren mit Körperflüssigkeiten ausscheiden. In einer 2005 veröffentlichten Untersuchung konnten bei bis zu 27 Prozent der Hunde aus Dörfern in Gabun (Ebolaausbruch 2001–2002), in denen bei Menschen Ebolafälle aufgetreten waren, Antikörper gegen das Ebolavirus Zaire gefunden werden. Die Hunde waren jedoch während des Ausbruchs nicht symptomatisch gewesen (198).

Panik. Ebola in Europa. Wie konnte das passieren? Wer wird sich noch infizieren? Der Ehemann und andere Kontaktpersonen müssen bange Tage in Quarantäne verbringen. Spanien hat Glück. Es bleibt bei diesem einen Fall und kommt
nicht zu weiteren Erkrankungen trotz vieler Pannen, wie in der *Frankfurter Allgemeinen Zeitung* unter dem Titel: «Ebola-Infektion in Madrid: Was soll die Welt nur
von uns denken? Am Ende erwischt es den Hund» zu lesen ist (199): So darf sich
die Erkrankte Urlaub nehmen und «vom Radar verschwinden», «sechs Tage her-
umgeistern» ohne eine Ärztin, die sie wegen hohen Fiebers aufsucht, über ihren
Kontakt zu einem Ebolapatienten zu informieren.

Die stationäre Erstbehandlung der Fiebernden erfolgt nach Verweis durch
das Universitätskrankenhaus schließlich im Vororthospital, wo ein Arzt, dessen Schutzkleidung zu kurze Ärmel hat, den ganzen 6. Oktober um ihr Leben
kämpft, um genau wie seine Patientin ihre Diagnose Ebola erst aus den Medien zu
erfahren.

Erst fünf Stunden nach dem Bestätigungstest bringt sie ein normaler Krankenwagen, der anschließend weitere zwölf Stunden undesinfiziert eingesetzt wird,
in das Universitätskrankenhaus, wo sie mehrere Stunden in der Notaufnahme
bleibt. Doch «erst das Haustier macht die Farce komplett» (199).

30. September 2014 – die erste eingeschleppte
Ebolainfektion in den Vereinigten Staaten von Amerika

Eric Duncan wird 1972 in Liberia geboren. Er lebt und arbeitet in Monrovia.
Anfang September kündigt er seinen Job. Er plant, Verwandte in Amerika zu besuchen. Ein Visum hat er schon.

Im September erkrankt eine junge schwangere Frau in seiner Nachbarschaft
in Monrovia. Am 15. September hilft er, sie zu einem Krankenhaus zu bringen, doch man weist sie ab. Es gibt keine freien Betten. Eric Duncan bringt die
geschwächte Patientin zurück nach Hause und trägt sie in ihre Wohnung, wo sie
nach wenigen Stunden stirbt (200).

Vier Tage später sitzt er im Flugzeug nach Brüssel. Bei Ausreise aus Monrovia
kreuzt er auf dem Fragebogen «kein Kontakt zu Ebolakranken» an. Es wird mehrfach seine Körpertemperatur gemessen, sie ist nicht erhöht. Die Reise geht weiter
über Washington bis nach Dallas, wo er am 20. September eintrifft.

In Amerika wird Eric Duncan krank. So krank, dass er am 25. September das Texas Health Presbyterian Hospital aufsucht. Er ist nicht krankenversi-
chert, wird berichtet. Er leidet unter Fieber von 103 Grad Fahrenheit (39,4 Grad
Celsius), Übelkeit, Bauchschmerzen. Einer Krankenschwester sagt er, dass er
aus Liberia kommt. Diese Information wird in einen Computer eingegeben,
doch der behandelnde Arzt erfährt nichts davon, er kann die Daten nicht einsehen.

Er diagnostiziert eine bakterielle Infektion, gibt Eric Duncan Antibiotika, schickt ihn nach Hause.

Es wird schlimmer. Am 28. September rufen die Angehörigen einen Krankenwagen, der bringt den Patienten zurück in die Klinik. Er leidet unter Fieber, Erbrechen, Durchfall und gilt nun als Ebolaverdachtsfall. Die Diagnose wird am 30. September bestätigt.

Die Präsidentin Liberias, Ellen Johnson Sirleaf, drückt Trauer aus in einem am 6. Oktober 2014 veröffentlichten Interview und Verärgerung, dass der Patient am Flughafen Monrovia wider besseren Wissens auf Befragen nicht angegeben hat, Ebola ausgesetzt gewesen zu sein, und so die Krankheit nach Amerika brachte. «Die Tatsache, dass er es wusste und das Land verlassen hat, ist unverzeihlich.» Nach Nigeria ist es das zweite Land, in das ein Liberianer das Virus verschleppt hat. Nach seiner Rückkehr würde man sich mit ihm auseinandersetzen (frei übersetzt durch die Autorin) (201, 202).

Den Zorn seiner Präsidentin wird Eric Duncan nicht mehr fürchten müssen. Sein Zustand verschlimmert sich. Am 4. Oktober wird ein experimentelles Medikament (Brincidofovir) eingesetzt, das zur Behandlung von Herpesinfektionen entwickelt worden ist. Der Patient muss beatmet werden, die Nieren versagen. Am 8. Oktober stirbt Eric Duncan als Opfer von Ebola und seiner eigenen Hilfsbereitschaft.

Die Menschen in den USA haben Angst. Was passiert jetzt?

80 Kontaktpersonen werden identifiziert, darunter mehrere Kinder und nach langem Suchen ein Obdachloser. Die unmittelbaren Kontaktpersonen, die 52-jährige Verlobte, ihre 13-jährige Tochter und zwei junge Männer sollen im Apartement bleiben. Sie halten sich nicht daran. Man stellt bewaffnete Polizei vor die Tür. Das Apartement wird erst nach Tagen professionell gereinigt, weil sich keine Reinigungsfirma fand, schmutzige Wäsche wird entsorgt und die Familie umquartiert (203).

Eric Duncan ist berühmt geworden als der erste importierte Ebolafall in den USA und der erste Mensch, der Ebola in den USA nicht überlebt hat. Es hagelt Kritik. Warum wurde der Patient nicht bei seinem ersten Krankenhausbesuch stationär aufgenommen? Hätte man ihn retten können? Warum wurde der Arzt nicht informiert, dass der Patient aus Westafrika kam? Warum bekam er das experimentelle Medikament so spät?

Die Familie und das Krankenhaus einigen sich außergerichtlich.

Oktober 2014
Infektionen in Amerika, der Arzt, der zum Patienten wurde.
Die Devise «70-70-60», jeder hat nur ein Leben.
Zwei Patienten in Deutschland.
Training in Würzburg und Reisen in Westafrika.
Ebolabehandlungszentren und die RITE-Strategie.
Fantas Reise und noch ein betroffenes Land.
Der 1.000. Überlebende

In Amerika werden binnen zwei Wochen drei weitere Ebolafälle diagnostiziert. Die Zeitungen berichten ausführlich darüber. Zahlreiche Kontaktpersonen müssen nachverfolgt werden, Präsident Obama warnt vor einer Massenhysterie.

In Dallas, Texas, meldet sich im Rahmen der vom CDC verordneten Selbstbeobachtung am 9. Oktober die 26-jährige Krankenschwester Nina Pham, die Eric Duncan nach seiner Aufnahme in der Isolationseinheit betreut hat, aufgrund von Fieber. Ihre Ebolainfektion wird am 10. Oktober laborchemisch bestätigt. Wie sich die Krankenschwester trotz der Schutzkleidung angesteckt hat, bleibt unklar, wird aber zu einer «substanziellen Änderung im klinischen Umgang mit Ebola führen», wie der Direktor des CDC, Thomas («Tom») Frieden, in einer Pressekonferenz mitteilt, denn «wenn sich ein Individuum in der Isolationseinheit angesteckt hat, ist es möglich, dass sich auch andere infiziert haben» (204).

Zur Therapie wird die Patientin nach Bethesda, Maryland, geflogen und bis zum 24. Oktober behandelt. Ihr Hund Bentley, ein einjähriger King Charles Spaniel, wird vom Dallas Animal Service in Quarantäne genommen und auf Ebola untersucht. Das Virus kann nicht nachgewiesen werden. Er darf am Leben bleiben (205, 206).

Am 15. Oktober wird die Diagnose Ebola bei einer zweiten Krankenschwester aus dem Texas Health Presbyterian Hospital bestätigt, die ebenfalls Eric Duncan betreut hat. Es handelt sich um die 29-jährige Amber Joy Vinson. Sie wird zur Therapie in das Emory Hospital in Atlanta gebracht und am 28. Oktober geheilt entlassen. Dass eine zweite Krankenschwester in Dallas erkrankt ist, führt zu erheblicher Sorge beim medizinischen Personal in den USA und Kritik an der Schutzausrüstung wird laut. Es wird der Gedanke geäußert, mit Ebola infizierte Patienten in die vier Krankenhäuser mit speziellen Sicherheitsbereichen (Containment Units) für gefährliche Infektionskrankheiten und Erfahrung mit der Behandlung der Erkrankung zu transferieren: in das Emory University Hospital in Atlanta, das Nebraska Medical Center in Omaha, die National Institutes of Health in Bethesda, Maryland, und in das St. Patrick Hospital in Missoula, Montana (206, 207).

Die zweite Krankenschwester macht Schlagzeilen, weil sie am 10. Oktober von Dallas nach Cleveland und am 13. Oktober von Cleveland nach Dallas geflogen ist. Auf dem Rückflug soll sie bereits eine erhöhte Körpertemperatur gehabt haben, erhält aber trotzdem vom CDC die Genehmigung zu der Flugreise. Alle Flugpassagiere und die Crews müssen nachbeobachet werden. Die Aktien von Fluggesellschaften verlieren daraufhin an Wert (206).

Ein Geschäft für Brautmode in Ohio wird vorübergehend geschlossen, weil die Patientin sich dort aufgehalten und Brautkleider anprobiert hat. Es muss später ganz aufgeben, weil die Kunden ausbleiben (208, 209).

In Dallas ist im Grunde das Gleiche passiert wie in Westafrika. Es tritt eine neue Krankheit auf, die nie zuvor gesehen wurde. Sie wird nicht erkannt. Stattdessen wird eine andere Diagnose gestellt und der Patient nach Hause geschickt. Sein Gesundheitszustand verschlechtert sich und er sucht wieder das Krankenhaus auf. Aufgrund der Schwere der Erkrankung stirbt er. Die Krankheit ist hochansteckend, es kommt zu Ansteckungen unter Mitarbeitern des Krankenhauses.

Nachdem bekannt wird, dass sich zwei Krankenschwestern infiziert haben, begibt sich eine asymptomatische Labormitarbeiterin, die 19 Tage zuvor mit Blutproben von Eric Duncan in Kontakt gekommen ist, auf dem Kreuzfahrtschiff Carnival Magic in der Karibik in Quarantäne. Weder in Belize noch in Mexiko darf sie an Land gehen, um nach Hause zurückzufliegen. Auf dem Schiff, das Gäste als «schwimmende Petrischale» bezeichnen, soll sich Panik ausgebreitet haben und es kehrt, nachdem es in Mexiko nicht anlegen darf, an seinen Ausgangshafen in Galveston in Texas zurück (210). Glücklicherweise bleibt die Labormitarbeiterin gesund.

Erstmals erkrankt ein ausländischer Arzt nach seiner Rückkehr von einem Hilfseinsatz in seinem Heimatland. In New York wird der 33-jährige Dr. Craig Spencer, der für Ärzte ohne Grenzen bis zum 12. Oktober 2014 in Guéckédou, Guinea, gearbeitet hat, mit einer am 24. Oktober bestätigten Ebolainfektion im Bellevue Hospital Center aufgenommen. Gemäß dem Protokoll von Ärzte ohne Grenzen hat er sich zweimal täglich Fieber gemessen. Am 23. Oktober fühlt er sich müde, warm und leidet unter einer beschleunigten Atmung. Seine Körpertemperatur beträgt 100,3 Grad Fahrenheit (37,9 Grad Celsius, also noch unterhalb der «kritischen» 38 Grad Celsius) und er verständigt seine entsendende Organisation. Diese veranlasst die Krankenhausaufnahme.

Er ist am 17. Oktober nach New York zurückgekehrt. Unruhe in der Bevölkerung verursacht der Umstand, dass der Arzt U-Bahn und Taxi gefahren ist und eine Bowlingbahn besucht hat. Er hat keine Symptome gezeigt und gilt damit nicht als ansteckend. Doch berichten die Medien mit Namen und Fotos im ganzen Land über vermeintliche Aktivitäten. Es werden jedoch nur seine Verlobte und zwei Freunde als nähere Kontaktpersonen eingestuft und in Quarantäne genommen. Niemand in seinem Umfeld erkrankt.

Der Arzt, der zum Patienten wurde, schreibt einen bewegenden, lesenswerten Artikel, in dem er seine Verunglimpfung durch die Medien und die Ausgrenzung von Ebolahelfern nach Ihrer Rückkehr beschreibt (211): «Man bezeichnete mich als Betrüger, Hipster und als Held. Die Wahrheit ist: Ich bin nichts von alledem. Ich bin nur jemand, der einem Ruf nach Hilfe gefolgt ist und genug Glück hatte zu überleben» (Übersetzung durch die Autorin).

Und am Ende des Artikels: «Wenn wir auf diese Epidemie zurückblicken, hoffe ich, dass wir erkennen, dass Furcht unser anfängliches Zögern zu reagieren hervorgerufen hat – und die Ursache ist, dass wir schlecht reagierten, als wir es endlich taten» (Übersetzung durch die Autorin).

Reflexartig wurden nach Bekanntwerden des eingeschleppten Ebolafalles Quarantänemaßnahmen in New York, New Jersey und Illinois eingeführt (212).

Die Krankenschwester Kaci Hickox, die für Ärzte ohne Grenzen in Sierra Leone tätig gewesen ist, wird am 24. Oktober in New Jersey vom Flughafen aus vorübergehend in einem Zelt außerhalb eines Krankenhauses in Newark für drei Tage in Zwangsquarantäne genommen. Über die unwürdige Behandlung, die ihr dabei widerfährt, berichtet sie öffentlich (213, 214). Die US-Regierung fordert daraufhin ein Abrücken von Zwangsmaßnahmen, da es sonst noch schwieriger sein würde, Freiwillige für einen Einsatz im Ebolagebiet zu gewinnen.

Die Centers for Disease Prevention and Control (CDC) veröffentlichen am 27. Oktober neue Richtlinien für Reiserückkehrer aus den betroffenen Ländern. Es wird unterschieden zwischen einem hohen Risiko für eine Ebolainfektion (z. B. nach einer Nadelstichverletzung), einem gewissen Risiko (z. B. PPE-geschützter Kontakt mit einem Ebolapatienten), einem niedrigen Risiko (z. B. Aufenthalt in einem Land mit hoher Übertragung innerhalb der letzten 21 Tage ohne bekannte Risikoexposition oder interessanterweise kurzer Kontakt wie z. B. ungeschütztes Händeschütteln mit einem Ebolapatienten in einer frühen Krankheitsphase) und keinem identifizierbaren Risiko (z. B. Kontakt mit einem Ebolapatienten, bevor dieser Symptome entwickelte). Je nach Gefährdung und Präsentation werden staatlicherseits Maßnahmen von einer Selbstüberwachung (Fiebermessung) bis hin zur aktiven direkten Überwachung und Einschränkung des Reiseverkehrs implementiert (215)

Nach dem Bekanntwerden des Falles in New York werden in den USA alle Reiserückkehrer aus Westafrika für 21 Tage aktiv überwacht. Außerdem dürfen sie nur noch über fünf Flughäfen einreisen, die über ein besonderes Ebolascreening verfügen: New Yorks John F. Kennedy International, Washington Dulles, New Jerseys Newark Liberty International, Chicagos O'Hare International und Hartsfield-Jackson International in Atlanta.

Nach Implementierung der neuen Richtlinien werden vom 3. November 2014 bis zum 8. März 2015 10.344 Personen in den USA bis zu 21 Tage überwacht (Nachverfolgung in mehr als 99 Prozent der Fälle komplett). In dieser Zeit tritt kein Ebolafall auf (216).

In einem erlaube ich mir, Dr. Craig Spencer zu widersprechen. Für mich ist er ein Held, genau wie all die anderen, die sich in gefährliche Situationen begeben, um in Not geratenen Menschen zu helfen. Nicht jeder kehrt nach Hause zurück.

Die Regierung Kubas schickt im Oktober 2014 rund 250 Ärzte und medizinische Helfer nach Guinea. Dort sollen sie die Vereinten Nationen und die Weltgesundheitsorganisation bei der Bekämpfung der Ebolaepidemie unterstützen. Nur wenige Wochen nach seiner Entsendung erliegt der Kubaner Jorge Juan Guerra Rodríguez am 26. Oktober im Alter von 60 Jahren einer schweren Malaria tropica in Conakry in Guinea. Zwei Ebolatests sind negativ gewesen (217).

Seine Aufgabe hat im Verwaltungsbereich gelegen, einem Ebolapatienten ist er nie nahegekommen.

Am 18. Januar 2015 stirbt der 43-jährige Krankenpfleger Reinaldo Villafranca Antigua aus Kuba ebenfalls an einer schweren Malaria. Er ist am 2. Oktober zur Bekämpfung der Ebolaepidemie nach Sierra Leone gekommen und hat im Ebolabehandlungszentrum in Kerry Town gearbeitet (218).

Obwohl es in den USA nur zwei Übertragungen im Lande gegeben und beide Patientinnen überlebt haben, schätzt die Bevölkerung der Vereinigten Staaten in einer Umfrage im November 2014 Ebola als das drittdringenste Gesundheitsproblem des Landes ein (nach Kosten und Zugang zu medizinischer Hilfe) noch vor Krebs oder Herzerkrankungen, die fast 50 Prozent der Todesursachen in den USA ausmachen. In einer Analyse von 179 öffentlichen Umfragen zum Thema Ebola stellt sich heraus, dass Menschen nicht verstehen oder vielleicht nicht glauben, wie Ebola übertragen wird. 85 Prozent geben an, dass man Ebola sehr oder einigermaßen wahrscheinlich bekommen würde, wenn man angeniest oder angehustet würde, und fast die Hälfte (48 Prozent) aller Befragten glaubt, ein Mensch mit Ebolainfektion sei vor Symptomausbruch ansteckend. Beide Aussagen sind nicht zutreffend. Menschen fühlen sich persönlich bedroht. Fast die Hälfte (45 Prozent) ist sehr oder einigermaßen besorgt, dass sie oder ihre Familie an Ebola erkranken würde.

Die Medien und der Stil der Berichterstattung spielen eine Rolle. Fast 1.000 Fernsehbeiträge zu Ebola werden zwischen Mitte Oktober und Anfang November 2014 allein in drei nächtlichen Nachrichtensendungen (CNN, NBC und CBS) gezeigt, die 76 bis 81 Prozent der Amerikaner eng verfolgen. Das Nennen der Namen der (wenigen) betroffenen Patienten soll beigetragen haben, die öffentliche Angst zu mehren.

Den Meinungsumfragen zufolge vertrauen nur 31 Prozent der Menschen in den USA den öffentlichen Gesundheitsexperten (zu einem großen oder angemessenen Teil), 40 Prozent vertrauen nicht (nicht sehr oder überhaupt nicht). Im Zusammenhang mit den anstehenden nationalen Wahlen am 3. November ist das Vertrauen der Anhänger der Oppositionspartei in die Informationen der Regierung geringer (49 Prozent der Republikaner zeigen geringeres Vertrauen gegenüber 30 Prozent der Demokraten; 219).

Misstrauen in die eigene Regierung, unzureichendes Wissen der Bevölkerung, die alle Chancen hat, sich zu informieren, über die neue Erkrankung – wer wundert sich da noch über Schwierigkeiten in den westafrikanischen Ländern, die Menschen zu informieren und zur Zusammenarbeit zu bewegen?

Die Lage in Westafrika

Offizielle Zahlen

	Klinische Fälle/Tote	Gesicherte Fälle/Tote	Klinische Fälle/Tote	Gesicherte Fälle/Tote
Daten bis	01.10.2014		19.10.2014	
Guinea/Liberia/ Sierra Leone gesamt	7.470/3.431	4.087/2.071	9.911/4.868	5.477/2.937
Guinea	1.199/739	977/562	1.540/904	1.289/710
Liberia	3.834/2.069	931/934 (?)	4.665/2.705	965/1.241 (?)
Sierra Leone	2.437/623	2.179/575	3.706/1.259	3.223/986
Nigeria	20/8	19/7	20/8	19/7
Senegal	1/0	1/0	1/0	1/0

Tab. 17: Klinische Fälle/Tote und gesicherte Fälle/Tote am 1. und am 19. Oktober 2014 in Guinea, Liberia, Sierra Leone und Nigeria und Senegal (nach 17)

	Klinische Fälle/Tote	Gesicherte Fälle/Tote
Daten bis	27.10.2014	
Guinea/Liberia/ Sierra Leone gesamt	13.676/4.910	7.606/?
Guinea	1.906/997	1.391/?
Liberia	6.535/2.413	2.515/?
Sierra Leone	5.235/1.500	3.700/?

Tab. 18: Klinische Fälle/Tote und gesicherte Fälle/Tote am 27. Oktober 2014 in Guinea, Liberia und Sierra Leone (nach 17)

Durch Einführung einer umfassenderen Zählweise ist der Zahlensprung zum 27. Oktober 2014 zu erklären. Er bezieht sich nicht auf Neuerkrankungen in nur einer Woche, sondern erfasst die gesamte Epidemie.

Bis zum 27. Oktober 2014 sind alle Counties in Liberia und alle Distrikte in Sierra Leone von Ebolainfektionen betroffen. Australien erteilt keine Visa mehr für Einwohner aus Liberia, Sierra Leone und Guinea. In Anlehnung an das 60-Tage Ziel von UNMEER gibt die WHO am 1. Oktober 2014 die Devise «70-70-60» heraus. Innerhalb von 60 Tagen sollen Kapazitäten bereitstehen, sodass …

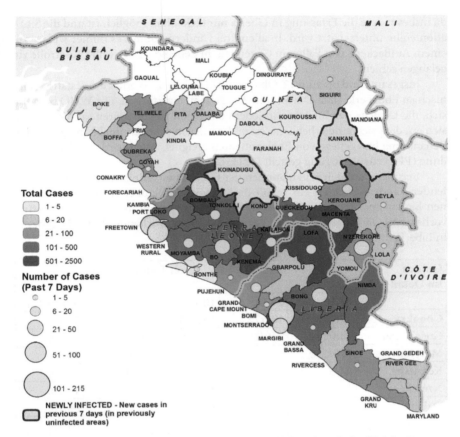

Abb. 59: Die Verteilung neuer Fälle (bestätigt, wahrscheinlich und Verdachtsfälle) der letzten sieben Tage (gelb) (bis 19.10.2014 in Guinea und Sierra Leone; bis 18.10.2014 in Liberia) und Gesamtzahl der Fälle (lila) (WHO, aus 220); rot gekennzeichnet sind Regionen mit Fällen in den letzten sieben Tagen, in denen bislang keine Infektionen aufgetreten waren

- 70 Prozent der Ebolapatienten isoliert werden, sodass sie keine anderen Menschen anstecken,
- 70 Prozent der Ebolatoten sicher beerdigt werden, sodass sich niemand an der Leiche ansteckt.

In London findet am 2. Oktober 2014 eine internationale Konferenz zur Abstimmung und Koordinierung der internationalen Hilfsbemühungen statt.

Allein in der Woche vom 7. bis 14. Oktober 2014 werden fast 900 neue klinische Fälle erfasst – ein Vielfaches mehr, als sonst in einem ganzen Ausbruch verzeichnet wird. Obendrein sind die Zahlen nur als Anhaltspunkte zu verstehen, da insbesondere die Erfassung in Liberia nur lückenhaft möglich ist und die Situation völlig unterschätzt wird. In allen drei Ländern kommt es immer wieder zu einem Aufflackern von Fällen in Gegenden, in denen die Lage unter Kontrolle zu gelangen schien.

Insgesamt sind bis zum 12. Oktober 427 Healthcare Worker in Westafrika klinisch an Ebola erkrankt. Davon sind 236 Patienten gestorben. Die WHO bemüht sich, die Ursache der Infektion in jedem einzelnen Fall zu klären, und es deutet sich an, dass sich eine erhebliche Anzahl der Ansteckungen unabhängig von der Behandlung bzw. Pflege von Ebolapatienten ereignet. Auch wird viel Schutzkleidung (PPE) zur Verfügung gestellt (221).

Beruhend auf den Kalkulationen der Gesundheitsministerien in den betreffenden Ländern beziffert ein WHO-Bericht vom 8. Oktober 2014 die vorhandenen Bettenkapazitäten für Ebolaerkrankte auf 76 Prozent in Guinea (160 Betten vorhanden), 26 Prozent in Sierra Leone (304 Betten vorhanden) und 21 Prozent in Liberia (620 Betten vorhanden) (222).

Guinea im Detail	bestätigte Fälle/davon Todesfälle 2014				
	01.10.	04.10.	10.10.	18.10.	letzter Fall
Conakry	170/68	181/72	190/75	211/81	18.10.
Guéckédou	248/189	248/189	249/190	251/192	14.10.
Macenta	378/230	409/241	461/271	504/294	18.10.
Kerouane	24/5	25/7	37/10	57/16	18.10.
Nzérékoré	31/15	41/6	51/25	80/41	18.10.
Dalaba	6/0	7/10	9/2	9/2	06.10.
Forécariah	11/7	11/7	12/7	12/8	09.10.
Coyah	12/5	12/5	34/7	42/17	18.10.
Lola		2/2	9/2	12/5	07.10.
Boké			1/0	1/0	09.10.
Beyla				8/6	14.10
Faranah: neue Region				1/1	14.10.
Siguiri				7/3	15.10.
Kankan: neue Region				1/0	18.10.
gesamt	1287/707				

Tab. 19: Zahl der bestätigten Fälle und Todesfälle in Präfekturen Guineas vom 01.10.–18.10.2014 mit Datum der letzten Fallmeldung; nur Gebiete mit kürzlich zurückliegenden Fallmeldungen aufgeführt (nach 17)

Es fällt auf, dass in Guinea die Fallzahlen seit Ende August wieder zunehmen. Im an Mali grenzenden Distrikt Siguiri ist am 15. Oktober wieder ein neuer Ebolafall bestätigt worden (bis zum 30. Juli gab es dort sechs Fälle). Aus Boké (Distrikt grenzt an Guinea-Bissau) wird am 9. Oktober ein bestätigter Fall gemeldet. Im Grenzgebiet zum Senegal gibt es keine Fälle. Am 10. Oktober befinden sich 101 Kranke (89 davon bestätigt) in den MSF-Behandlungszentren in Conakry und Guéckédou. Von den bis zum 9. Oktober in Conakry durch Ärzte ohne Grenzen behandelten 220 Patienten haben 105 überlebt (17).

Liberia im Detail	klinische Fälle/Tote 2014		
	02.10.	07.10.	15.10.
Montserrado County mit Monrovia	1571	1717/1178	1785
Lofa County	790	808/446	814
Margibi County	649 (?)	592/264	602
Bong County	357	418/153	444
Nimba	245	252/137	253
gesamt			4249/2458
Healthcare Worker	188/92	201/95	209/96

Tab. 20: Zahl der klinischen Fälle und Todesfälle in Counties Liberias vom 02.10.–15.10.2014 mit gesonderter Darstellung der Zahlen für medizinisches Personal (nach 17)

Unter den 444 neuen Fällen, die in Liberia in der Woche bis zum 18. Oktober gezählt werden, sind aufgrund begrenzer Laborkapazitäten nur 15 bestätigte Fälle. Mit Ausnahme der Woche zum 14. September werden bislang in dieser Woche die meisten neuen Erkankungen erfasst. Hauptsächlich betroffen ist die Hauptstadt Monrovia mit 305 neuen wahrscheinlichen Fällen und Verdachtsfällen (220).

Unterstützt durch UNICEF und ChildFund International eröffnet in Monrovia das erste Children's Interim Care Centre mit Platz für bis zu 20 Kindern, die ein oder beide Elternteile durch Ebola verloren haben und in Kontakt mit einem Ebolainfizierten gewesen sind. Es soll ein sicherer Ort sein für Kinder, die sich 21 Tage in Quarantäne begeben müssen. Die Betreuung erfolgt durch immune Ebolaüberlebende, die von UNICEF ein Training erhalten haben. Im Rahmen des Aufenthaltes soll für die Kinder auch eine Bleibe bei Verwandten gefunden werden.

Mehr als 2.000 Kinder sind allein in Liberia durch Ebola schon zu Waisen geworden (223, 224).

Zwei weitere Ebolapatienten in Deutschland

Am 3. Oktober 2014 wird ein 38-jähriger Arzt aus Uganda, der sich in Sierra Leone mit dem Ebolavirus infiziert hat, auf der Isolierstation der Universitätsklinik Frankfurt aufgenommen. Um den Patienten kümmern sich 30 Ärzte und 60 Pfleger rund um die Uhr. Dabei werden 50 Schutzanzüge pro Tag verbraucht (225).

Die Krankheit nimmt einen schweren Verlauf mit ausgeprägtem Flüssigkeits-austritt aus den kleinen Blutgefäßen in das Gewebe (Capillary Leakage) und Versagen von Lunge, Nieren und Magen-Darm-Trakt. Zur Therapie wird das in der Entwicklung befindliche FX06 (ein von Fibrin [für die Blutgerinnung wichtiges Eiweiss] abgeleitetes Peptid) nach Zustimmung durch die Ethikkommission drei Tage lang eingesetzt. Es kommt danach zu einer deutlichen Verminderung des Flüssigkeitsaustritts in das Gewebe. Zeitgleich ist allerdings auch die nachweisbare Ebolavirusmenge im Blut abgefallen, was auch zu der Verbesserung der Situation beigetragen haben dürfte.

Wegen des Organversagens werden Beatmung und Dialyse (Blutwäsche) erforderlich. Bei dem Patienten wird einmalig ein neuartiger Filter eingesetzt, der die Ebolaviren durch Bindung an bestimmte Strukturen der Kartusche aus dem Blutplasma filtern soll. Die Viruskonzentration fällt nach sechsstündiger Therapie auf ein Drittel des Ausgangswertes, was jedoch noch in der Messgenauigkeit der PCR liegt und deshalb kein Beweis für die Effektivität ist. Als experimentelles Medikament wird das in Japan zur Grippetherapie zugelassene Favipiravir eingesetzt, es muss jedoch wegen Übelkeit und des Nierenversagens abgesetzt werden.

Komplizierend kommt es zu einer schweren bakteriellen Infektion wahrscheinlich des Bauchfells, des Darms und der Gallenblase und einer Pilzinfektion. Es werden insgesamt sieben (!) verschiedene hochwirksame Antibiotika (Ceftriaxon schon in Liberia und auf dem Flug, Imipenem-Cilastatin, Meronem, Metronidazol, Colistin, Tigecyclin, Linezolid) und zwei gegen Pilzinfektionen wirksame Medikamente (Anidulafungin, Fluconazol) verabreicht. Darüber hinaus erhält der Patient 13 Erythrozyten- (Konzentrate von roten Blutkörperchen) und neun Thrombozytenkonzentrate (Konzentrate von Blutplättchen).

Bemerkenswert ist, dass das Virus am 24. Krankheitstag nicht mehr im Urin nachweisbar ist, einen Tag später dort jedoch wieder entdeckt werden kann.

Über die herausragende intensivmedizinische Behandlung, dank derer der Schwerkranke überlebt, wird ein ausführlicher Artikel veröffentlicht. Interessant sind darin auch die Schilderungen der Schwierigkeiten, die sich durch das Tragen der Schutzkleidung ergeben. So kann die Lunge des Patienten nicht mit dem Stethoskop abgehorcht werden. Man kann durch die dreifach übereinander gezogenen Handschuhe keinen Puls tasten. Die Intubation (Einführung des Beatmungsschlauches) wird zur Herausforderung (226).

Die entstandenen Kosten werden auf 1 Million Euro beziffert (225).

Es wird spätestens nach der Betreuung des zweiten Ebolapatienten in Deutschland deutlich, wie personal-, zeit- und materialaufwendig die Versorgung eines einzigen Ebolapatienten in Deutschland ist. Auch wenn deutschlandweit in sieben Krankenhäusern 47 Betten (davon 37 Intensivbetten) zur Verfügung stehen, halten Experten nur die gleichzeitige Behandlung von zehn Ebolapatienten in Deutschland auf höchstem Niveau für realistisch (227).

An den Flughäfen in Hamburg, München, Frankfurt und Düsseldorf gibt es Quarantänestationen. Von 100 Flugreisenden aus Westafrika hat jedoch nur eine Person Deutschland als Ziel (228).

Am 9. Oktober 2014 erreicht der dritte Ebolapatient Deutschland. Der 56-jährige UN-Mitarbeiter aus dem Sudan hat sich in Liberia angesteckt. Einem Zeitungsbericht zufolge soll der vierfache Familienvater ein technischer Laborassistent und für die Entsorgung von medizinischem Abfall verantwortlich gewesen sein (229). Sein Zustand gilt von Anfang an als kritisch.

Am 14. Oktober 2014 stirbt der Patient trotz intensiver Bemühungen (auch er erhielt FX06 (226)) im St. Georg Krankenhaus in Leipzig. Sein Leichnam wird am Folgetag eingeäschert.

Einen Monat zuvor ist in ihrer Heimat Sierra Leone die 59-jährige Ärztin, Dr. Olivet Buck, ihrer Ebolainfektion erlegen. Sie ist die vierte von Sierra Leones nur etwa 120 Ärztinnen und Ärzten, die während der Epidemie stirbt. Es fand sich kein Kostenträger, der ihre Evakuierung und Behandlung im Ausland bezahlt hätte. Die Regierung Sierra Leones hatte sich mit der Bitte um Hilfe auch an die WHO gewandt. «Warum werden westliche Healthcare Worker mit Ebola ausgeflogen, aber Einheimische lässt man (vor Ort) sterben?» (Übersetzung durch die Autorin), fragt sich nicht nur der Journalist Joseph Harker (230).

Bis Dezember 2014 wird Sierra Leone elf Ärztinnen und Ärzte an Ebola verlieren.

Training in Würzburg

Anfang Oktober reise ich nach Würzburg, um vom 6. bis 7. Oktober 2014 am ersten «Pre-Deployment Training» (Kurs vor Entsendung in ein Ebolagebiet) am Missionsärztlichen Institut in Würzburg in Zusammenarbeit mit dem Deutschen Roten Kreuz nach dem Curriculum von Ärzte ohne Grenzen teilzunehmen.

Der zweitägige Kurs besteht aus einem theoretischen Teil und praktischen Übungen. «Hier findet das Training für zivile Einsatzkräfte für die Ebolagebiete in Westafrika statt», steht auf einem Schild. Es ist eigens ein auf tropische Temperaturen aufgeheiztes Ebolabehandlungszelt aufgestellt worden (Abb. 60).

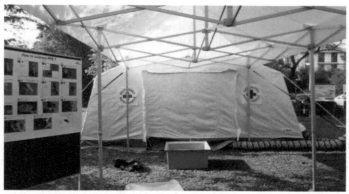

Abb. 60: Aufgeheiztes Trainingszelt in Würzburg

Im Garten ziehen wir uns paarweise die gelbe flüssigkeitsdichte Schutzkleidung an (siehe Abb. 61). Die Prozedur muss sehr sorgfältig geschehen, damit kein bisschen Haut unbedeckt bleibt und kann leicht 20 Minuten dauern. Unsere Straßenkleidung dürfen wir anbehalten, aber im Ernstfall muss man sie durch Baumwollkleidung ersetzen, wie sie Chirurgen im OP tragen. Darüber werden Gummistiefel und Einmalhandschuhe getragen. Dann legt man den gelben wasserdichten Schutzanzug mit den langen Ärmeln an, der auch der Ebolaberichterstattung Farbe gibt. Am Ende der Ärmel befinden sich zur Befestigung Schlingen, die man über die Daumen zieht. Der Reißverschluss des Anzugs wird bis zum Hals überklebt. Jetzt wird die Mund-Nasen-Maske übergestreift und anschließend die Kapuze. Die Gummischürze folgt über den gelben Anzug und muss hinten zusammengebunden werden. Als Nächstes ist die Schutzbrille aufzusetzen. Sie erinnert an eine Skibrille und reicht oben bis über die Kapuze. Ganz zum Schluss folgt ein zweites Paar kräftige Handschuhe, die mir fast bis zu den Ellenbogen reichen. Vor dem Spiegel wird kontrolliert, ob alles richtig sitzt. Mein Trainingspartner überwacht jeden einzelnen Schritt und das Endergebnis. Wir sehen aus wie gelbe Marsmännchen oder dicke gelbe Elefanten, als wir uns Richtung Zelt bewegen.

Vor dem Zelt befindet sich eine Wanne mit Desinfektionslösung, durch die man waten musste. Man muss aufpassen, dass man nicht stolpert, wenn man ein Bein über den Rand hebt oder in der Wanne ausgleitet.

Im Zelt, der Zone hohen Risikos, schwitzen die Kollegen in ihrer gummidichten Montur. Man sagt, dass es in Gummischutzkleidung kaum jemand länger als eine Stunde aushalten kann. Der Flüssigkeitsverlust durch Schwitzen kann leicht mehrere Liter betragen. Angepasst an die Wärme Westafrikas ist die Temperatur für mich erträglicher, aber meine Brille beschlägt und Schweißtropfen sammeln sich auf meiner Stirn. Das Zelt betreten wir als Team aus Arzt, Assistent und Desinfektor (siehe Abb. 62).

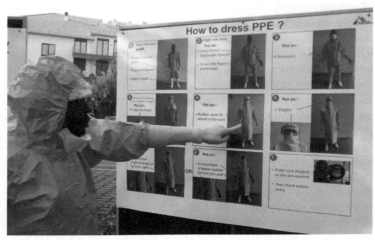

Abb. 61: Plakat mit Anleitung zum Anlegen der Schutzkleidung (PPE)

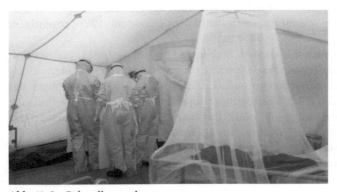

Abb. 62: Im Behandlungszelt

Unsere Aufgabe besteht darin, bei einer als sichtlich krank dargestellten Patientin einen Rachenabstrich zu nehmen und Blut zu gewinnen. Das muss unter größter Vorsicht geschehen, denn eine Nadelstichverletzung mit Blut eines Ebolapatienten ist hochgefährlich. Die Patientin liegt auf einer einfachen Pritsche. Auf Höhe des Unterleibs hat diese ein großes Loch, unter dem ein Eimer steht, um den Durchfall aufzufangen, unter dem die Ebolapatienten charakteristischerweise leiden.

Plötzlich bäumt sich die Patientin auf und erbricht sich. Ein Schwall roter Flüssigkeit ergießt sich über die Schutzkleidung des Kollegen. Die Situation ist so angespannt, dass wir die Journalisten und Kameraleute, die alles aufzeichnen, gar nicht mehr wahrnehmen. Schnell ist unser Desinfektor zur Stelle, der die beschmutzte Kleidung mit Chlorlösung absprüht. Die Patientin ist erregt, invasive Maßnahmen an ihr müssen zum Eigenschutz erst einmal unterbleiben.

Hinter dem Zelt muss wieder eine Chlorwanne durchschritten werden. Es wartet ein Helfer, der das Auskleiden Schritt für Schritt ansagt und die Ausführung überwacht. Zuerst sprüht er die kontaminierte Kleidung von vorne unter Aussparung des Gesichtes und dann von hinten mit Chlorlösung ab. Ein großes Plakat beschreibt die genaue Reihenfolge des Ausziehens anhand von Fotos: auf das äußere Paar Handschuhe folgen Schürze, Schutzbrille, Kapuze, der gelbe Schutzanzug (passenderweise Coverall genannt), die Atemmaske, das innere Paar Handschuhe und zuletzt die gründlich abgesprühten Stiefel.

Nach jedem Auskleideschritt muss man sich die Handschuhe mit 0,5-prozentiger Chlorlösung, die sich in einem großen Plastikfass befindet, abwaschen und Chlorwasser über den Hahn laufen lassen. Mein Handschuh reißt und mein Herz fängt an, alarmiert zu klopfen. Es wird deutlich: Das ist schon in der Übung kein leichtes Unterfangen. Wie leicht kann man mit kontaminierter Kleidung in Kontakt kommen. Wie ungleich schwerer ist diese Aufgabe nach einer anstrengenden und psychisch belastenden Visite bei einem echten Kranken. Die Bedeutung des Auskleidehelfers kann nicht hoch genug eingeschätzt werden. Erst in der Niedrigrisikozone wäscht man sich die bloßen Hände mit 0,05-prozentigem Chlorwasser.

Wir simulieren auch das «sichere Beerdigen von Toten». Im Verlauf der Epidemie ändert sich die Terminologie. Spricht man zunächst von «sicheren» Beerdigungen, so ergänzt man später zu «sicher und würdig». Die Vorbereitungen der Leichname bei traditionellen Beerdigungen und die Beerdigungsfeiern sind eine Hauptquelle der Ansteckung. Man plant, durchsichtige Leichensäcke einzusetzen, damit die Verwandten ihre Verstorbenen noch einmal sehen können, um so die Akzeptanz zu verbessern.

Im theoretischen Teil der Schulung werden Informationen zur Ebolainfektion vorgetragen. Dabei wird auch die Ebola-Toolbox vorgestellt, die u.a. vom missionsärztlichen Institut unterstützt wird. Hier findet sich aktuelle Literatur zum Thema Ebola, die jeder kostenlos aufrufen kann (231).

Ich erinnere mich an eine Folie in einem Vortrag über den Nachweis von Ebolavirus in Körperflüssigkeiten. Man spricht von einer akuten Krankheitsphase (Tage 1–14) und der Konvaleszenz (Tage 14–43). Im Blut ist das Virus gemäß der gezeigten Darstellung bis zu 22 Tage nachweisbar, im Speichel 10, im Urin 22, in der Tränenflüssigkeit 22, im Schweiß 6, im Sperma 84, in der Vaginalflüssigkeit um die 40, im Stuhl 30 und in der Muttermilch 14 Tage. Die Darstellung ist als Orientierung zu verstehen. Es ist denkbar, dass das Virus auch länger in diversen Körperflüssigkeiten auftreten kann. Die aktuelle Epidemie wird das bestätigen. Es ist für mich nicht neu, aber immer wieder beunruhigend, dass inzwischen gesunde Patienten Virus ausscheiden und sie damit für andere Menschen weiter ansteckend sein können.

Ein Epidemiologe, der in Guinea gearbeitet und Daten gesammelt hat, zeigt uns eindrückliche Bilder von Dorfgemeinschaften und engagierten, mutigen Dorfbewohnern, die Kontaktpersonen nachverfolgen und zur Isolierung Erkrankter beitragen. Die Arbeit des Epidemiologen ist nicht leicht. Er berichtet, dass er immer stehen geblieben ist, sich nie auf Stühle gesetzt hat. Körperkontakt selbst in Form von Händschütteln wird selbstverständlich vermieden.

Ein Arzt berichtet von der Behandlung von Ebolapatienten in Westafrika. Er hat schon in der Vergangenheit Ebolapatienten in Afrika betreut. Die Patientenzahlen waren damals sehr gering und niemand hat überlebt.

An diesem Tag gewinne ich drei grundlegende Erkenntnisse:

1. Der Selbstschutz steht immer im Vordergrund. Jeder hat nur ein Leben. Man betritt z. B. im Dunkeln nie ein Behandlungszentrum, auch wenn es einem Patienten noch so schlecht geht. Der Generator (so es denn einen gibt) könnte ausfallen, man verlöre die Orientierung und geriete selbst in Gefahr.
2. Die Behandlung der Patienten in Afrika ist in der Regel sehr beschränkt. Die Patienten erhalten Malariamedikamente, Antibiotika, um eine mögliche begleitende bakterielle Infektion zu bekämpfen, und fiebersenkende Schmerzmittel. Häufig ist es nicht einmal möglich, Infusionen zu verabreichen, um den schlimmsten Flüssikeitsverlust auszugleichen. Stellt man sich den riesigen Patientenandrang vor, der im September auftrat, so ist das leicht nachzuvollziehen. Die Aufnahme im Behandlungszentrum, oder wie man später sagt: im «Managementcenter», dient in diesem Stadium einer medizinischen Grundversorgung, aber vor allem der Isolierung der Patienten und damit Unterbrechung der Übertragungsketten.
3. Das, was sich gerade in Westafrika abspielt, ist beispiellos. Niemand kann sich auf Erfahrung berufen.

Eine Reise nach Sierra Leone

Im Oktober 2014 reise ich wieder nach Sierra Leone. Am Fähranleger in Freetown warnt ein Schild vor Ebola (siehe Abb. 63), jeder muss daran vorbei. Die Lage in Sierra Leone ist sehr ernst.

Die Gesamtzahl der bestätigten Todesfälle bis zum 27. Oktober beträgt 1.044 (bis zum 16. Oktober noch 943), 737 Patienten überlebten. Allein am 10. Oktober werden offiziell 140 neue Todesfälle gemeldet (232).

In allen 14 Distrikten gibt es Ebolafälle. In der ehemaligen Hochburg Kailahun sind relativ wenig neue Fälle zu verzeichnen und auch in Kenema gehen die Fallzahlen zurück. Als neue Epizentren des Ausbruchs gelten Port Loko, Bombali und die Hauptstadt Freetown und Umgebung (Western Area). Bis Mitte Oktober werden in Sierra Leone mehr als 400 neue Verdachtsfälle pro Woche gemeldet.

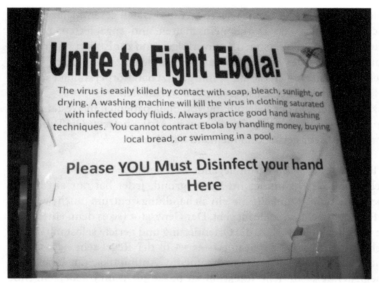

Abb. 63: Schild am Fähranleger in Freetown im Oktober 2014. «Vereinigt euch im Kampf gegen Ebola! Bitte, *Sie müssen* Ihre Hand hier desinfizieren.»

Anfang Oktober treffen 165 Kubaner ein. Sie werden von der WHO logistisch unterstützt und geschult, um in den vom Ausbruch stark betroffenen Regionen eingesetzt werden zu können (31, 222)

22 Prozent der bestätigten Ebolafälle sind Kinder und Jugendliche bis zum Alter von 17 Jahren. Alle 7.740 Schulen in Sierra Leone sind weiterhin geschlossen. Mit Unterstützung von UNICEF wird durch das Bildungsministerium (Ministry of Education) im Oktober ein «Notfallradioausbildungsprogramm» (Emergency Radio Education Programme, EREP) eingeführt, mit dem täglich Unterrichtsstunden im ganzen Land durch über 40 Radiostationen gesendet werden (233).

In Port Loko sind Anfang Oktober überhaupt keine Behandlungsbetten verfügbar. In einer Gesundheitsstation haben die Schwestern nicht einmal Schutzkleidung, Essen oder Rehydrierungsflüssigkeit, sodass die WHO die Verlegung der Patienten in Ebolabehandlungszentren organisiert und Ausrüstungsgegenstände schickt. Sie reichen nicht lange.

Das Ebolabehandlungszentrum von Ärzte ohne Grenzen in Kailahun nimmt im Oktober Patienten aus Port Loko und Tonkolili auf. Der Transport der kranken Patienten dauert mehr als acht Stunden, nicht jeder übersteht die Fahrt (234).

Das Fehlen von Betten bleibt trotz der Anstrengungen zum Aufbau von Ebolabehandlungszentren vor allem in Freetown und den angrenzenden Bezirken das größte Problem. Aus der Not entsteht die Idee, schnell kleine Behandlungs-

Sierra Leone im Detail	bestätigte Fälle 2014			
	05.10.	12.10.	17.10.	27.10.
Western Area mit Freetown	490	648	750	1043
Kailahun	531	533	541	551
Kenema	431	434	459	480
Bombali	294	369	435	497
Port Loko	340	398	427	497
Bo	111	130	143	167
Tonkolili	86	127	138	187
Moyamba	66	75	80	93
Kono	23	31	34	38
Pujehun	22	24	24	26
Kambia	21	24	25	30
Bonthe	1	1	2	2
Koinadugu (neu!)		0	2	13

Tab. 21: Zahl der bestätigten Fälle in Distrikten Sierra Leones vom 05.10.–27.10.2014 (nach 17)

einheiten mit acht bis zwölf Betten in den Gemeinden zu errichten. Man nennt sie Community Care Center (CCC). Freiwillige aus den Dörfern und örtlich ansässige Krankenschwestern werden durch die WHO in Infektionsprävention und Patientenversorgung eingewiesen, sodass die Patienten heimatnah eine Basisbehandlung erfahren (31).

Die Reaktionen auf den Ausbruch in Sierra Leone lassen sich in verschiedene Phasen einteilen. Zunächst herrschten «Konfusion, Chaos und Leugnung» (73). Von März bis Juli 2014 gibt es die nationale Ebola Task Force, die das Gesundheitsministerium aufgrund der Ebolafälle im Nachbarland Guinea vor dem Auftreten des ersten Falls in Sierra Leone am 25. Mai 2014 gründet. Am 11. Juli etabliert das Gesundheitsministerium in Zusammenarbeit mit der WHO das Emergency Operation Center (siehe Abb. 64) im Gebäude der WHO (siehe Abb. 65, 66), doch gibt es den ersten drei Monaten des Ausbruchs praktisch keine Kontaktnachverfolgung.

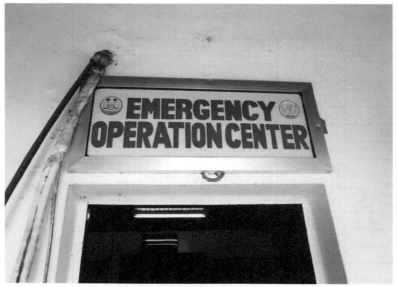

Abb. 64: Der Eingang zum Emergency Operation Center in Freetown (Oktober 2014)

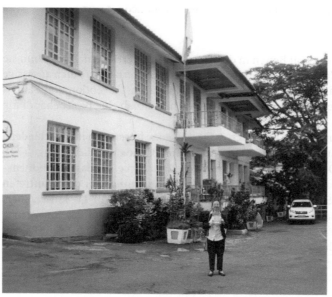

Abb. 65: Die Autorin vor dem WHO-Gebäude in Freetown im Oktober 2014

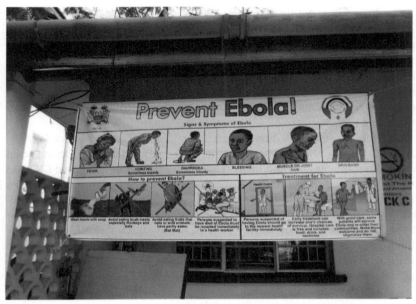

Abb. 66: Ein Ebolaplakat am WHO-Gebäude in Freetown Oktober 2014. Mit dem Hinweis: «Mit guter Pflege werden einige Patienten überleben und in ihre Gemeinden zurückkehren. Heiße sie willkommen und stigmatisiere sie nicht.»

Eine führende Rolle bei der Ausbruchsbekämpfung in Sierra Leone spielt das britische Engagement mit einem britischen Team aus Zivilisten und Militär (CJIATF, Combined Joint Interagency Task Force) und einem finanziellen Einsatz von 427 Millionen Pfund. Die Haupteinsatz des britischen Militärs (Codename Operation GRITROCK) beginnt am 21. September 2014 (73, 74).

Am 18. Oktober 2014 erklärt Präsident Koroma die Umstrukturierung der Ebolabekämpfungsstrukturen, nachdem britische Experten ihm Vorschläge zur Errichtung eines maßgeschneiderten Kommando- und Kontrollzentrums unterbreitet hatten. Das National Ebola Response Centre (NERC) (siehe Abb. 67) ersetzt künftig das Emergency Operation Center, das zunächst von Gesundheitsministerium und WHO geleitet wurde und seit dem 24. August nach dem Austausch des Gesundheitsministers unter Führung des leitenden Arztes (Chief Medical Officer) und der WHO steht.

Das NERC wird direkt dem Verteidigungsminister unterstellt, der dem Präsidenten berichtet. Der Verteidigungsminister hat in England studiert und 21 Jahre dort gelebt. Man geht davon aus, dass er gut mit den Briten zusammenarbeitet. Als Vorsitzender des NERC trifft Präsident Koroma selbst hochrangige strategische Entscheidungen («High-level Policy and Strategic Decisions»; (73).

Dem Gesundheitsministerium wird die Koordination der Ausbruchskontrollmaßnahmen entzogen, es bleibt aber im NERC vertreten und spielt eine wichtige Rolle bei der Implementierung der «technischen Säulen» auf nationalem und Distriktniveau insbesondere bei der Erfassung von Kranken, der Kontaktnachverfolgung, der Errichtung und im Management von Ebolabehandlungs- und Isolationszentren, bei dem Betreiben eines Labores, dem Fahren von Krankenwagen, der Dekontamination von Häusern, sicheren Beerdigungen und sozialer Mobilisierung (73).

Das NERC ist verantwortlich für den nationalen operativen Aspekt der Ausbruchskontrolle, die Vorgabe der Strategie und Lenkung großer Operationen sowie das Zusammentragen und Interpretieren von Daten aus dem Land (74). Ein Grund für die Einrichtung des NERC ist die fehlende Übereinstimmung zwischen WHO-Daten zum Ausbruchsgeschehen und den Meldungen des Gesundheitsministeriums. Zu einer erheblichen Verbesserung des Informationsmanagements trägt die Einrichtung der Situation Room Academy durch das NERC bei, eine Trainingseinrichtung zum Erstellen von Karten, für das Sammeln von Daten und die anspruchsvolle Anwendung von Microsoft Excel. Auch fehlender Datenaustausch z.B. zwischen Gesundheitsministerium und NERC wird beschrieben und es wird bis Ende Januar 2015 dauern, bis das erfolgreiche Zusammenführen von Daten zu einer effektiven Antwort führt (74).

Entscheidende Unterstützung erfährt das NERC durch internationale Partner, allen voran das Vereinigte Königreich und an zweiter Stelle nach den Briten durch UNMEER, die die Bezahlung von 32 wichtigen Mitarbeitern des NERC aus dem Ebola Respone Multi-Partner Trust Fund übernimmt und wichtige Operationen (Response Surges) mit mehr als 550.000 Dollar aus dem Trust Fund finanziert (73). Die WHO hat eine beratende Funktion im NERC und trägt zur Leitung des Fallmanagements und der Überwachungssäulen auf nationalem und Distriktlevel bei (73).

Das Militär in Sierra Leone, Republic of Sierra Leone Armed Forces (RSLAF), hat eine Schlüsselfunktion bei verschiedenen Aspekten der Ausbruchsbekämpfung, unabhängig von Sicherheitsaspekten, z.B. bei der Konfrontation von Health Workern durch Gemeinden, und seine Leistung wird vielfach als herausragend beschrieben. So spielt es z.B. eine Rolle bei der personellen Besetzung des NERC, bei der Errichtung und Betreibung von Ebolabehandlungseinrichtungen, beim Management der Leichenabholung und bei Beerdigungen (73, 74).

Bei einem Besuch des 34 Military Hospital in Freetown berichten mir die Ärzte von erfolgreicher Behandlung von Ebolapatienten und ihren Erfahrungen mit Ebolaüberlebenden («34» bedeutet, dass dies das 34. Militärkrankenhaus ist, das die Engländer in ihrer damaligen Kolonie Westafrika errichtet haben; das bekannte Militärkrankenhaus in Accra, Ghana, trägt die Nummer 37).

In jedem der 14 Distrikte Sierra Leones wird parallel zum Aufbau des NERC ein District Ebola Response Centre (DERC) (siehe Abb. 68) eingerichtet, das eng

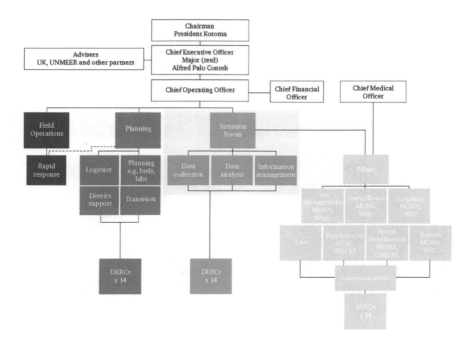

Source: Chatham House.

Abb. 67: Aufbau des National Ebola Response Centre (NERC), Sierra Leone (Schema aus 73)

mit dem nationalen Ebola Response Centre zusammenarbeitet. In einem DERC sollen auf Distriktlevel analog zum NERC Planung, Operationen, Logistik, Finanzierung und Verwaltung zusammengebracht werden. Die DERCs sind in jedem Distrikt an den besonderen Bedarf angepasst, sodass sie sich alle unterscheiden (73).

Hintergrund der Entstehung der DERCs sind die Engpässe bei den Beerdigungen von Leichen im September 2014. In Freetown (Western Area) stapeln sich die Leichen in den Straßen und die Menschen beschweren sich über den langsamen Abtransport. Die Fahrzeuge, die die Leichen aufnehmen, sind oft erst ab 13:00 Uhr am frühen Nachmittag einsatzbereit. Ein britisher Colonel wird mit der Analyse und Lösung des Problems beauftragt und ruft hierfür am 19. Oktober eine Kommandozentrale ins Leben. Beerdigungsteams werden fortan ihre Wagen jeden Abend zur Basis der RSLAF (Republic of Sierra Leone Armed Forces) bringen, wo sie gewaschen, repariert, betankt und wieder aufgerüstet werden, sodass morgens ab 8:00 Uhr die Arbeit aufgenommen werden kann. Das Internationale Komitee vom Roten Kreuz (IFRC, Internationale Rotkreuz- und Rothalbmondbewegung) und die NGO Concern Worldwide werden mit dem Management

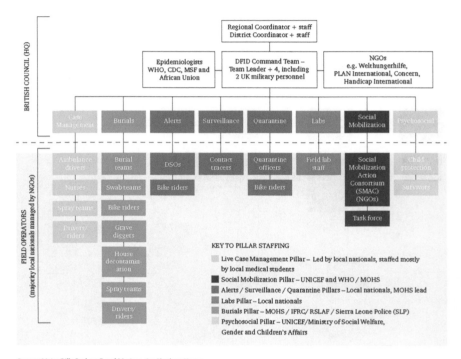

Source: Major Billy Perham Royal Marines, for Chatham House.

Abb. 68: Konfiguration des Western Area Ebola Response Center (DERC für Freetown und Umgebung) im September 2015 (aus 73). Hier verwalten 130 Menschen die Arbeit von 1.100 «Frontline-Respondern». Die Komplexität der Ebolaausbruchskontrolle wird an dieser Abbildung sehr deutlich.

des neuen Systems betraut. Innerhalb von drei bis vier Tagen ist der Rückstand abgebaut, innerhalb einer Woche werden mehr als 80 Prozent, innerhalb von zwei Wochen 95 Prozent und bald darauf alle der Leichen in der Western Area innerhalb von 24 Stunden beerdigt. Tage später ordnet der Präsident an, dass auch die anderen Bereiche der Ebolabekämpfung in das neue Zentrum verlegt werden. Der Erfolg der Initiative beweist die Wirksamkeit des Konzeptes von «Anweisung und Kontrolle» («Command and Control») und wird zu einem Wendepunkt in der Ausbruchsbekämpfung (73).

Nach einem Besuch im Western Area Command Center bittet der Präsident darum, dass in allen Distrikten ein solches Zentrum aufgebaut wird, was innerhalb von sechs Wochen geschieht. In den acht am schlimmsten betroffenen Distrikten wird zur Unterstützung britisches Personal eingesetzt, in den anderen meist Vertreter von Nichtregierungsorganisationen. Geleitet wird ein DERC in der Regel von einem District Coordinator aus Sierra Leone und dem District Medical

Officer (Arzt). UNMEER stellt in jedem DERC einen «Krisenmanager im Feld» (Field Crisis Manager) (73, 74).

Von einem DERC aus werden die «auf Säulen» beruhenden erforderlichen Interventionen durchgeführt, wie Patienten zu Betten zu bringen, Leichen zu beerdigen, die Quarantäne zu managen, Kontakte nachzuverfolgen (74), und die Erfassung von Fällen und Übermittlung der Daten an das NERC. Bei meinem Besuch des DERC in Bo, der Hauptstadt des gleichnamigen Distrikts Bo in der Southern Province, wird mir erklärt, dass besonderer Wert auch auf die psychosoziale Betreuung der Menschen gelegt wird, dass in der Quarantäne Lebensmittel bereitgestellt werden und dass die Beerdigungen sicher und würdig möglichst innerhalb von 24 Stunden erfolgen sollen.

Eindrücke aus Freetown, geschrieben am 11. Oktober 2014

Freetown ist immer noch schön. Die Palmen unter dem blauen Himmel, das Meer, die Strände. Vielleicht nicht dort, wo Tang und Unrat liegen oder die Geschäfte ausbrannten. Manches muss man übersehen, damit es schön bleibt.

Es sind andere Zeiten. An den Straßen und vor Geschäften warnen Plakate vor Ebola. Man schüttelt keine Hände mehr, würde nie ein Handy oder auch nur einen gebrauchten Stift annehmen, desinfiziert sich laufend die Hände und kann kaum noch ein Gebäude betreten, ohne dass Fieber gemessen wird (siehe Abb. 69, 70).

In Waterloo, der Hauptstadt des Distriktes Western Area, rast ein Krankenwagen mit Blaulicht vorbei. Fahrer und Beifahrer tragen gelbe Schutzkleidung, ihre Gesichter verschwinden hinter riesigen Masken. Sie sehen aus wie große gelbe Raubvögel, die ihre Beute in die Ebola Holding Unit nach Newton bringen (siehe Abb. 72, 73). Acht Patienten liegen dort und eine Leiche. Ein Patient wurde heute schon abgewiesen. Man brachte ihn zum Connaught Hospital, schickte ihn weiter nach Lakka. Ob er dort bleiben konnte, weiß kein Mensch. Die Schwester der Holding Unit tritt auf mich zu. Ich weiche zurück. Zwei Meter Sicherheitsabstand muss man einhalten. Der Pastor trägt noch Gummistiefel. Ich hoffe, sie wurden dekontaminiert. «Nicht anlehnen», sagt jemand, als ich versehentlich eine Wand streife. Es riecht nach Chlor.

Im Garten des Holding Centers sitzen zwei Mädchen. Kein Ebola. Das Ergebnis kam heute Morgen. Ihre Eltern sind tot. Ebola. Wo sollen sie nun hin? Eine Holding Unit ist kein Spielplatz, aber Kinder aus Ebolafamilien werden diskriminiert und ausgegrenzt. 50 Ebolawaisen allein in Waterloo. Das Ministry of Social Welfare ist zuständig, aber überfordert. Täglich neue Tote, täglich zurückgebliebene Kinder.

Die Büros der GIZ (Gesellschaft für Internationale Zusammenarbeit), wo ich im Juli noch eine Ebolainformationsrunde veranstaltete, sind leer. Brandneue

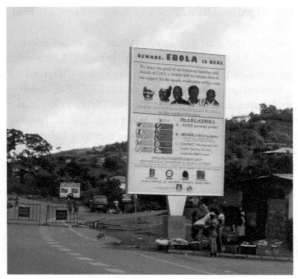

Abb. 69: Straßenszene in Sierra Leone mit Plakat zur Erinnerung an verstorbene National-helden und Warnung vor Ebola; im Hintergund eine Straßensperre (Stop Police)
«Achtung, Ebola ist real!
Wir teilen die Trauer der von Ebola betroffenen Familien und Freunden und wir bleiben fest in unserer Unterstützung für die rasche Ausmerzung des Virus.
Einige unserer Nationalhelden, die durch Ebola getötet wurden.
Mögen ihre Seelen in perfektem Frieden ruhen.»

Autos parken ungenutzt im Hof. Mitarbeiter der Welthungerhilfe halten die Stel-lung. 900 Lebensmittelpakete verteilt die Welthungerhilfe jede Woche an Familien von Ebolapatienten, die 21 Tage isoliert werden und ihre Häuser und Hütten nicht verlassen dürfen. Vor vielen Türen stehen Polizei oder Militär. Aber auch hier fehlt Personal und Menschen bleiben nur in der Isolation, wenn sie verstehen und aus-halten können. Sechs Personen kalkuliert man pro Familie, aber manchmal leben auch 13 Menschen auf engstem Raum.

Bei der Zusammenstellung der Pakete hilft eine Ernährungsexpertin, berich-tet mir der Leiter der Welthungerhilfe in Sierra Leone, Jochen Moninger. Bedürf-nisse vom Baby bis zur Großmutter werden berücksichtigt und die Zahl der Fami-lienmitglieder. Reis ist im Paket, Trinkwasser, Öl, getrockneter Fisch, aber auch Kohle zum Feuermachen und ein Topf. Die Menschen sind damit zufrieden. Das Team der Welthungerhilfe meldet sich regelmäßig und prüft, ob die Quarantäne eingehalten wird, bringt nach sieben Tagen ein neues Paket und moralischen Bei-stand. Am 11. Oktober kommt eine gute Nachricht. Es gibt neue Gelder. Nun kön-nen jede Woche 1.300 weitere Pakete in drei neuen schwer betroffenen Distrikten

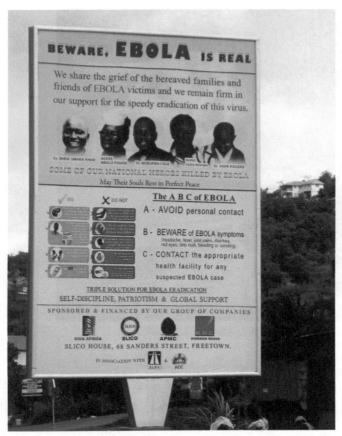

Abb. 70: Nahaufnahme des Plakates (Abb. 69) mit Erinnerung an fünf nationale Helden. «Dreifach-Lösung für die Eradikation von Ebola: Selbstdisziplin, Patriotismus und globale Unterstützung»

verteilt werden. Mehr Menschen können überleben, weniger Menschen werden infiziert.

In einem Interview im Oktober 2014 warnt der Leiter der Welthunger-hilfe vor dem wirtschaftlichen Zusammenburch Sierra Leones und schwe-ren sozialen Spannungen durch den Ebolaausbruch. Er erinnert auch an die 1,6 Millionen Kinder, die wegen der geschlossenen Schulen ein ganzes Schul-jahr verlieren. Wegen Quarantänevorschriften können die Bauern nicht mehr nächtlich ihre Waren liefern, sodass diese verderben, bevor sie die Hauptstadt erreichen (235).

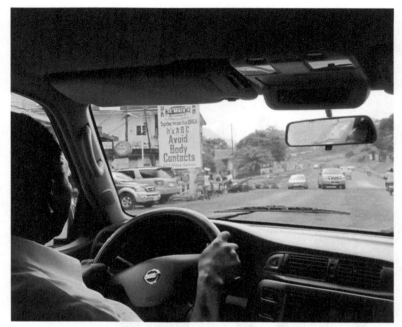

Abb. 71: Unterwegs in Freetown – das Ebola ABC «Avoid Body Contact» («Vermeide Körperkontakt»)

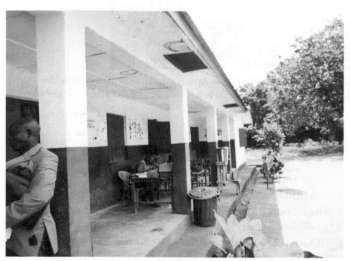

Abb. 72: Dörfliche Holding Unit bei Freetown, Oktober 2014

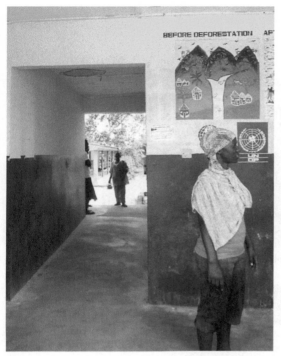

Abb. 73: Blick in den Hof der Holding Unit, Oktober 2014

In Kerry Town, 30 Kilometer südöstlich von Freetown, besuche ich eine Großbaustelle. Unter der Leitung des britischen Militärs wird hier ein Ebola-behandlungszentrum errichtet. 80 bis 100 Betten für einheimische Ebolapatienten und zwölf Betten für infizierte nationale und internationale Healthcare Worker sind vorgesehen. Man übernahm das Bauprojekt von der sierra-leonischen Regierung. Nichts wurde abgerissen, aber an den Bedarf angepasst («adjusted to certain needs»). Unter sengender Sonne erklärt der britische Bauingenieur die einzelnen Bauabschnitte, während zahlreiche Männer eingerahmt von bewaldeten Hügeln Steine schleppen, Gruben graben, Leitungen legen. Die Arbeit schreitet zügig voran (siehe Abb. 74–76).

Die Einbahnstraße, auf der sich die Patienten bewegen werden, beginnt am Krankenwagenparkplatz, führt zum Triagebereich, den Zimmern für mögliche, wahrscheinliche und gesicherte Fälle. Zu jedem Raum gehören Toilettenhäuschen und Duschen. Wer Glück hat, biegt am Ende rechts ab und wird dekontaminiert ins Leben zurückgelassen. Geradeaus ist der Kühlraum, den keiner selbstständig verlässt. Er wirkt relativ klein.

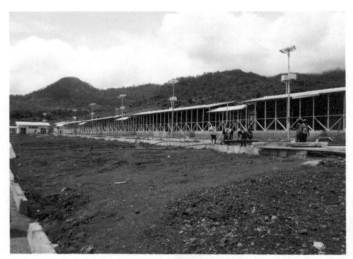

Abb. 74: Behandlungstrakt des Ebolazentrums Kerry Town

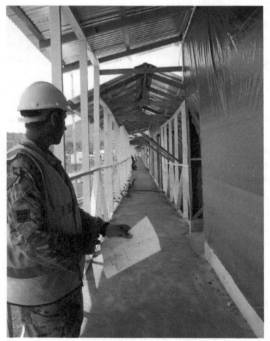

Abb. 75: Ein englischer Ingenieur erklärt die Pläne für das Ebolabehandlungszentrum in Kerry Town

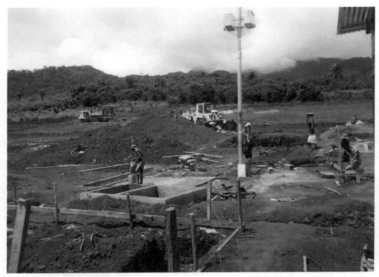

Abb. 76: Bauarbeiten in Kerry Town

Die logistische Leistung ist gewaltig. Neben dem eigentlichen Patientenbereich gibt es Küche, Aufenthaltsräume, Apotheke, Labor, Verwaltung, Duschräume für das Personal, eine Kommandozentrale und vieles andere mehr. In zwei Wochen soll alles fertig sein. Dann wird drei Tage ohne Patienten geübt und danach der Betrieb aufgenommen.

Über die planmäßige Fertigstellung und Eröffnung des Kerry-Town-Komplexes wird am 5. November 2014 berichtet. Rund um die Uhr haben britische Militäringenieure und sierra-leonische Arbeiter dafür in den letzten acht Wochen gemeinsam gearbeitet. Das Zentrum wird von Safe the Children betrieben werden, die dafür 200 klinisch tätige Mitarbeiter und weiteres Personal rekrutiert haben. Die 12- bzw. in der Zukunft 20-Betten-Station für Healthcare Worker und internationales Personal betreut für die ersten vier Monate Personal der britischen Armee.

Außerdem wurde mit der Konstruktion von fünf weiteren Ebolabehandlungseinrichtungen in Sierra Leone, in Port Loko, Makeni, Moyamba und zwei Zentren in Freetown begonnen, sodass mit Unterstützung des Vereinigten Königreiches mehr als 700 Betten für die Behandlung von bis zu 8.800 Patienten in sechs Monaten bereitgestellt werden (236).

Doch – so schreibe ich bei meinem Besuch im Oktober – die Zeit läuft davon und lässt die Behandlungsbetten weit hinter sich. Mindestens 20 neue Fälle meldet allein Freetown täglich, Tote, die nicht bestattet werden, und Laborproben, die tagelang auf Auswertung warten.

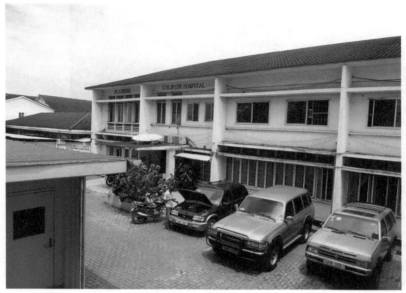

Abb. 77: Ola During Children's Hospital in Freetown

Keine schlechte Nachricht ohne eine gute: Die ehemaligen Ebolahochburgen Kailahun, Kenema und vielleicht auch Bo scheinen unter Kontrolle. Konsequente Isolierung, Nachverfolgung von Kontakten und Behandlung haben das möglich gemacht. Hoffentlich gelingt es auch bald in Moyamba, Port Loko und Freetown, die Epidemie einzudämmen.

Im Oktober 2014 berichtet die WHO über eine neue Erfindung: das Kenema-Zelt oder die Umkehrinsolation. In vielen Haushalten im ländlichen Sierra Leone leben mehr als zehn Menschen in einem einzigen Raum. Fünf bis sechs Kinder schlafen gemeinsam auf einer einzigen Matratze. Erkrankt ein Familienmitglied an Ebola, steckt sich die ganze Familie fast zwangsläufig an. Wegen mangelnder Isolations- und Behandlungskapazitäten bleiben Verdachtsfälle bis zur Bestätigung der Ebolainfektion tagelang zu Hause.

In Diskussionen zwischen Vertretern der Dörfer und dem WHO-Feldkoordinator in Kenema entsteht die Idee, Zelte aufzubauen, in denen die Angehörigen sich aufhalten können, während der oder die Erkrankte zu Hause bleibt. Das WHO-Büro in Freetown stellt das erste Zelt, weitere kommen vom Roten Kreuz/ Roten Halbmond, während UNICEF Matratzen, Moskitonetze und Kochausrüstung liefert. Die Zelte sind ein voller Erfolg. Durch die Selbstisolierung im Zelt treten z.B. im Dorf Mondema keine weiteren Ebolafälle auf. Und noch etwas ist daraus zu lernen: Hört auf die Gemeinden. Sie wissen, was sie brauchen, und werden es benutzen! (31)

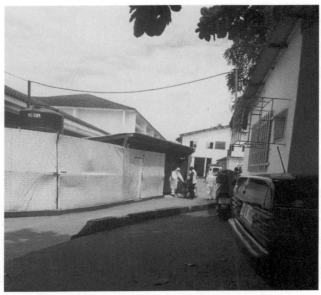

Abb. 78: Ebolaisolationseinheit am Ola During Children's Hospital;
ein Patient wird gebracht

Für das Wochenende vom 25. bis zum 26. Oktober 2014 kündigt die deutsche Hilfsorganisation Cap Anamur die Eröffnung der neuen Screening- und Ebolaisolationsstation am Ola-During-Kinderkrankenhauses (ODCH) in Freetown an. In dem Neubau könnten 21 Patienten isoliert voneinander untergebracht werden (siehe Abb. 77–81).

Der kalkulierte Bedarf allein für die Schutzkleidung der Ärzte und Pflegekräfte beläuft sich auf 60 Anzüge samt Maske, Handschuhen und Gummistiefel pro Tag im Wert von 1.320 Euro. Neben dem Team aus Deutschland sind 100 einheimische Mitarbeiter beschäftigt, um Kinderkrankenhaus und Straßenkinderheim auch in Zeiten von Ebola betreiben zu können.

Geplant ist nun die Einrichtung eines Labors; die Wartezeit auf ein Ergebnis aus einem der drei Labore in Sierra Leone beträgt Ende Oktober sieben bis zehn Tage (237).

Das staatliche Ola During Children's Hospital in Freetown, das seit 2009 von Cap Anamur Deutsche Not-Ärzte e. V. unterstützt wird, ist das einzige tertiäre Kinderkrankenhaus (d.h. Überweisungskrankenhaus) in Sierra Leone. Es ist mit Röntgen- und Ultraschallgeräten ausgestattet und verfügt über 175 Betten einschließlich Neugeborenenversorgung. Mitte August 2014 hat es schließen müssen, nachdem ein vierjähriger Junge mit einer Ebolainfektion auf einer normalen Station aufgenommen worden ist. Damit ist die Versorgung kran-

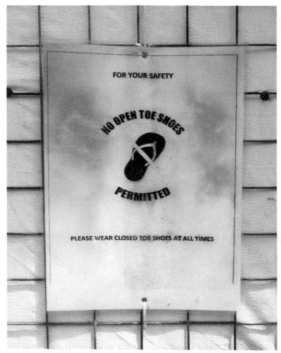

Abb. 79: Schild an der Ebolaisolationseinheit am Ola During Children's Hospital: «Zu Ihrer Sicherheit – keine offenen Schuhe erlaubt»

ker Kinder in Sierra Leone auch ohne Ebolainfektion extrem gefährdet (siehe Abb. 82).

Es ist jetzt möglich, alle Kinder einem Screening auf Ebola zu unterziehen und sie bis zum Vorliegen eines Ergebnisses in der Holding Unit zu betreuen. Erst wenn kein Verdacht auf eine Ebolainfektion mehr besteht, werden sie auf einer normalen Krankenhausstation untergebracht. So kann der normale Krankenhausbetrieb, also die Versorgung von Kindern ohne Ebolavirusinfektion, risikolos weiterlaufen. Auch für die Betreuung von unversorgten Kindern nach einem Ebolakontakt ist gesorgt. Sie werden im sogenannten OICC (Observational Interim Care Centre) durch Ebolaüberlebende betreut. Kinder mit einer bestätigten Infektion werden in ein Ebolabehandlungszentrum verlegt (238, 239, 240).

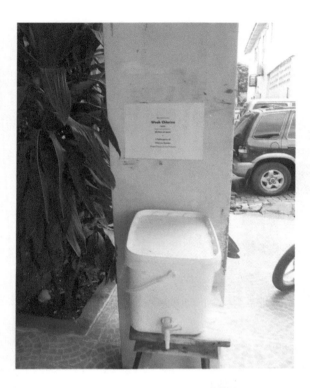

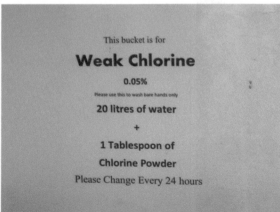

Abb. 80: Anleitung zur Herstellung einer Chloridlösung zum Händewaschen im Ola During Children's Hospital. «Dieser Eimer ist für schwache Chloridlösung 0,05 %. Bitte nur für das Waschen der bloßen Hände benutzen. 20 l Wasser + 1 Teelöffel Chlorpuder. Bitte alle 24 Stunden auswechseln.»

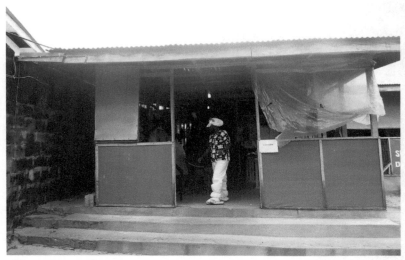

Abb. 81: Screeningbereich

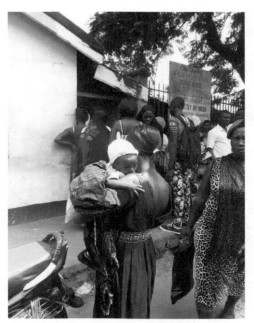

Abb. 82: Andrang am Kinderkrankenhaus Ola During in Freetown

Eine Reise nach Monrovia

Von Freetown aus reise ich mit Royal Air Maroc nach Monrovia, Liberia, wo ich mich vom 13. bis zum 17. Oktober aufhalte. Um den Flughafen von Freetown zu erreichen, fahre ich kurz vor Mitternacht in tiefster Dunkelheit mit dem Schnellboot über den Atlantik zur Halbinsel Lungi. Pünktlich um 04:10 Uhr hebt der Flieger ab.

Liberia im Detail	klinische Fälle/Tote 2014		
	07.10.	15.10.	25.10.
Montserrado County mit Monrovia	1717/1178	1785	3501
Lofa County	808/446	814	623
Margibi County	592/264	602	1132
Bong County	418/153	444	265
Nimba	252/137	253	280
gesamt		4249/2458	6267/2106
Healthcare Worker	201/95	209/96	299/123

Tab. 22: Zahl der klinischen Fälle und Todesfälle in Counties Liberias vom 07.10.–25.10.2014 mit gesonderter Darstellung der Zahlen für medizinisches Personal (nach 17)

Die Zahlen des liberianischen Gesundheitsministeriums vom 25. Oktober 2014 (241) greifen auf die Datenbank Epi Info VHF (Viral Hemorrhagic Fever) zurück. Hierbei handelt es sich um ein neues Softwareinstrument des CDC (Epi Info Viral Hemorrhagic Fever Application), mit dem die Erfassung von (Verdachts-)Fällen und Kontakten erleichtert werden soll (242).

Mittlerweile gibt es in Liberia fünf Labore für die Eboladiagnostik: National Reference Laboratory sowie die mobilen Labore in Bong, in Island (US), in Lofa und ELWA. Aufgrund fehlender Laborkapazitäten machen die bestätigten Fälle in Liberia nur einen kleinen Teil der tatsächlichen Fälle aus.

Wegen schlechter Bezahlung und schwieriger Arbeitsbedingungen ruft die Health Workers Association of Liberia zu einem nationalen Streik für den 13. Oktober auf. Diesem Aufruf folgen aber viele Healthcare Worker nicht und die Arbeit läuft in den meisten Krankenhäusern und Treatment Units normal ab. Die Präsidentin soll persönlich einige Ebola Treatment Center besucht haben und den Beschäftigten Lebensmittel, Geld und Stipendien geschenkt haben «als Ausdruck ihrer Wertschätzung und nicht um den Streik zu unterminieren», wie der

Informationsminister Lewis Brown mitteilte. Bis zu diesem Zeitpunkt sollen in Liberia 95 Healthcare Worker gestorben sein (243).

Das Repräsentantenhaus hat in einer extra anberaumten Sitzung am 10. Oktober den Antrag der Präsidentin Liberias zur Einführung weiterer Einschränkungen von Grundrechten unter dem herrschenden Ausnahmezustand abgelehnt. Die für den 14. Oktober vorgesehenen Senatswahlen werden verschoben.

Am 16. Oktober veröffentlicht die New York Times einen Film über den Kampf des Ebolaausbruchs 2014 von Straße zu Straße (244). Auf dem Boden liegt ein lebloser Körper. Man sieht eine aufgebrachte Menschenmenge. «Die Leiche liegt schon lange da», ruft jemand.

Ein Tag im Leben des Sanitäters (Ambulance Nurse) Gordon. Mehr als 4.000 Menschen in Liberien haben sich mit dem Ebolavirus infiziert, mehr als 2.300 sind gestorben. «Unser Job ist es, die Menschen zu retten», sagt Gordon. In der Stadt gibt es ungefähr 15 solcher Ambulance-Teams, die den Ausbruch Straße für Straße bekämpfen. «First Responder» steht hinten auf dem rot-weißen Krankenwagen von Gordon.

Man sieht ihn in Schutzkleidung. «Überall sind Patienten. Sie fürchten sich, ich sehe es in ihren Augen.». – «Ich ruhe nicht, selbst wenn ich ins Bett gehe. Manchmal sehe ich sie in meinen Träumen.» Seine Verlobte und die sechs Kinder hat er weggeschickt, sie leben in einem anderen Haus, damit sie nicht in Gefahr geraten. Seit fünf Monaten ist er von seiner Familie getrennt. Er kann ihnen nur nah sein, indem er ihre Fotos anguckt. Er ist einsam.

Es regnet stark, eine junge Frau schlägt an das Garagentor neben dem Redemption Hospital, wo der Krankenwagen parkt. «Mach auf, ich bin krank.»

«Wir haben nur drei Behandlungszentren in Monrovia», erzählt Gordon, «es reicht nicht.» Dann die Nachricht, dass sein Onkel im Krankenhaus ist, mit Ebola, der Erste in seiner Familie. Er geht im Regen eine Straße herunter, lässt das Krankenhaus hinter sich. «Man weiß nicht, wer hier lebt und wer tot ist, ich fühle mich hoffnungslos».

Dann ist Gordon wieder in seinem Krankenwagen. «Der kleinste Fehler, dann erwischt dich das Virus» («You are going to be down with the virus»). Man sieht Straßenszenen in Monrovia. «Jeden Morgen bete ich, ich bete, dass Ebola eines Tages gehen wird.»

Am Ende der Schicht fährt der Krankenwagen durch die Nacht. Die letzte Patientin soll untergebracht werden, ein 17-jähriges Mädchen. Das Behandlungszentrum ist überfüllt. Es gibt nur Platz für 50, aber es sind schon 85 Patienten da. Ein kurzer Blick auf die Schwerkranke im Krankenwagen. «Sie ist sehr kritisch, sie erbricht, sie ist schwach. Wenn sie nicht hineinkommt, wird sie nicht überleben.» – «Es gibt hier keine Hoffnung», sagt Gordon.

Abgewiesen an den Behandlungszentren, bringt der Krankenwagen die junge Frau zurück nach Hause. Zwei Männer in Schutzkleidung tragen sie hinein. Am nächsten Tag, so wird eingeblendet, ist sie tot.

Am 25. Oktober erscheint der Film *Horrorszenen in Liberia* aus dem Epizentrum des Ausbruchs, der Hauptstadt Monrovia. Etwa 50 neue Ebolafälle gibt es jeden Tag in Monrovia, einer Stadt mit 1 Million Einwohnern.

Ein Krankenwagen der First Responder fährt vor. Die Krankenschwester Laureen, Mutter von vier Kindern, steigt gemeinsam mit ihrem Team aus. Hunderte von hochinfektiösen Patienten hat sie seit Beginn des Ausbruchs schon abgeholt. In weißer Schutzkleidung mit Kapuze und Schutzbrille betritt sie eine dürftige Behausung, man hat eine Kamera an ihrem Kopf befestigt. Eine vermeintlich alte Frau – erst später erfährt man, dass sie 38 Jahre alt ist – liegt ausgemergelt auf einer Matratze am Boden, die Knie angewinkelt, sie lebt. Tagelang hat sie hier gelegen. Überall in dem kargen Raum ist Körperflüssigkeit, überall ist Ebola. Der Sprayer kommt ins Haus und desinfiziert mit Chloridlösung. Die Kranke wird auf eine Trage gehoben und hinausgetragen. Sie ist hochansteckend und muss isoliert werden. Draußen steht eine bedrückte junge Frau, die im selben Haus lebt. Sie hat Angst, aber «sie kann nirgendwo sonst hin».

Szenenwechsel. «Auch wer an einer anderen Krankheit leidet, ist in großen Schwierigkeiten. Das wichtigste öffentliche Krankenhaus in Monrovia [das John F. Kennedy Memorial Hospital] ist kaum noch funktionsfähig.» Die meisten Stationen sind geschlossen, es gibt nur noch wenig Personal.

Der Direktor, Dr. Billy Johnson, wird im Interview gezeigt. Er bestätigt: Menschen sterben an Krankheiten, die eigentlich behandelbar sind. Schlaganfall, Bluthochdruck, Zuckerkrankheit, Malaria, Typhus.

Auf dem Parkplatz steht ein Auto, hinten sieht man kurz das Gesicht eines älteren Mannes. Er ist zuckerkrank, zeigt Ebolasymptome. Die Familie findet kein Behandlungsbett. Sie bringt ihn zu Ärzte ohne Grenzen, man testet ihn. Später die gute Nachricht, er ist «negativ», kein Ebola. Es folgen Bilder aus einem Slum. Im Vereinigten Königreich Großbritannien gibt es 280 Ärzte für 100.000 Menschen, in Liberia nur einen (245).

«5 Minuten für Monrovia» schreibe ich am 21. Oktober 2014

«Das Meer ist in Aufruhr. Meterhohe Wellen brechen sich schäumend wieder und wieder. Palmen tanzen aufgeregt im letzten Licht. Jede für sich. Sie finden den Rhythmus nicht. Am Morgen ist alles klar und glatt.

An einer asphaltierten Straße in der Nähe des Meeres liegt hinter hohen Mauern das Ebolabehandlungszentrum ELWA 3 von Ärzte ohne Grenzen. ELWA steht für Eternal Love Winning Africa und ist der Name des benachbarten Missionskrankenhauses. Inhaber kleiner Verkaufsbuden am Eingang von ELWA 3 hoffen auf lohnende Geschäfte. 116 Patienten mit gesicherter Ebolainfektion liegen hier. Platz wäre für 250, auch 400, wenn nötig. Wo sind die Kranken, die Frauen, die Männer, die Kinder, die verzweifelt von Zentrum zu Zentrum taumeln auf der Suche nach einem Behandlungsbett, um am Ende zum Sterben nach Hause zurückzukehren?» ELWA 3 war im August 2014 mit einer Kapazität von 120 Betten eröffnet und rasch mit Patienten überschwemmt worden. Noch im September hatten Patienten wegen Überfüllung abgewiesen werden müssen. Vor den Toren hatten sich dramatische Szenen abgespielt.

Wie kann man das Phänomen jetzt erklären? Gibt es wirklich weniger Infizierte oder versteckt man sie wieder zu Hause? Man weiß, dass der Widerstand, sich in eine Behandlungseinheit zu begeben, zunimmt. Dazu trägt das kulturell nicht akzeptierte, aber staatlich angeordnete Verbrennen der Leichen bei.

ELWA 3 ist eine riesige Zeltstadt (siehe Abb. 83). Wer sie betritt, bekommt Verhaltensregeln mit auf den Weg. «Check bags, spray feet, wash hands, don't touch» («Taschen prüfen, Füße einsprühen, Hände waschen, nichts anfassen»). Kein Besucher mit einer Körpertemperatur über 37,5 Grad Celsius kommt durch das Tor. Für Kranke gibt es einen anderen Eingang.

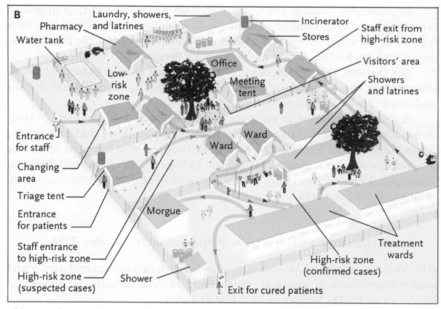

Abb. 83: Schematische Darstellung des ELWA 3 Ebola Management Center in Monrovia (aus 246)

high-/low-risk zone	=	Hoch-/Niedrigrisikozone
(Treatment) Ward	=	(Behandlungs-)Station
Morgue	=	Leichenschauhaus
Incinerator	=	Verbrennungsanlage

Staff entrance/exit	=	Ein-/Ausgang für Personal
Changing area	=	Bereich zum Umkleiden
Laundry	=	Wäscherei
Showers and Latrines	=	Duschen und Toiletten
Pharmacy	=	Apotheke
Visitor's area	=	Bereich für Besucher
Meeting tent	=	Zelt für Treffen

Im Triagebereich (Triage = Sichten), wo die Kranken ankommen, sitzen zwei Ver-mummte und gucken interessiert (siehe Abb. 84, 85). «Keine Bewerber in diesem Bereich» steht auf einem Schild am Zaun und ein großer Pfeil nach links deutet auf den Eingangsbereich für Angehörige.

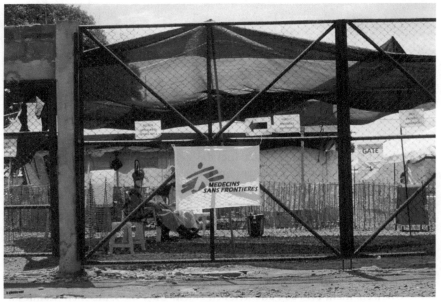

Abb. 84: Ankunftsbereich für Patienten und Krankenwagen (Ansicht von der Straße)

Für Angehörige gibt es eigenes Zelt mit dem freundlichen Namen «Health Pro-motion Tent». Dort kann man Lebensmittel und Kleidung abgeben und Infor-mationen einholen. Auf einem Rundgang sieht man Ärzte und Pflegepersonal, denen andere in und aus der Schutzkleidung helfen. Zweimal am Tag gehen sie für höchstens eine Stunde in die Hochrisikozone zu den Kranken. Die Hitze und Anspannung hält keiner lange aus (siehe Abb. 86, 87).

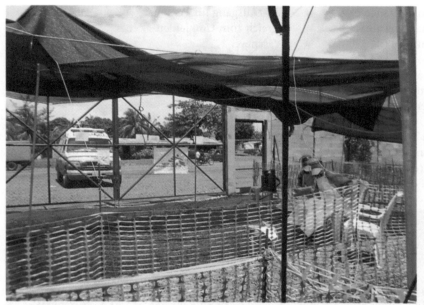

Abb. 85: Triagebereich (Sichtung) in ELWA 3, wo die Patienten ankommen (Ansicht von innen)

700 einheimische Mitarbeiter beschäftigt das Zentrum und 27 meist im Management tätige internationale Kollegen. Sprayer ist ein neuer Beruf. Man braucht dafür Schutzkleidung, Training, Disziplin und Mut (siehe Abb. 86, 88).

Zahlreiche schwarze Gummistiefel trocknen paarweise mit den Sohlen nach oben auf einem Holzgestell in der Sonne. UV-Licht mag das Virus nicht. Im Garten sitzen auf Holzstühlen Ebolaüberlebende und tauschen sich aus. Doch dies ist kein normales Dorf.

Vom 23. August bis zum 4. Oktober 2014 werden im größten Ebolabehandlungszentrum, das jemals errichtet wurde, ELWA 3, betrieben von Ärzte ohne Grenzen, mehr als 700 Patienten behandelt. Über die klinischen Manifestationen und Behandlungen erscheint im November 2014 ein ausführlicher Artikel (246, siehe Tabelle 23).

Die Patienten hatten zum Aufnahmezeitpunkt meist seit zwei bis drei Tagen unter schwerem Erbrechen oder Durchfall gelitten, waren also höchst ansteckend. Bei einigen Patienten war der Virusnachweis (mit PCR = Polymerase-Kettenreaktion) innerhalb von 24 Stunden nach Symptombeginn bereits positiv gewesen, Ebola konnte jedoch nur zuverlässig ausgeschlossen werden, wenn die PCR 72 Stunden nach Symptombeginn negativ gewesen war. Keiner der Patienten hatte sich bei einem Kontakt mit einem Ebolainfizierten in der frühen Fieberphase angesteckt.

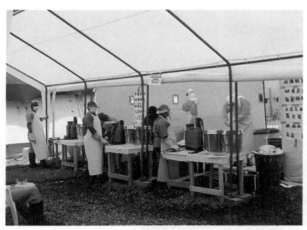

Abb. 86: ELWA 3 – Dekontamination und Ablegen der Schutzkleidung

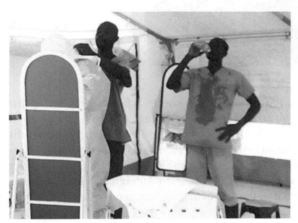

Abb. 87: ELWA 3 – große Hitze im Zelt

Wegen des starken wiederkehrenden Erbrechens konnten die Patienten nichts trinken, verloren aber durch die wässrigen Durchfälle fünf oder mehr Liter Flüssigkeit am Tag. Schwerwiegende Blutungen waren selten (weniger als 5 Prozent der Patienten). Die meisten Todesfälle traten zwischen dem 7. und 12. Tag der Erkrankung auf.

Jeder Arzt war für die Versorgung von 30 bis 50 Patienten zuständig. Wegen der extremen Hitze und des Flüssigkeitsverlustes in der Schutzkleidung konnte nur zwei- bis dreimal am Tag für 45 bis 60 Minuten Patientenkontakt aufgenommen werden. So hatten die Ärzte pro Patient nur ein bis zwei Minuten Zeit in einer Visite, um den klinischen Zustand zu ermitteln und einen Therapieplan aufzustellen.

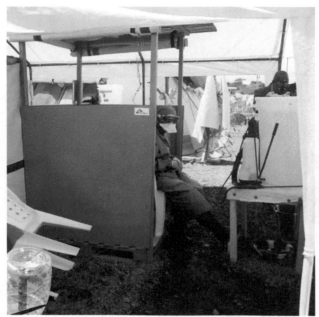

Abb. 88: Sprayer im Eingangsbereich von ELWA 3

Es zeigte sich, dass dehydrierte Patienten, die nicht im Schock waren und selbst für sich sorgen konnten, mit zu schluckenden Medikamenten gegen Übelkeit und Durchfall und oraler Rehydrierung überleben konnten. Diejenigen, die sich nicht mehr selbst helfen konnten, profitierten von intravenösen Zugängen und Flüssigkeitsgaben. Doch wegen der riesigen Patientenzahlen, der begrenzten Zahl des medizinischen Personals und des zeitlich begrenzten Aufenthaltes in der Schutzkleidung konnten nicht alle Patienten routinemäßig intravenös Flüssigkeit erhalten.

Die Verbesserung der medizinischen Hilfe galt als wichtig, damit die Patienten sich freiwillig in Behandlung begaben, um gesund zu werden, und nicht die Ebolabehandlungszentren als Orte wahrnahmen, wo man isoliert von der Familie starb (246).

Die «Standardtherapie» in einem Ebolabehandlungszentrum in Westafrika umfasst die orale (trinken) oder bei schwerem Verlauf ideale, aber längst nicht überall mögliche intravenöse Gabe von Flüssigkeit, die Einnahme eines Malariamedikamentes unter der Vorstellung, dass zeitgleich eine Malaria vorliegen könnte, und eines Breitbandantibiotikums. Erbrechen und Durchfall werden symptomatisch therapiert.

Bei der Untersuchung von 1.368 Patienten in drei Ebolatherapiezentren in Sierra Leone (Lunsar, Makeni, Kambia) von International Medical Corps vom

Krankheits-phase	Zeit bis Symptom-beginn	Symptome
Frühe Fieber-phase	0–3 Tage	Fieber, Unwohlsein, Müdigkeit, Schmerzen im Körper
Gastrointestinale Symptome	3–10 Tage	Primär: Magenschmerzen, Übelkeit, Erbrechen, Durchfall Assoziiert: anhaltendes Fieber, Kopfschmerzen, Bindehautrötung, Brustschmerzen, Bauchschmerzen, Gelenk- und Muskelschmerzen, Schluckauf, Delirium
Schock oder Erholung	7–12 Tage	Schock: Bewusstseinsminderung oder Koma, schneller fadenförmiger Puls, Oligurie/Anurie ($\downarrow$/fehlende Urinausscheidung), beschleunigte Atmung Erholung: Verschwinden gastrointestinaler Symptome, verbesserte orale Aufnahme, mehr Energie
Späte Komplikationen	≥ 10 Tage	Blutungen aus dem Magen-Darm-Trakt, sekundäre Infektionen, Meningoenzephalitis*, bleibende neurokognitive Veränderungen

*Sekundäre Infektionen sind angenommene Diagnosen basierend auf den klinischen Zeichen des distributiven («Verteilungs-»)Schocks, Soor (Hefepilzinfektion) in Mund oder Speiseröhre und Geschwüre im Mund. Meningoenzephalitis (Entzündung von Hirnhaut und Gehirn) ist eine angenommene Diagnose, die auf den klinischen Zeichen von Bewustlosigkeit und Nackensteifigkeit beruht.

Tab. 23: Klinische Symptome und Einteilung in Krankheitsphasen (246, Übersetzung durch Autorin)

1. Dezember 2014 bis zum 15. Oktober 2015 wurde bei 254 Patienten eine Ebolainfektion nachgewiesen (18,6 Prozent). 53 Patienten (20,9 Prozent der Ebolapatienten) wiesen zusätzlich eine Malaria auf. Insgesamt wurde bei 418 Patienten Malaria diagnostiziert (30,6 Prozent). 52 Prozent der Ebolapatienten ohne Malaria und 66 Prozent der Ebolapatienten mit Malaria starben (247).

Im August 2014 gab es im Ebolabehandlungszentrum in Foya, Lofa County, Liberia, so viele Patienten, dass die üblicherweise zur Behandlung einer Malaria eingesetzte Medikamentenkombination Artemether/Lumefantrin nicht zur Verfügung stand. Stattdessen setzte man die Kombination Artesunat/Amodiaquin ein. In einem Beobachtungszeitraum vom 5. Juni bis 24. Oktober 2014 wurden 382 Patienten in dem Zentrum aufgenommen. Davon erhielten 194 Artemether/ Lumefantrin und 71 Artesunat/Amodiaquin. In der ersten Gruppe starben 64,4 Prozent der Patienten, in der zweiten nur 50,7 Prozent. Zufällig zeigte sich, dass das Risiko zu sterben in der Artesunat-Amodiaquin-Gruppe um 31 Prozent geringer war.

Es gibt In-vitro-Experimente (Versuche im Reagenzglas), die zeigen, dass Amodiaquin die Ebolavirusaktivität hemmen kann. Die Autoren räumen allerdings ein, dass man nicht ausschließen kann, dass die Kombination Artemether/ Lumefantrin mit einem erhöhten Risiko zu sterben assoziiert ist oder dass beim Gebrauch von Artesunat/Amodiaquin nicht erfasste Patientencharakteristika eingingen, die das Sterberisiko direkt beeinflussten (248).

Um potenziell tödliche Malariainfektionen in den von Ebola betroffenen Gebieten zu vermeiden und die zusätzliche Belastung der Gesundheitssysteme zu reduzieren, empfiehlt die WHO im November 2014 u. a. die massenhafte Gabe von auf Artemisinin basierten Malariatherapien (ACTs). Dabei ist die Kombination der ersten Wahl Artesunat/Amodiaquin (ASAQ), weil es breit verfügbar und von den Menschen akzeptiert ist (249).

2019 werden die Ergebnisse einer retrospektiven Studie veröffentlicht (250), in der für Patienten, die zum Zeitpunkt ihrer Ebolainfektion im Rahmen einer davon unabhängigen Massenapplikation sehr wahrscheinlich Artesunat/Amodiaquin erhalten hatten, ein (vermutlich aufgrund der geringen Patientenzahl von 22) statistisch nicht signifikanter Überlebensvorteil festgestellt wurde (45,5 Prozent versus der Gesamtmortalität aller erfassten Patienten von 57,5 Prozent). Aus dieser Untersuchung lässt sich schließen, dass der Überlebensvorteil nicht auf einer höheren Letalität durch Artemether/Lumefantrin beruht, das fast 90 Prozent der Patienten im Ebolabehandlungszentrum erhalten hatten, wohingegen kein Patient dort mit Artesunat/Amodiaquin behandelt worden war.

Unweit von ELWA 3 befindet sich das Stadion. Grober Kies liegt auf einem Platz davor. Auf dem angrenzenden Hügel stehen einige Häuschen mit Veranda und Garten. Hier soll das deutsche Ebolabehandlungszentrum entstehen, das die WHO erbaut (siehe Abb. 89, 90).

UN-Laster bringen Baumaterial, eine Schubkarre steht bereit. Zwei Schaufeln stecken in feinem Sand. Ist das der erste Spatenstich? In vier Wochen sollen hier die ersten Patienten behandelt werden.

Es vergehen zwei Monate, bis das Deutsche Ebolabehandlungszentrum in Paynesville, Monrovia, am 23. Dezember 2014 eröffnet wird. 50 Betten stehen zur Verfügung (251). Das Zentrum sollen mehr als 100 deutsche und liberianische Mitarbeiter betreiben. Unter den Deutschen sind Angehörige des Deutschen Roten Kreuzes und der Bundeswehr. Deutschland hat bis Dezember 2014 150 Millionen Euro für den Kampf gegen Ebola in Liberia, Sierra Leone und Guinea bereitgestellt (252).

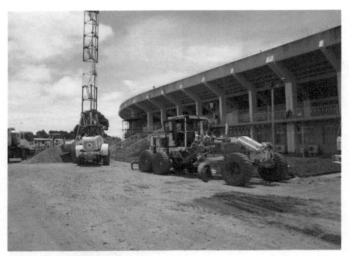

Abb. 89: Bauland am Stadion

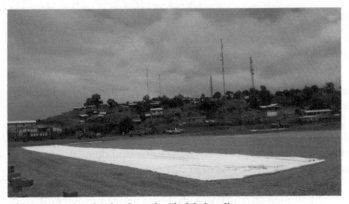

Abb. 90: Bauplatz für das deutsche Ebolabehandlungszentrum

Ende Dezember 2014 wird die Zahl der Ebolaverdachtsfälle in ganz Liberia unter 100 liegen und 1.000 Ebolabehandlungsbetten stehen in Monrovia bereit. Die neue ursprünglich als Ebolabehandlungszentrum konzipierte deutsche Einrichtung wird deshalb auf Anfrage des liberianischen Gesundheitsministeriums zu einer Behandlungseinrichtung für schwere Infektionen umgewidmet, mit dem Ziel, Kranke ohne Ebolainfektion zu versorgen (Severe Infection Temporary Treatment Unit, kurz SITTU) (siehe Abb 91).

In einer konventionellen Ebolabehandlungseinrichtung teilt man die Patienten gemäß dem Risiko einer Ebolainfektion in Verdachts-, wahrscheinliche und

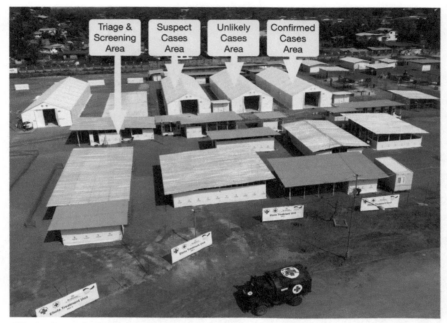

Abb. 91: Deutsche Behandlungseinheit für schwere Infektionen (aus 253)

bestätigte Fälle ein. In der SITTU unterscheidet man nach der Wahrscheinlichkeit, nicht ebolainfiziert zu sein, in Verdachtsfälle, unwahrscheinliche Fälle (eine negative Ebola-PCR bei Aufnahme) und bestätigt negative Fälle (zweiter negativer Ebolatest nach 48 Stunden).

536 Patienten werden in der SITTU zwischen Januar und dem 19. April 2015 triagiert («gesichtet») und von diesen werden 224 aufgenommen. 28 Patienten versterben und 27 werden verlegt. Die häufigsten Diagnosen sind Malaria, Gastroenteritis und Komplikationen durch HIV/Aids. Ebola wurde nie diagnostiziert. Im April wurde eine Zunahme an Maserninfektionen beobachtet.

Die Vorteile für die Behandlung nicht mit dem Ebolavirus infizierter Patienten in der SITTU gegenüber einem Ebolabehandlungszentrum liegen in dem geringeren Risiko, sich durch den Aufenthalt mit Ebola zu infizieren, und in der umfassenderen Betreuung (253).

Zwei Ebolabehandlungszelte, die auf deutscher Initiative beruhen, stehen schon im Oktober 2014 bereit. Auf Anregung der Inhaberin der GerLib (German-Liberian) Clinic, Margret Gieraths-Nimine († 2020), finanzieren das Deutsche Medikamenten-Hilfswerk action medeor und die Else Kröner Fresenius-Stiftung zwei Isolierzelte in Paynesville. Sie grenzen an das Ebolabehandlungszentrum ELWA 2 des liberianischen Gesundheitsministeriums (siehe Abb. 92).

Der Platz ist klug gewählt, denn so können die neuen Zelte, die negativen Druck aufrechterhalten und über Luftfilter, Klimatisierung, Sichtschutz zwischen den einzelnen Liegen und individuelle Auflademöglichkeiten für Handys der Patienten verfügen, ein bewährtes, in Betrieb befindliches Ebolabehandlungszentrum ergänzen (siehe Abb. 93–95). Vier Ärzte und 116 andere medizinische und technische Mitarbeiter erhalten durch action medeor zusätzliche Gehaltszahlungen, mit denen das von der liberianischen Regierung gezahlte Gehalt aufgebessert wird.

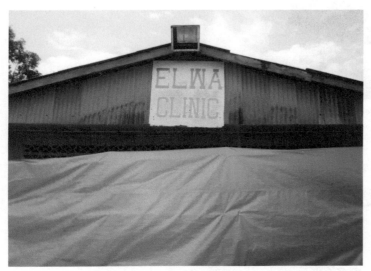

Abb. 92: Altes ELWA-2-Gebäude

Die logistischen und koordinativen Vorbereitungen zum Aufbau der Zelte erfolgten durch I·S·A·R Germany (International Search and Rescue). Dazu gehörten die Vorbereitungen des Bodens, die Frage der Abwasser- und Wasserversorgung und die Installation von Generatoren für die Stromversorgung. Anschließend wurden die Zelte aufgebaut und einheimisches Personal geschult. Für das ganze Projekt wurden knapp zwei Wochen benötigt, das dreiköpfige deutsche Team benötigte für den eigentlichen Aufbau der Zelte nur zwei Tage, sodass sie am 29. September 2014 übergeben werden konnten (254).

Die offizielle Einweihung des «neuen ELWA 2», bestehend u.a. aus den alten Gebäuden und den zwei Isolationszelten aus Deutschland, erfolgt am 29. Oktober 2014 und es bleibt auf Beschluss der liberianischen Regierung bis Mai 2015 geöffnet. Ende Mai werden die Zelte abgebaut und in Sasstown, Grand Kru County, erneut aufgestellt, wo sie als OP-Saal und Entbindungsstationen genutzt werden (255).

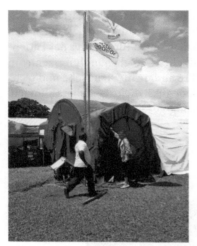

Abb. 93: Margret Gieraths-Nimine am neuen Isolationszelt

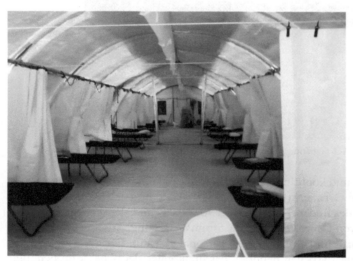

Abb. 94: Blick in das rechte Isolationszelt

Das Deutsche Medikamenten-Hilfswerk action medeor e. V. und I·S·A·R Germany werden wie auch Cap Anamur für den «EU Health Award for NGOs Making a difference in fighting Ebola» («EU-Gesundheitsauszeichnung für Nichtregierungsorganisationen, die einen Unterschied im Kampf gegen Ebola ausmachen») nominiert (239, 255).

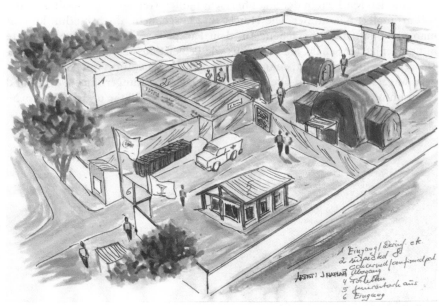

Abb. 95: «Das neue ELWA 2» mit den zwei Isolationszelten aus Deutschland: (1) Eingang, Desinfektion, (2) Verdachtsfälle (3) bestätigte Fälle (4) Toiletten (5) Generator (6) separater Eingang (aus 255)

Der Direktor des ELWA-2-Behandlungszentrums ist Dr. Jerry Brown, einer der Menschen des Jahres 2014 des *Time Magazine*. Er ist Medizinischer Direktor und Chirurg des Eternal Love Winning Africa (ELWA) Hospital. Die erste Ebola-behandlungseinheit in der Kapelle des ELWA Hospital mit nur sechs Betten ist schnell zu klein. Deshalb entscheidet die Direktion des ELWA-Krankenhauses, Küche und Wäschegebäude des ELWA-Neubaus in ein Ebolabehandlungszentrum umzuwandeln. So entsteht ELWA 2 (68).

Zurück zu meinem Bericht vom 21. Oktober 2014:

Das Leben in Monrovia ist öffentlich. Handgewaschene Kleidung trocknet auf Wäscheleinen oder Dächern von bunten Hütten. Vor dem Pretty Boys Barbing Shop warten Kunden darauf, noch schöner zu werden. Hoffentlich wird die Klinge gut desinfiziert. Neben Papa Tailoring (Papa Schneiderei) und Scissors Master (Scherenmeister) wird ein Kind eingeseift. «Go to School» («Geh zur Schule») steht an der Hauswand und «If you can read this, thank a Teacher» («Wenn du das lesen kannst, bedanke dich bei einem Lehrer»). Die Schulen in Liberia sind schon seit August landesweit geschlossen (sie werden sieben Monate geschlossen bleiben und erst ab dem 16. Februar 2015 wiedereröffnet werden).

Auf den Märkten in der Stadt herrscht buntes Treiben. Früchte sind kunstvoll arrangiert wie immer. Die Hotels sind ausgebucht, doch hierhin kommt man nicht zum Urlaubmachen. Auf dem Parkplatz des Hotels liegen Früchte mit aufgeplatzter Schale. Sie sehen aus wie Pellkartoffeln, die vom Baum fielen. Sie werden eilig weggefegt, denn ständig kommen neue Autos mit großen Schildern angefahren. Sie sind alle da: WHO, CDC, Welthungerhilfe, World Food Programme, MSF, Ebola Response Team, UNICEF, Militär und Presse (siehe Abb. 96–98).

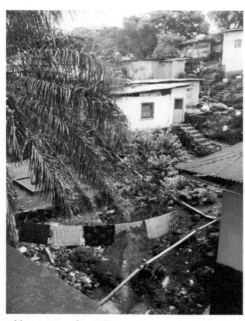

Abb. 96: Häuschen in Monrovia

Ebola ist eine traurige anhaltende Realität, die seit Monaten viele trifft. Die realistische Einschätzung der Situation kam spät, dafür gibt es viele Gründe, keine Erklärung und am Ende ein bitteres Erwachen. Das haben alle schon zugegeben. Für dieses Problem gibt es jetzt keine einfache Lösung. Aber es geschehen auch wunderbare Dinge. China schickt 10.000 Dosen seines für das Militär entwickelten experimentellen Medikamentes nach Westafrika, Kuba wendet sich mit einem Angebot zur Zusammenarbeit an die USA, Venezuela spendet Millionen. Am Ende des Tages ist die Hoffnung größer als die Katastrophe.

Zur besseren Erfassung, Behandlung und damit Unterbrechung von Übertragungsketten in entlegenen Regionen des Landes wird im Oktober 2014 in Liberia die RITE-Strategie (Rapid Isolation and Treatment of Ebola, schnelle Isolierung

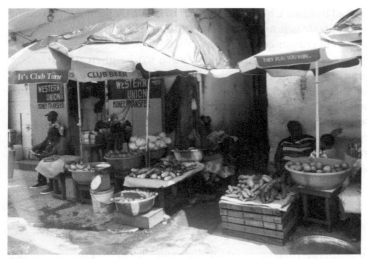

Abb. 97: Obst- und Gemüseverkäufer in Monrovia (Foto aus dem Jahr 2015)

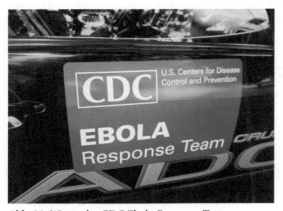

Abb. 98: Wagen des CDC Ebola-Response Teams

und Behandlung von Ebola) eingeführt. Ziel ist es, die Kapazität von Gesundheits-
teams in den dörflichen Gemeinden zu verbessern und eine maßgeschneiderte
Reaktion auf das lokale Infektionsgeschehen zu erreichen. Diese Regionen, in
denen es kein Mobilfunknetz und oft nicht einmal zugängliche Straßen gibt, sind
schwer zu erreichen. Es gibt Berichte und Fotos, in denen sich Mitarbeiter zu Fuß
und in Kanus zu Erkrankten durchschlagen.

Es gilt, Kranke schnell zu isolieren und zu behandeln in vor Ort aufgebau-
ten Einrichtungen oder nach Transport in Ebolabehandlungszentren. Proben für
die Eboladiagnostik müssen sicher abgenommen und transportiert werden, der

Indexfall (erster Fall in einer Übertragungskette) und der Ort seiner Ansteckung identifiziert und Kontakte gefunden und beobachtet werden. Auch muss das Ausführen von sicheren Beerdigungen trainiert werden.

Die lokalen Reaktionen auf Ausbrüche werden wöchentlich auf nationaler Ebene erfasst und überprüft. Ab November 2014 werden «RITE-Ausrüstungen» mit Medikamenten, Schutzkleidung und Material für die Errichtung einer provisorischen Isolations- und Behandlungseinheit vorab in entlegenen Gebieten ausgegeben, sodass noch schneller reagiert werden kann. Spätere Auswertungen werden ergeben, dass die RITE-Strategie zu einer substanziellen Verminderung der Alarmierungszeit (Zeit von Symptombeginn bei einem Patienten bis zur Ausbruchsmeldung), der Dauer der Ausbrüche und der Todesrate geführt hat (256).

Guinea

Epidemiologen befürchten in Guinea im Oktober zunächst einen erneuen Anstieg der Fallzahlen. Die Behandlungszentren von Ärzte ohne Grenzen in Conakry und Guéckédou sind zwischenzeitlich am Rande ihrer Kapazität. Das Zentrum Donka in Conakry ist ursprünglich nur für eine Dauer von sechs Monaten errichtet wor-

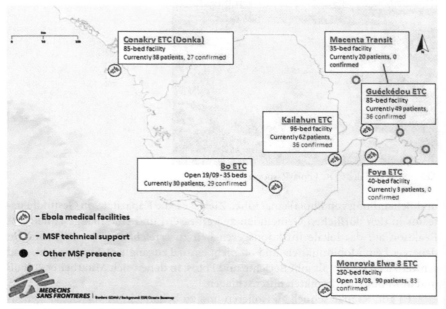

Abb. 99: Karte mit Ebolabehandlungs- bzw. Transiteinrichtungen von Ärzte ohne Grenzen (Stand: 27.10.2014; aus 257)

den. Die Einrichtung soll nun in ein neu zu errichtendes Zentrum in Koloma verlegt werden. Das Behandlungszentrum in Guéckédou wird um 15 Betten erweitert. In Macenta (bislang nur Transitzentrum) ist ein drittes Behandlunszentrum
geplant (257, siehe Abb. 99).

Guinea	bestätigte Fälle/davon Todesfälle 2014				
	04.10.	10.10.	18.10.	25.10.	letzter Fall
Conakry	181/72	190/75	211/81	214/85	25.10.
Guéckédou	248/189	249/190	251/192	254/195	24.10.
Macenta	409/241	461/271	504/294	521/326	24.10.
Kerouane	25/7	37/10	57/16	80/30	25.10.
Nzérékoré	41/6	51/25	80/41	91/51	25.10.
Dalaba	7/10	9/2	9/2	9/2	06.10.
Forécariah	11/7	12/7	12/8	15/10	20.10.
Coyah	12/5	34/7	42/17	49/21	25.10.
Lola	2/2	9/2	12/5	14/9	23.10.
Boké		1/0	1/0	1/0	09.10.
Beyla			8/6	14/12	25.10
Faranah: neue Region		1/1	1/1		14.10.
Siguiri			7/3	8/4	23.10.
Kankan: neue Region			1/0	2/0	13.10.
gesamt			**1287/707**	**1366/788**	

(nur Gebiete mit kürzlich zurückliegenden Fallmeldungen aufgeführt)

Tab. 24: Zahlen der bestätigten Fälle und Todesfälle in Präfekturen Guineas vom
04.10.–25.10.2014 mit Datum der letzten Fallmeldung

Im an Mali grenzenden Distrikt Siguiri ist am 15. Oktober und am 23. Oktober
jeweils ein neuer Ebolafall bestätigt worden (bis zum 30. Juli gab es dort sechs
Fälle). Aus Boké (der Distrikt grenzt an Guinea-Bissau) wird am 9. Oktober
ein bestätigter Fall gemeldet. Im Grenzgebiet zum Senegal gibt es aktuell keine
Fälle.

Zwei Länder gehen, eines kommt hinzu ...

Nach zwei Inkubationszeiten (zweimal 21 Tagen) ohne neue Fälle werden am
17. Oktober Senegal und am 20. Oktober 2014 Nigeria von der WHO für ebola-

frei erklärt. In Nigeria hat es 19 laborchemisch bestätigte und einen wahrscheinlichen Fall gegeben, acht Menschen sind gestorben (sieben mit gesicherter Ebolainfektion, ein wahrscheinlicher Fall). Die Letalität ist mit 40 Prozent niedrig. Man hat 894 Kontakte identifiziert und Menschen, die Kontaktpersonen nachverfolgt haben («Contact Tracers»), haben 18.500 Besuche von Angesicht zu Angesicht («Face-to-Face Visits») durchgeführt, um die Entwicklung von Ebolasymptomen aufzuspüren (258).

20 Fälle haben also 18.500 «Hausbesuche» von Kontaktpersonen nach sich gezogen. Wie soll man bei 100 neu diagnostizierten Fällen am Tag, wie sie in Liberia zu Hochzeiten aufgetreten sind, alle Kontakte nachverfolgen?

Im Oktober stuft die WHO die Elfenbeinküste, Guinea-Bissau, Mali und Senegal als die Länder mit «höchstem Risiko» für das Auftreten von Ebolainfektionen ein.

Ebola in Mali

Am 23. Oktober 2014 bestätigt Mali als sechstes Land in Westafrika (nach Guinea, Liberia, Sierra Leone, Nigeria, Senegal) gegenüber der WHO seinen ersten Ebolafall (259). Es handelt sich um ein zweijähriges Mädchen namens Fanta, das in Begleitung der zweiten Frau seines Großvaters (genannt «Großmutter») zusammen mit seiner fünfjährigen Schwester und einem Onkel am 18. Oktober aus Guinea nach Mali reiste. Später erfährt man, dass sein Vater, ein Healthcare Worker, Großvater, Großmutter und zwei Onkel gestorben sind. Die ersten Tode werden noch als «unklare Todesfälle» eingestuft. Dem Vater wird unterstellt, Opfer eines bösen Fluchs zu sein, weshalb er aus seinem Dorf flieht. Erst nachdem man bei den letzten Opfern in der Familie Ebola diagnostiziert hat, wird die heimtückische Virusinfektion als wahrscheinliche Ursache aller Erkrankungen in der Familie angenommen (260). Die Mutter bleibt mit einem drei Monate alten Baby zu Hause, um den verstorbenen Vater 40 Tage zu betrauern.

Schon vor Reiseantritt in Guinea soll das Mädchen unter Nasenbluten gelitten haben. Die Reise im öffentlichen Bus führt durch Keweni, Kankan, Sigouri, über die Grenze von Kourémalé nach Bamako und weiter bis nach Kayes im Westen Malis (siehe Abb. 100).

Über das geschäftige malische Dorf Kourémalé in der Grenzregion zu Guinea, die Angst vor Ebola, die Kontrollen der Einreisenden und die Vorbereitung auf einen möglichen Fall berichtet der Weltspiegel einen Monat zuvor, im September 2014 (262). «In Kourémalé wird die Zweijährige gar nicht in die kleine Klinik gebracht. Das Gesundheitspersonal an der Grenze hat sie schlichtweg übersehen», so der Arzt Drissa Berthe in Kourémalé im Interview. Die Großmutter sei zur Untersuchung aus dem Fahrzeug ausgestiegen, aber niemand habe ihre kranke Enkelin auf dem Nebensitz wahrgenommen (263).

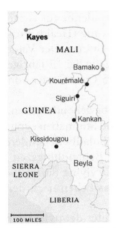

Abb. 100: Fantas Reise (aus 261 unter Berufung auf CDC)

In Kayes wird das Kind zunächst zu zwei traditionellen Heilern gebracht und erst auf das Drängen eines früheren Nachbarn, der Arzt ist, in das Fousseyni Daou Hospital eingeliefert, wo es am 22. Oktober aufgenommen wird und zwei Tage später stirbt. Die Bestattung sei unter sicheren Bedingungen verlaufen. Die Angehörigen und mehr als 100 Kontaktpersonen, darunter auch zehn Healthcare Worker sowie Busfahrer und Mitreisende, werden in Quarantäne genommen. Wie durch ein Wunder gibt es keine Ansteckungen, auch nicht bei Menschen, die sehr engen Kontakt mit dem kleinen Mädchen gehabt hatten (261).

Mauretanien schließt seine Grenzen zu Mali. Die WHO beurteilt das Auftreten von Ebola in Mali als Notfall. Glücklicherweise befinden sich im Rahmen von Vorbereitungen auf einen möglichen importieren Ebolafall («Preparedness») Experten von WHO und CDC bereits im Land, sodass sehr schnell reagiert werden kann (264).

Ebolaüberlebende

Vom 16. bis 17. Oktober 2014 findet in Kenema, Sierra Leone, eine von der Regierung und von UNICEF geführte Konferenz von Ebolaüberlebenden statt. Ziel ist die psychosoziale Unterstützung, man will den Überlebenden ein Forum geben, um ihre Geschichte zu teilen und über den Umgang in ihren Gemeinden zu sprechen.

Noch nie in der Geschichte der Menschheit hat es so viele Menschen gegeben, die eine Ebolavirusinfektion überlebt haben. Der 1.000. Ebolaüberlebende in einem der Behandlungszentrum von Ärzte ohne Grenzen in Westafrika ist der 15-jährige Kollie James aus Liberia. Er ist in Monrovia, als seine Mutter, zwei Schwestern und ein Onkel sterben. Sein Vater arbeitet im Rahmen der Ebolaepidemie für Ärzte ohne Grenzen in der Gesundheitsförderung und Ebolaaufklärung (Health Promotion Officer) in Foya im Grenzgebiet zu Sierra Leone und Guinea. Der Vater lässt den Jungen zu sich kommen, und schon am nächsten Tag zeigt der 15-Jährige Symptome und wird positiv auf Ebola getestet. Er überlebt im Care Center von Ärzte ohne Grenzen in Foya. Sein Berufswunsch: Arzt (265).

Bis zum Ende der Epidemie wird es mehr als 17.000 Überlebende geben. Neben den psychosozialen Problemen durch Ausgrenzung und Stigmatisierung, Verlust von Angehörigen und Arbeitslosigkeit treten bei Ebolaüberlebenden auch eine Reihe von organischen Störungen auf. Es werden Behandlungszentren für Ebolaüberlebende eingerichtet. Man spricht von «Surviving Survival» («das Überleben überleben») und «Life after Recovery» («das Leben nach der Erholung»).

Im Rahmen des sogenannten Post-Ebola-Syndromes, unter dem viele der Patienten leiden, treten zahlreiche Symptome auf. Müdigkeit, Schwäche, Konzentrationsstörungen, Depression und Hautausschläge zählen dazu genauso wie Appetitlosigkeit, Bauchschmerzen und Haarausfall. Auch Gelenkschmerzen (oft symmetrisch und an mehreren Gelenken) werden häufig beschrieben (50 bis 75 Prozent der Überlebenden). Hinzu kommen Sehnenentzündungen vor allem an den Schultern und Hüften und Muskelschmerzen. Neurologische Störungen von Sensibilitätsstörungen bis hin zu Gehirnentzündungen und epileptischen Anfällen werden beobachtet. Komplikationen im Bereich der Augen sind häufig und beinhalten Schmerz, Lichtscheu, Tränen und Sehstörungen bis hin zur Erblindung. Hörminderung, Tinnitus und Ertaubung werden beschrieben. Frauen leiden unter Zyklusstörungen, Männer unter Potenzproblemen (266).

November 2014
Mehr als 5.000 offizielle Tote, klinische Therapiestudien.
Ende des Notstandes in Liberia.
Schlimme Zustände in Sierra Leone, Sorgen um Mali.
Evakuierungen, der deutsche Ebolarettungsflieger und hoher Besuch.
Ein Impfstoff gegen Ebola – Phase 1

Offizielle Zahlen

	Klinische Fälle/Tote	Gesicherte Fälle/Tote	Klinische Fälle/Tote	Gesicherte Fälle/Tote
Daten bis	02.11.2014		18.11.2014	
Guinea/Liberia/ Sierra Leone gesamt	13.015/4.808	7.965/?	15.319/5.444	9.566/?
Guinea	1.731/1.041	1.457/837	2.047/1.214	1.745/998
Liberia	6.525/2.697	2.451/?	7.082/2.963	2.669/?
Sierra Leone	4.759/1.070	4.057/893	6.190/1.267	5.152/1.058

Tab. 25: Klinische Fälle/Tote und gesicherte Fälle/Tote im November 2014 in Guinea, Liberia und Sierra Leone (nach 17)

Mitte November gibt die WHO bekannt, dass die Zahlen der Neuerkrankungen in Guinea und Liberia nicht mehr ansteigen, dass es aber in Sierra Leone weiterhin zu einem steilen Anstieg der Neuerkrankungszahlen kommt. Besonders betroffen ist die Hauptstadt Freetown.

Eine Änderung in der Berichterstattung der Quellendaten führte zu einer Anpassung der kumulativen Fallzahl in Liberia in der 33. Woche. Die höchsten gemeldeten Fallzahlen traten in Sierra Leone (7.897) und Liberia (7.719) auf, gefolgt von Guinea (2.292) (267, Übersetzung durch die Autorin).

Eine UNICEF-Mitarbeiterin, die sich in Sierra Leone mit dem Ebolavirus infiziert hat, trifft am 1. November 2014 in einem Spezialflugzeug zur Therapie in Frankreich ein. Sie wird in das gleiche Militärkrankenhaus bei Paris gebracht, in dem bereits die an Ebola erkrankte Französin geheilt worden ist.

Ärzte ohne Grenzen kündigt an, dass ab Dezember in drei seiner Behandlungszentren in Westafrika freiwillige Tests mit Medikamenten unter der Leitung von drei verschiedenen Forschungspartnern durchgeführt werden sollen, um möglichst bald eine effektive Therapie gegen die tödliche Krankheit zu finden (268).

In der Donka-Ebolabehandlungseinheit in Conakry (Guinea) sollen Ebolapatienten mit Blut oder Plasma von Rekonvaleszenten (Menschen, die Ebola über-

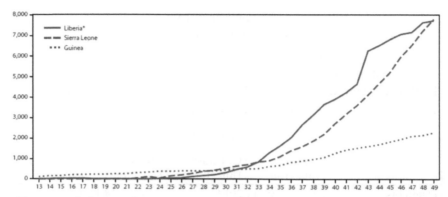

Abb. 101: Grafische Darstellung der gemeldeten Gesamtzahl an Ebolafällen vom 29.03.2014–
30.11.2014 (aus 267)

lebt haben) behandelt werden. Die Untersuchung wird vom Instituut voor Tropische Geneeskunde Antwerpen begleitet.

In Guéckédou, Guinea, soll das japanische Grippemittel Favipiravir eingesetzt werden unter Leitung des französischen Forschungsinstitutes Inserm (*Institut national de la santé et de la recherche médicale*).

In ELWA 3 in Monrovia (Liberia) soll die Wirksamkeit des antiviralen Medikamentes Brincidofovir, das bereits in den USA einigen Patienten zur experimentellen Therapie gegeben wurde, im Rahmen einer Studie ermittelt werden – unter
Federführung der Universität Oxford im Auftrag des International Severe Acute
Respiratory and Emerging Infection Consortium (ISARIC). Brincidofovir ist ein
antivirales Medikament, dessen Wirksamkeit in klinischen Studien in der Behandlung von Zytomegalie- und Adenovirusinfektionen untersucht wurde und gegen
das Ebolavirus in vitro (im Reagenzglas) eine Wirkung zu haben scheint (269).
Die Gesundheitsminister der Länder und die WHO sind an den Untersuchungen
beteiligt. Die Einschlusskriterien sollen weit gefasst sein und als einfaches Ziel
wird das 14-tägige Überleben erfasst. Mit ersten Ergebnissen wird im Februar
2015 gerechnet.

«Dies ist eine noch nie dagewesene internationale Partnerschaft, die Hoffnung
für Patienten bedeutet, schließlich eine wirkliche Therapie gegen die Krankheit zu
bekommen, die heute 50 bis 80 Prozent der Infizierten tötet», sagte Dr. Annick
Antierens, die die Untersuchungspartnerschaften für MSF koordiniert (268, Übersetzung durch Autorin).

Liberia

Die Präsidentin des Landes, Ellen Johnson Sirleaf, hebt am 13. November 2014 den im August 2014 ausgerufenen Notstand in Liberia auf – «nicht weil der Kampf gegen Ebola beendet ist, sondern weil ausreichend Fortschritte erzielt worden sind, um den Kampf gegen das Virus aufrechtzuerhalten, bis es schließlich aus dem Land eliminiert ist» (Übersetzung durch die Autorin).

Die Ausgangssperre ab 21 Uhr wird durch eine mitternächtliche Ausgangssperre ersetzt. Öffentliche Märkte sollen wiedereröffnet und die Schulen in Vorbereitung auf die Wiedereröffnung auf Initiative der Schulbehörden durch Jugendliche aufgeräumt und gereinigt werden (270).

Am 10. November geben die USA bekannt, dass das erste ihrer 17 Bettenzentren fertiggestellt sei. Es befindet sich 40 Kilometer außerhalb von Monrovia in Tubmanburg, verfügt über 100 Betten und wird der Internationalen Organisation für Migration übergeben, die das Zentrum betreiben wird. Die Konstruktion erfolgte durch die Streitkräfte Liberias mit der Hilfe und Überwachung durch US-Militärangehörige.

Zwei weitere Behandlungszentren, in Sinje nördlich von Monrovia und Buchanan im Süden sollen bis Ende November fertig sein. Sieben weitere Behandlungseinrichtungen in Liberia befinden sich in verschiedenen Bauabschnitten.

Die Zusage Präsident Obamas zum Bau der Behandlungsstationen ist auf dem Höhepunkt der Epidemie gemacht worden, aber jetzt sinken die Zahlen der Infizierten und verschiedene Behandlungseinrichtungen verzeichnen seit mehr als einem Monat leere Betten.

Bei weiterem Rückgang der Fallzahlen muss über eine andere Verwendung der Gelder nachgedacht werden, sagen amerikanische und liberianische Offizielle. Dazu zählen z. B. die Unterstützung der medizinischen Versorgung der breiten Masse und die Errichtung mobiler Behandlungseinrichtungen. WHO-Angaben zufolge hatte es in der letzten Woche 97 neue Fälle in Liberia gegeben (271). Die meisten Neuerkrankungen werden aus Montserrado gemeldet. Am 10. November gibt es im bislang wenig betroffenen River Cess County 14 neue klinische Fälle.

Während es in Liberia aufwärts geht, wird die Lage in Sierra Leone immer schlimmer. Der Ausnahmezustand in Sierra Leone wird am 4. November 2014 um zunächst weitere neun Monate verlängert. Jede Stunde (!) gibt es fünf Neuinfektionen, kalkuliert die Hilfsorganisation Save the Children schon im Oktober 2014 unter Einbeziehung nicht gemeldeter Fälle (272). Im November kommt es zu einem weiteren dramatischen Anstieg an Neuinfektionen.

Am 5. November 2014 eröffnet Save the Children sein erstes Ebolabehandlungszentrum in Sierra Leone mit 80 Betten. Es handelt sich um das Zentrum in Kerry Town 40 Kilometer außerhalb von Freetown, das ich wenige Wochen zuvor im Bau kennengelernt habe. Über 350 Fachkräfte sind im Einsatz, darunter 200 für die direkte medizinische Betreuung mit Unterstützung durch

Liberia im Detail	klinische Fälle/Tote 2014		
Auswahl	25.10.	31.10.	10.11.
Montserrado County mit Monrovia	3501	3666	3805
Lofa County	623	623	641
Margibi County	1132	1158	1192
Bong County	265	261	302
Nimba	280	318	328
River Cess	44		
gesamt	6267/2106	6525/2607	6875/2812
Healthcare Worker	299/123	315/157	332/165

Tab. 26: Zahl der klinischen Fälle und Todesfälle in Counties Liberias vom 25.10.–10.11.2014 mit gesonderter Darstellung der Zahlen für medizinisches Personal (nach 17)

Sierra Leone im Detail	bestätigte Fälle 2014			
	17.10.	7.10.	02.11.	11.11.
Western Area mit Freetown	750	1043	1182	1469
Kailahun	541	551	554	558
Kenema	459	480	490	493
Bombali	435	497	580	659
Port Loko	427	497	559	644
Bo	143	167	182	193
Tonkolili	138	187	217	281
Moyamba	80	93	96	137
Kono	34	38	39	45
Pujehun	24	26	28	28
Kambia	25	30	46	53
Bonthe	2	2	2	2
Koinadugu	2	13	23	55

Tab. 27: Zahl der bestätigten Fälle in Distrikten Sierra Leones vom 17.10.–11.11.2014 (nach 17)

kubanische Ärzte. Auch die Durchführung von Laboruntersuchungen ist in dem neuen Zentrum möglich (273, 274).

Am 12. November 2014 wird die Überforderung der Regierung Sierra Leones durch Ebola in einem Pressebericht eingeräumt. «Wir waren auf den Ausbruch der Geißel Ebola einfach nicht vorbereitet», wird Gesundheitsminister Aboubakar Fofana zitiert, und «die Viruserkrankung hat uns und unser schwaches Gesundheitssystem kalt erwischt, wir hängen zur Gänze von der Hilfe unserer internationalen Partner ab».

Die getroffenen Maßnahmen zur Ebolabekämpfung gelten als unzureichend. Allein am 2. November sind in Sierra Leone 61 neue Ebolafälle gemeldet worden. Damit steigt die Zahl der Infizierten auf 4.059 (zum Vergleich: in Liberia 2.515, in Guinea 1.409 Fälle). Mangelnde Aufklärung der Bevölkerung und weiter bestehende Rituale wie das Berühren und Waschen von Leichen spielen weiterhin eine große Rolle. Menschen fürchten Stigmatisierung und suchen bei Ebolasymptomen die Behandlungseinrichtungen nicht auf (275).

Anfang November 2014 gibt es in der am schlimmsten betroffenen Region Western Area mit Freetown vier Ebolabehandlungszentren (276), bis Mitte November kommen 62 Betten hinzu.

Ort	Betten aktuell/geplant	Betreiber	Labor
Police Training School, Hastings	120/120	MoH*	nein
Kerry Town	10/100	Save the Children	ja
China-SL-Friendship Hospital, Jui	2/32	Chinese CDC	ja
Lakka Hospital	20/20	Emergency/MoH*	ja

*MoH = Ministry of Health, Gesundheitsministerium

Tab. 28: Zahl der Ebolabehandlungsbetten in Western Area, Sierra Leone, Anfang November 2014 (nach 276)

Diese Aufstellung macht deutlich, wie gering die verfügbare Bettenzahl in Anbetracht der vielen Erkrankten ist. Geplant bzw. im Bau sind sechs weitere Zentren mit mindestens 480 Betten.

Die Laborkapazität in Sierra Leone soll insgesamt erheblich verbessert worden sein, sodass nun innerhalb von 48 Stunden Testergebnisse auf Ebola vorliegen (vorher bis zu neun Tage).

Seit September unterstützt die humanitäre Hilfsorganisation MapAction («The Humanitarian Mapping Charity») aus der Ferne und durch Entsendungen nach Liberia, Sierra Leone (dort z.B. Mitarbeit im NERC), Mali und Ghana (Unterstützung von UNMEER) die Bekämpfung der Ebolaepidemie. Ein wichtiges Anliegen ist das Erstellen von Karten, um Entscheidungsträgern zu helfen,

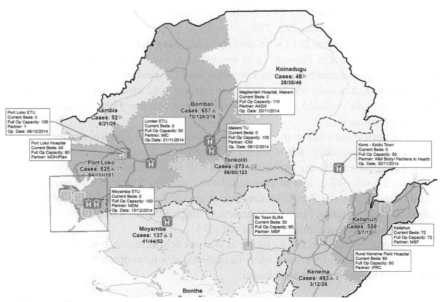

Abb. 102: Erfassung von Ebolabehandlungszentren in Sierra Leone bis 07.11.2014 durch MapAction (nach 276)

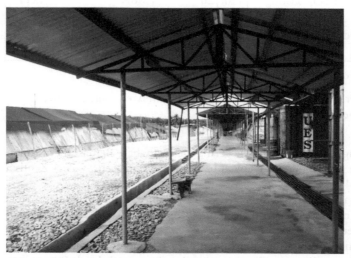

Abb. 103: Ebolabehandlungseinheit von Ärzte ohne Grenzen in Bandajuma, Nähe Bo, Sierra Leone (September 2015)

adäquate Behandlungszentren an den richtigen Stellen zu errichten und die effektivsten Maßnahmen zur Beendigung der Übertragung von Ebola zu identifizieren (277, 278).

Am 12. November wird berichtet, dass Hunderte Healthcare Worker (Pflegepersonal, Transporteure, Reinigungskräfte) im einzigen Ebolabehandlungszentrum im Süden Sierra Leones, in Bandajuma in der Nähe von Bo, streiken.
Sie protestieren damit gegen das Ausbleiben der von der Regierung zugesagten wöchentlichen Gefahrenzulage von 100 US-Dollar, die sie zusätzlich zu dem von Ärzte ohne Grenzen gezahlten Gehalt hätten erhalten sollen. Dadurch bleiben 60 Patienten im Zentrum unbetreut. Die internationalen Helfer können das Zentrum von Ärzte ohne Grenzen allein nicht betreiben (279, siehe Abb. 103).

Guinea im Detail	bestätigte Fälle/davon Todesfälle 2014				
	18.10.	25.10.	31.10.	14.11	letzter Fall
Conakry	211/81	214/85	220/87	245/98	11.11.
Guéckédou	251/192	254/195	253/194	259/197	07.11.
Macenta	504/294	521/326	550/336	616/379	14.11.
Kerouane	57/16	80/30	87/40	126/69	13.11.
Nzérékoré	80/41	91/51	97/57	145/89	14.11.
Forécariah	12/8	15/10	15/11	19/12	06.11.
Coyah	42/17	49/21	52/22	65/32	13.11.
Lola	12/5	14/9	15/11	17/12	11.11.
Beyla	8/6	14/12	16/13	35/20	08.11.
Faranah	1/1	1/1	1/1	17/6	11.11.
Siguiri	7/3	8/4	9/5	14/6	13.11.
Kankan	1/0	2/0	2/0	4/1	08.11.
Dubreka				22/8	02.11.
Kouroussa				3/3	02.11.
Kissidougou				6/4	07.11.
Kindia				12/2	13.11.
gesamt	**1287/707**	**1366/788**	**1424/821**	**1677/975**	

(nur Gebiete mit kürzlich zurückliegenden Fallmeldungen aufgeführt)

Tab. 29: Zahl der bestätigten Fälle und Todesfälle in Präfekturen Guineas vom 18.10.–14.11.2014 mit Datum der letzten Fallmeldung (nach 17)

Am 13. November befinden sich 35 Patienten im Behandlungszentrum in Cona-kry und 68 Patienten in Guéckédou. 58 Prozent der seit dem 30. Dezember 2013 bestätigten Fälle sind gestorben. Von den 3.613 Mitte November nachzuverfolgen-den Kontaktpersonen werden 3.478 erreicht (96 Prozent) (17).

Wieder Sorgen um Mali

Am 11. November 2014 stirbt ein 25-jähriger Krankenpfleger der Clinique Pasteur in der Hauptstadt Bamako an einer bestätigten Ebolainfektion und nur elf Tage später verliert auch seine 23-jährige Verlobte ihr Leben (280, siehe Abb. 104, 105).

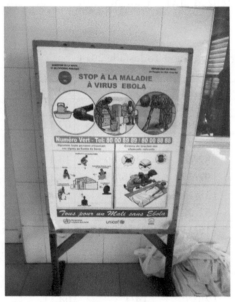

Abb. 104: Ebolaaufklärungsplakat in einer Klinik in Bamako, Mali

Der junge Pfleger hatte einen 70-jährigen «Grand Imam» aus Siguiri, Guinea, im Grenzgebiet zum malischen Dorf Kourémalé, betreut. Der Imam war am 25. Oktober wegen eines Nierenversagens (Spätsymptom einer Ebolainfektion!) in der Clinique Pasteur aufgenommen worden. Es wird berichtet, dass der Imam im grünen Mercedes unter Umgehung des offiziellen Grenzüberganges mit dem Ebola-Checkpoint in Kourémalé eingereist sei. An einem zweiten Kontrollpunkt habe man ihn aufgefordert, nach Kourémalé zurückzukehren, um sich untersu-chen zu lassen. Mithilfe eines Dorfältesten («Village Chief») habe er das jedoch vermeiden können (281).

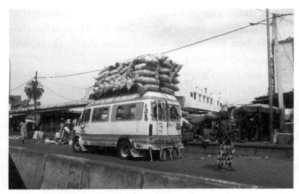

Abb. 105: Straßenszene in Bamako, Mali

Am 27. Oktober stirbt der Imam in der Clinique Pasteur. Die Diagnose Ebola wird nicht gestellt (282). Nach einer rituellen Waschung in einer Moschee in Bamako wird er in sein Heimatdorf in Guinea zurückgebracht, wo Tausende an seiner Beerdigung teilnehmen und Menschen auch den Leichnam berühren. Weder er noch ein Freund, der ihn besucht hat und ebenfalls verstirbt, werden auf Ebola getestet. Sie gelten aber als wahrscheinliche Fälle, insbesondere da im Heimatdorf weitere Verwandte und Freunde des Imams gestorben sind.

Am 12. November wird bestätigt, dass sich ein Arzt aus der Clinic Pasteur, Dr. Assane Diomandé, der bei dem Imam eine Ultraschalluntersuchung durchgeführt hat, eine Ebolainfektion zugezogen hat. Auch er stirbt. Die Clinique Pasteur, die bedeutendste Privatklinik in Bamako, wird geschlossen und unter Quarantäne gestellt, ebenso wie die Moschee und weitere Kliniken. Mehr als 250 Kontakte müssen nachverfolgt werden (283).

Dass ein Pfleger und ein Arzt in Mali an Ebola sterben, ist besonders tragisch, da hier bereits die Impfstoffstudie angelaufen ist. Der Arzt, der das Blut bei der kleinen Fanta, der ersten Ebolapatientin in Mali, abgenommen hatte, hatte als erster Studienteilnehmer eine Impfung erhalten (284).

Bis Ende November gibt es zusätzlich zu den drei genannten Fällen vier weitere Infizierte, die alle zu der Familie gehören, die der Imam in Bamako vor seiner Krankenhausaufnahme besucht hat. Drei von Ihnen, Vater, Mutter und ein Sohn, sterben (280, 285).

Evakuierungen

Am 20. November 2014 trifft der 43-jährige kubanische Arzt Dr. Felix Sarria Baez in Genf ein. Er hat sich bei seinem Arbeitseinsatz im Kampf gegen Ebola in Port Loko, Sierra Leone, mit dem Ebolavirus infiziert. Zunächst ist er auf der Station für

Healthcare Worker in Kerry Town, die das britische Militär betreut, behandelt und schon mit einem zentralen Venenkatheter versorgt worden. In Absprache zwischen der WHO und der kubanischen Regierung wurde dann die Evakuierung mit dem Phoenix-Medevac-Flugzeug eingeleitet.

Der Patient kann noch selbst aus dem Flugzeug steigen und zum Rettungswagen gehen, der ihn in die Universitätsklinik in Genf bringt. Dort wird er in einem Unterdruckraum getrennt vom anderen Klinikbereich untergebracht.

Zur Behandlung erhält er das experimentelle Medikament ZMab, ein Vorläufer von ZMapp, und wird nach 16 Tagen geheilt entlassen (286).

Am 15. November wird der 44-jährige Chirurg Dr. Martin Salia, der im Kissy United Methodist Hospital und im Connaught Hospital in Freetown arbeitet, mit einer schweren Ebolainfektion nach Omaha, Nebraska, evakuiert, wo schon zwei Ebolapatienten erfolgreich behandelt worden sind. Seine US-amerikanische Ehefrau wird seine Evakuierung bezahlen, gibt das Außenministerium in einer Presseerklärung bekannt. Ein erster Ebolatest am 6. November soll negativ gewesen sein, am 10. gibt es ein positives Testergebnis. Der Arzt ist nicht direkt in die Behandlung von Ebolapatienten eingebunden. Wo er sich angesteckt hat, ist unklar.

Dr. Salia, der einen permanenten Wohnsitz in den USA hat, ist der zehnte Ebolapatient, der in den USA behandelt wird. Presseberichten ist zu entnehmen, dass der Patient nach dem langen Flug schon bei Ankunft in Lebensgefahr schwebt. Er soll nicht ansprechbar sein, die Atmung ist erschwert, die Nieren haben versagt. Im Krankenhaus muss er intubiert, beatmet und dialysiert werden. Er erhält ZMapp und Plasma eines Ebolaüberlebenden. Dennoch stirbt der Patient nur 36 Stunden nach seiner Ankunft im Krankenhaus (287–289).

Am 20. November erkrankt der 50-jährige italienische Arzt Fabricio in Sierra Leone, wo er seit dem 20. September für die Nichtregierungsorganisation Emergency in einem Ebolabehandlunszentrum arbeitet, mit Erbrechen, Durchfall und erhöhter Temperatur. Am 24. November bestätigt sich die Verdachtsdiagnose Ebola, er wird mit einem Flugzeug der italienischen Luftwaffe evakuiert und trifft in passablem Zustand am 25. November in Rom ein, wo er in das Nationale Institut für Infektionskrankheiten Lazzaro Spallanzani eingeliefert wird. Er erhält Favipiravir, zweimal Rekonvaleszentenserum, was er bei der Erstgabe nicht gut verträgt, ZMab, das ursächlich oder zeitlich übereinstimmend zu einem schnellen Abfall der Viruslast führt, Melanocortin (zur Kontrolle eines Zytokinsturms und zur Verhinderung eines Vascular-Leak-Syndroms) und Kortison. Aufgrund eines respiratorischen Versagens muss der Patient am 3. Dezember auf die Intensivstation verlegt und beatmet werden. Komplizierend wird am 7. Dezember eine Malaria tertiana durch Plasmodium vivax mittels PCR diagnostiziert.

Am 9. Dezember wird in Bronchialflüssigkeit als einziger Erreger Ebolavirus in hoher Konzentration (6.88 Log Kopien) nachgewiesen, das sich wahrscheinlich in der Lunge vermehrt hat. Es wird die Diagnose einer interstitiellen Pneumonie durch das Ebolavirus gestellt, die Extubation ist dennoch am 10. Dezember möglich. 39 Tage nach seiner Aufnahme wird der Patient geheilt entlassen (290).

Dieser Arzt verdankt sein Überleben dem Können und Einsatz des Behandlungsteams in Rom. Es ist kaum vorstellbar, dass ein derartig kranker Patient in Westafrika hätte überleben können.

Land	Infektionen bei medizinischem Personal (% der gemeldeten Fälle)	Tote unter medizinischem Personal (% der gemeldeten Todesfälle)
Guinea	97 (4,5)	56 (4,4)
Liberia	**342** (4,8)	**172** (5,7)
Sierra Leone	136 (2,1)	105 (7,5)
Nigeria	11 (55)	5 (62,5)
Mali	2 (25)	2 (33)
Spanien	1 (100)	0
USA	3 (75)	0
gesamt	592 (3,7)	340 (6,0)

Tab. 30: Prozentualer Anteil an Infektionen und Todesfällen unter medizinischem Personal an in einem Land aufgetretenen Ebolainfektionen (nach 291)

Der deutsche Ebola-Rettungsflieger oder die fliegende Ebolaintensivstation

Am 27. November 2014 landet der Airbus A340-300 Robert Koch mit einer speziellen Patiententransportisolationseinheit, die ein luftdichtes Zelt mit Unterdruck umschließt, in Berlin-Tegel (siehe Abb. 106–108). Die Bundesregierung hat auf Anregung des Auswärtigen Amtes den Umbau eines Passagierflugzeuges durch Lufthansa-Technik in Auftrag gegeben, um an Ebola erkrankte deutsche Helfer zur Therapie nach Deutschland evakuieren zu können. Schon an Bord können Patienten intensivmedizinisch behandelt werden, sodass es auf dem Flug nicht zu einer kritischen Unterbrechung der Behandlung kommt. Außerdem erfüllt das Flugzeug die Anforderungen einer Sonderisolierstation zum Schutz des Personals (292–294). Dieses Konzept ist weltweit einmalig.

Zwei vorgelagerte ebenfalls luft- und gasdichte Zelte dienen als Schleusen für das sichere Betreten und Verlassen des Behandlungszeltes. «Die Isoliereinheit steht unter Unterdruck und ist hermetisch abgeschlossen. Ein großer Druckaus-

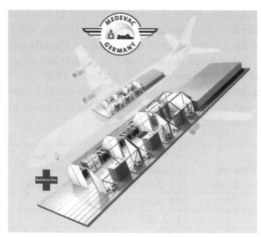

Abb. 106: Schematische Darstellung des Innenraumes des Evakuierungsflugzeuges «Robert Koch» (RKI, aus 296)

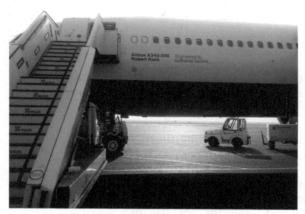

Abb. 107: Das Evakuierungsflugzeug «Robert Koch» in Berlin-Tegel 2014 (Foto: Dirk Williamson)

gleichsbehälter im Heck des Flugzeugs sorgt dafür, dass sogar im seltenen Fall einer Luftnotlage, etwa bei einem plötzlichen Druckabfall, die Isoliereinheit intakt bleibt» (295). Die medizinische Ausstattung umfasst ein Beatmungsgerät, einen Monitor, Infusionspumpen und Perfusoren, ein Ultraschallgerät und ein Blutgasanalysegerät. Außerdem sollen spezielle Medikamente für die Versorgung von Ebolapatienten mitgeführt werden (296).

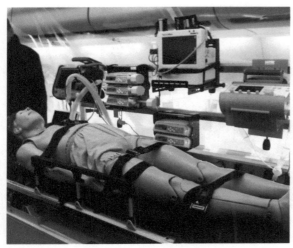

Abb. 108: Die fliegende Intensivstation, apparative Ausstattung (Foto: Dirk Williamson)

Im vorderen Kabinenabschnitt gibt es Sitze für bis zu 19 Fluggäste (z.B. Ärzte, Isolationszelttechniker, Lufthansa-Ingenieur).

Der Umbau ist am 17. November in enger Zusammenarbeit mit dem Robert Koch-Institut (296) begonnen worden. 700 Piloten und Flugbegleiter der Lufthansa melden sich freiwillig für einen Einsatz (292).

Hoher Besuch

Am 28. November 2014 besucht der französische Präsident François Hollande Conakry, die Hauptstadt Guineas (siehe Abb. 109). Es ist der erste Besuch eines westlichen Staatsoberhauptes in der Ebolakrise in Westafrika. Der Besuch wird als wichtiges Signal wahrgenommen und der Präsident begeistert empfangen. In Begleitung des guineischen Präsidenten Alpha Condé besucht er das Donka-Krankenhaus und trifft Healthcare Worker. Präsident Hollande macht Zusagen für weitere Hilfe aus Frankreich und warnt davor, die betroffenen Länder zu isolieren. Der Präsident hatte zuvor die Ebolaüberlebende Fanta Camara getroffen, die gesagt hatte: «Wir müssen Ebola isolieren und nicht das Land», und: «Ebola ist etwas anderes. Wenn du kein Ebola hast, hast du ein Leben, du hast Träume. Wenn du Ebola hast, wirst du wie eine tote Person behandelt, sogar wenn du geheilt bist» (Übersetzung durch die Autorin) (297, 298).

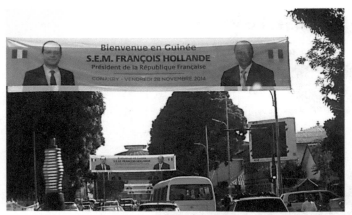

Abb. 109: Banner in den Straßen Conakrys zu Ehren des Besuches des
französischen Präsidenten Hollande am 28.11.2014

Ein Impfstoff gegen Ebola: rVSVΔG-ZEBOV-GP.
Beginn von Phase-1-Studien in Nordamerika,
Europa und nicht endemischen Ländern Afrikas

Bei diesem Impfstoff trägt ein harmloses, abgeschwächtes, vermehrungsfähiges
Tiervirus (vesikuläres Stomatitis-Virus, kurz VSV) das Gen des Glykoproteins des
Zaire-Ebolavirus (ZEBOV). Antikörperbildung gegen dieses Oberflächenprotein
soll vor einer Ebolavirusinfektion schützen. Mehr als zehn Jahre haben Wissenschaftler des öffentlichen kanadischen Gesundheitswesens (Public Health Agency
of Canada's National Micobiology Lab) im Auftrag der kanadischen Regierung an
diesem Impfstoff gearbeitet. Es ist die Arbeitsgruppe um John Rose in Yale, die als
erste die bahnbrechende Idee verfolgte, Gene von krank machenden Viren (z.B.
Influenza, HIV) in das vesikuläre Stomatitis-Virus einzufügen und das gentechnisch veränderte Virus als Impfstoff einzusetzen (299).

Bis zur verheerenden Ebolaepidemie in Westafrika war rVSVΔG-ZEBOV-GP,
(r für rekombinant, d.h. neu kombiniert), dessen Lizenz die Firma BioProtection
Symstems (NewLink Genetics) besaß, an Versuchstieren und seit 2005 an 80 Affen
erprobt worden.

Es ist jetzt dringend, Impfstoffe rasch zur Anwendung am Menschen zu
bringen. Nachdem die Weltgesundheitsorganisation im August 2014 die Ebolaepidemie in Westafrika zu einem öffentlichen Gesundheitsnotfall von internatio-
nalem Rang erklärt hat, stiftet die kanadische Regierung der WHO 800 Ampullen
ihres experimentellen Impfstoffes rVSVΔG-ZEBOV-GP. Die Firma MSD Sharp &
Dohme kauft für 50 Millionen US-Dollar eine Sublizenz und ist für weitergehende
Forschung und Entwicklung verantwortlich (300–302).

2009 kam der experimentelle Impfstoff jedoch schon einmal bei einem Menschen zur Anwendung. Im Hochsicherheitslabor in Hamburg hatte sich eine Forscherin bei einem Experiment mit einer Maus eine Nadelstichverletzung zugezogen und dabei möglicherweise infektiöses Ebolavirus injiziert. 48 Stunden später erhielt sie den Impfstoff rVSVΔG-ZEBOV-GP, der eilig aus Winnipeg, Kanada, geliefert worden war. Eine Ebolainfektion trat nicht auf (303).

Am 26. September 2014 durchsticht in Sierra Leone ein US-amerikanischer Arzt vermutlich kontaminierte Handschuhe mit einer Hohlnadel. 43 Stunden später wird er mit dem rVSVΔG-ZEBOV-GP-Impfstoff, den man aus Atlanta hat kommen lassen, geimpft und nach Amerika ausgeflogen. Auch er erkrankt nicht (304).

Unter der Schirmherrschaft der WHO wird im September 2014 das internationale VSV Ebola Consortium (VEBCON) mit den vier Zentren Hamburg (Deutschland), Genf (Schweiz), Kilifi (Kenia) und Lambaréné (Gabun) zur Einrichtung von Phase-1-Studien mit dem Ziel der raschen und koordinierten klinischen Testung des Impfstoffes in Hinblick auf Sicherheit, Verträglichkeit und Dosisfindung in Vorbereitung auf Phase-2- und Phase-3-Studien und Impfstoffzulassung gegründet (305).

Noch nie ist eine Impfstoffentwicklung so schnell vorangetrieben worden. Neben Phase-1-Studien in den USA und Kanada laufen von November 2014 bis Januar 2015 im Rahmen von VEBCON drei offene unkontrollierte Phase-1-Studien in Hamburg (Universitätsklinikum Eppendorf), in Lambaréné und Kilifi zur Dosisfindung und von November bis zunächst Dezember 2014 (dann Dosisreduktion aufgrund von Gelenkentzündungen bei 22 Prozent der Teilnehmer) eine doppelblinde, randomisierte und placebokontrollierte Studie in Genf.

In den VEBCON-Studien erhalten insgesamt 150 gesunde Menschen den Impfstoff zur Prüfung der Sicherheit, des Nebenwirkungsprofils und der Immunogenität. Der Impfstoff ist in Deutschland durch die Firma IDT Biologika in Dessau-Roßlau hergestellt worden. Bei allen Geimpften entwickeln sich glykoproteinbindende Antikörper, sodass der Impfstoff als immunogen eingestuft wird. Schwerwiegende Nebenwirkungen treten nicht auf (306).

Dezember 2014
Mehr als 20.000 Infektionen in nur einem Jahr.
Noch mehr tote Ärzte in Sierra Leone und besondere Briefmarken.
Die Operation Western Area Surge in Sierra Leone.
Ende der Phase 1 der Reaktion auf den Ebolaausbruch (WHO).
Eine ungewöhnliche Komplikation, Behandlung in den Niederlanden.
Ein Besuch in Guinea, Gedanken zur
Postexpositionsprophylaxe und die PALM-Studie.
Ebolaschnelltests und eine junge Preisträgerin

Offizielle Zahlen

	Klinische Fälle/Tote	Gesicherte Fälle/Tote	Klinische Fälle/Tote	Gesicherte Fälle/Tote
Daten bis	07.12.2014		28.12.2014	
Guinea/Liberia/ Sierra Leone gesamt	17.908/6.375	11.256/?	20.171/7.890	12.861/?
Guinea	2.292/1.428	2.051/1.207	2.707/1.709	2.397/1.433
Liberia	7.719/3.177	2.830/?	8.018/3.423	3.110/?
Sierra Leone	7.897/1.768	6.375/1.559	9.446/2.758	7.354/2.392

Tab. 31: Klinische Fälle/Tote und gesicherte Fälle/Tote im Dezember 2014 in Guinea, Liberia und Sierra Leone (nach 17)

In Liberia eröffnet die Präsidentin Ellen Johnson Sirleaf im Beisein des Leiters von UNMEER, Anthony Banbury (Head of Mission), am 8. Dezember 2014 die nationale «Ebola must go»-Kampagne («Ebola muss gehen»), in der Christ Kingdom Harvest Church in Monrovia. Bis zum neuen Jahr (2015) sollen keine neuen Infektionen mehr auftreten. Die Präsidentin spricht bei dem Termin sechs Kindern Mut zu, die ihre Eltern durch Ebola verloren haben (307).

In Sierra Leone ist die Lage im Dezember 2014 dramatisch. In der ersten Woche des Monats erkranken fast 400 Patienten, dreimal so viel wie in Liberia und Guinea zusammen. Aus der Hauptstadt Freetown werden anhaltend ein Drittel der Fälle gemeldet (31).

Am ersten Dezember befinden sich nur 60 Prozent der mit Ebola infizierten Patienten in Isolation, sagt Paolo Conteh, der Leiter des nationalen Ebolareaktionsteams von Sierra Leone.

Innerhalb von nur 24 Stunden versterben in Sierra Leone drei weitere Ärzte an Ebola: Dr. Aiah Solomon Konoyeima, der in Freetown in einem Kinderkrankenhaus gearbeitet hat, stirbt am 6. Dezember als zehnter Arzt in Sierra Leone, einen Tag nach dem Tod von Dr. Dauda Koroma und Dr. Thomas Rogers. Dr. Thomas Rogers, bekannter Chirurg des Connaught Hospital in Freetown, stirbt in Kerry Town in der Behandlungseinheit für medizinisches Personal. Ich hatte ihn fünf Monate zuvor bei meinem ersten Besuch in Freetown, im Juli 2014, kennengelernt.

Zwei Wochen später, am 18. Dezember, wird ein weiterer Arzt in Sierra Leone sein Leben durch eine Ebolainfektion verlieren. Der 67-jährige Dr. Victor Willoughby stirbt nur wenige Stunden nach dem Eintreffen von ZMab, das zu seiner Behandlung hätte eingesetzt werden können.

Von zwölf mit Ebola infizierten einheimischen Ärztinnen und Ärzten in Sierra Leone hat nur einer, der 32-jährige Dr. Komba Songu-M'briwa, der Dr. Salia in Hastings betreute und im November 2014 selbst erkrankte, überlebt (308–314). Sierra Leone wird fast 10 Prozent seiner Ärzte verlieren.

Sierra Leone	gestorben am	infiziert in	Alter (in Jahren)
Dr. Sheik Umar Khan	29.07.2014	Kenema	39
Dr. Modupeh Cole	13.08.2014	Freetown	56
Dr. Sahr Rogers	21.08.2014	Kenema	
Dr. Olivet Buck	14.09.2014	Freetown	59
Dr. Godfrey George	03.11.2014	Kambia	54
Dr. Martin Salia*	17.11.2014	Kissy	44
Dr. Moses Kargbo	18.11.2014	Tonkolili (?)	70
Dr. Thomas Rogers	05.12.2014	Freetown	
Dr. Dauda Koroma	05.12.2014	Freetown	
Dr. Solomon Konoyima	06.12.2014	Freetown	
Dr. Victor Willoughby	19.12.2014	Freetown (?)	67

*wurde in die USA evakuiert, wo er verstarb

Tab. 32: Überblick über die 2014 an Ebola gestorbene Ärzte aus Sierra Leone

2015 werden zu Ehren von acht Ärzten in der Rubrik «Helden im Kampf gegen Ebola (2015)» Sonderbriefmarken herausgebracht (315).

Das ursprünglich für die Behandlung Dr. Willoughbys angeforderte ZMab (Vorläufer von ZMapp) kommt auf Weisung des Gesundheitsministeriums einer seit zwei Wochen sehr kranken 72-jährigen Patientin zugute, Mutter und Ehefrau von zwei Patienten von Dr. Willoughby, die wenige Tage zuvor an Ebola gestorben sind. Sie wird als erste Patientin in Afrika mit ZMab behandelt und kann am 28. Dezember 2014 aus dem sehr gut ausgestatteten Ebolabehandlungszentrum,

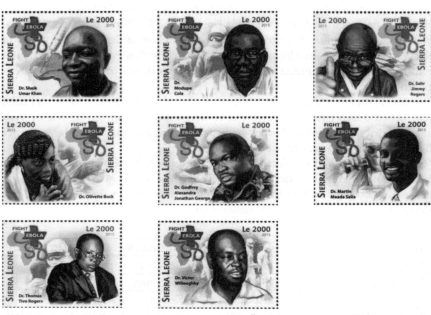

Abb. 110: Sonderbriefmarken zur Erinnerung an acht Ärzte Sierra Leones, Helden im Kampf gegen Ebola, die 2014 starben (aus 315)

betrieben von der Hilfsorganisation Emergency in Goderich, Sierra Leone, entlassen werden. Das Ebolabehandlungszentrum ist kurz zuvor, am 14. Dezember 2014, in Kollaboration mit der Abteilung für internationale Zusammenarbeit der britischen Regierung (DFID = Department for International Development) eröffnet worden (316).

Wegen der starken Zunahme der Fälle in der Western Region mit Freetown, dem aktuellen Epizentrum des Ausbruchs, und der Vermutung, dass es hier sehr viele versteckte Ebolakranke gibt (73), wird durch die Regierung Sierra Leones mit Unterstützung von vielen Partnern wie z. B. UNMEER, der WHO, CDC, World Food Programme und UNICEF die Aktion «Operation Western Area Surge » (*surge* = Ansturm, Brandung, Woge) ins Leben gerufen. Sie beginnt am 17. Dezember 2014 und soll zwei Wochen anhalten (317, 318). Der Fokus liegt auf zentralen Ebolabekämpfungsmaßnahmen wie die Identifizierung und Isolierung potenzieller Patienten, das Erreichen einer erhöhten Rate an sicheren Beerdigungen durch die Entsendung von «Beerdigungsteams», die Etablierung von Quarantäneprotokollen und soziale Mobilisierung (319).

Es gilt, die Gemeinden intensiv einzubinden und das Vertrauen in Dienstleistungen wiederherzustellen (317). Die Aktion wird sehr sorgfältig vorbereitet.

Zunächst wird in bestimmten Regionen, in denen Menschen aus Angst vor Ebola Gesundheitseinrichtungen meiden, unterstützt von der Bill & Melinda Gates Foundation, der britischen Regierung, Ärzte ohne Grenzen und der WHO, eine Malariakampagne durchgeführt. Dabei werden Zehntausende Haushalte vorbeugend mit Malariamedikamenten versorgt. Malaria ist in Sierra Leone eine der tödlichsten Erkrankungen vor allem von kleinen Kindern, und die Kampagne wird von der Bevölkerung gut aufgenommen (31).

In einem ersten Schritt der Operation Western Area Surge werden Serviceleistungen drastisch verbessert. Dazu gehören die verbesserte Erreichbarkeit über die Hotline 117, die Bereitstellung von Krankenwagen, verbesserte Quarantäne und psychosoziale Unterstützung. Die Zahl der Behandlungsbetten und der Labore werden erheblich erhöht. Als Lektion aus der Vergangenheit werden wichtige religiöse und traditionelle Führer einbezogen, um die Sorgen und Anliegen der Bevölkerung besser zu verstehen (31).

UNMEER unterstützt die Aktion maßgeblich, indem u. a. zwei neue Laboratorien, 15.000 Blutröhrchen und zwei Autoklaviergeräte eingeflogen werden. Zehn «Datenspezialisten» werden geschickt, die die Übermittlung von Laborergebnissen beschleunigen sollen, und neue Informations- und Kommunikationstechnologien werden bereitgestellt. Außerdem treffen acht Krankenwagen und 76 Motorräder ein (319).

Menschen werden als Überwachungskräfte in den Distrikten (District Surveillance Officers) und Gemeinden (Community Monitors) geschult, Epidemiologen und klinische Teams ausgebildet. Auch Psychologen und Quarantäneberater gehören dazu. Über 1.500 «Aufklärer» (Community Mobilizers) werden ausgebildet und von verschiedenen Organisationen im Rahmen eines gemeinsamen Planes entsandt. Mehr als 11.000 Haushalte werden so erreicht. Man vermittelt der Öffentlichkeit: «Das System funktioniert.» Regelmäßig werden Radio- und Fernsehbeiträge gesendet, große Anzeigen in Zeitungen geschaltet, Poster verteilt, elektronische Medien eingesetzt (317, 318, 320).

Im August 2014 wird in Sierra Leone die kostenlose Ebolahotline 117 eingeführt, um die schnelle Identifikation von möglichen Ebolafällen und folglich das Testen und Isolieren zu verbessern (Live Alert) und mögliche Ebolatote aufzuspüren (Death Alert), die einer sicheren Beerdigung zugeführt werden. Im Callcenter, das zunächst vom Gesundheitsministerium (Ministry of Health and Sanitation) mit Unterstützung der WHO betrieben wird, sind zunächst 20 Menschen beschäftigt, die maximal 1.440 Anrufe pro Woche bearbeiten können. Das System geht auf Anfrage des Gesundheitsministeriums im September 2014 an die Nichtregierungsorganisation eHealth Africa (eHA), die die Kapazität des Systems erweitert.

Die Anzahl der Beschäftigten wird im September auf 44 erhöht, im Oktober auf 120 und beträgt maximal 198 ab Dezember 2014, als das Nationale Ebola Responce Center die Bemühungen, die Übertragungen einzudämmen, stark erhöht.

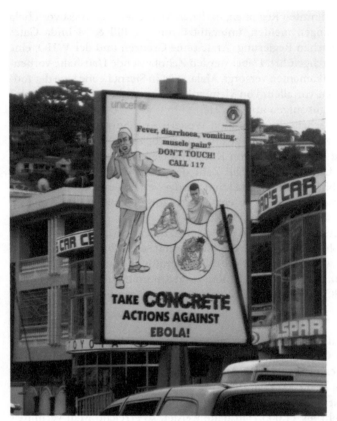

Abb. 111: Plakat von UNICEF in Freetown mit Hinweis auf die Rufnummer 117:
«Fieber, Durchfall, Erbrechen, Muskelschmerz? Nicht anfassen! Ruf 117 an.
Ergreife konkrete Maßnahmen gegen Ebola.»

Das «117-System» kann die Alarmierungs- und Beerdigungsabteilungen innerhalb der District Ebola Response Centres (DERCs) direkt erreichen und die Mitarbeiter dort können über eine Software auf die Anrufdaten in ihren Distrikten
zugreifen.

Im November 2014 wird ein Rückrufsystem eingerichtet, bei dem drei Versuche unternommen werden, Anrufer telefonisch zu erreichen. Der Anteil der
Anrufer, die über das Rückrufsystem kontaktiert werden, erreicht im Januar
2015 60 Prozent der Meldungen über mögliche Ebolakranke (Live Alerts) und
70 Prozent der gemeldeten Toten (Death Alerts). Die höchste Meldung an Ebolaverdachtsfällen (3.031 Live Alerts) wird Ende Dezember 2014 registriert.

Zwischen Oktober und Dezember 2014 kommen 83 Prozent (75.237 von 90.217) der gemeldeten Todesfälle (Death Alerts) aus Western Area, wo ein Fünftel der Bevölkerung lebt. Es ist die Zeit, in der in Freetown die wöchentlich höchsten Ebolafallzahlen registriert werden.

Während der Operation Western Area Surge erreichen mehr als 16.000 Anrufe pro Woche das «117-System». Es kommt zu einem Anstieg der Krankenhausaufnahmen von 48 Prozent, einer 27-prozentigen Zunahme bestätigter Fälle in der Region und einer Abnahme der ebolapositiv getesteten Leichen von 30 auf 10 Prozent als Hinweis auf frühzeitiges Hilfesuchen und Melden. Die Erkrankungszahlen gehen im Verlauf der nächsten Wochen und Monate erheblich zurück (321, 322).

Ende Dezember 2014 endet die *Phase 1 der Reaktion* der WHO auf den Ebolaausbruch. Sie hatte im August 2014 begonnen. Es war die Phase des sehr schnellen unkontrollierten Anstiegs der Ebolainfektionen und es hatte drei Maßnahmenschwerpunkte gegeben:

• schneller Aufbau von Behandlungskapazitäten (Behandlungszentren und Betten),

• rascher Aufbau von ausreichend Beerdigungsteams zur Durchführung sicherer und würdiger Beerdigungen und

• Stärkung und Ausweitung der Aufklärungsarbeit in der (Social Mobilising) (323).

Eine neue Komplikation: Ein blaues Auge wird grün

Am 6. September 2014 erkrankte der 43-jährige US-amerikanische Arzt Dr. Ian Crozier in Kenema, Sierra Leone, an Ebola. Er erreichte das Emory Hospital in Atlanta als dritter Ebolapatient am 10. September 2014 und war der Kränkste von allen. Seine Krankenakte ist eine gruselige Lektüre, schreibt die *New York Times* («The medical record, from an Ebola case, made for grim reading»), und seine Ärzte lernten aus diesem Fall, dass ein derart schwer erkrankter Ebolapatient durch aggressive Behandlung überleben kann (324).

Er musste beatmet und dialysiert warden, erhielt das experimentelle Medikament TKM-Ebola (Tekmira Pharmaceuticals, «small inferfering RNA antiviral agent») und Konvaleszentenplasma von Will Pooly, dem ersten britischen Ebolapatienten, der nach Atlanta flog, um für ihn das Plasma zu spenden (325). Sein Überleben war lange ungewiss und auch, ob sein Gehirn sich würde erholen können. Doch er schaffte es und konnte entlassen werden.

Schon bei der Entlassung klagte er über Brennen, Fremdkörpergefühl und Lichtempfindlichkeit der Augen, Symptome, die häufig von Ebolaüberlebenden beklagt werden.

14 Wochen nachdem die Diagnose Ebola gestellt worden ist, entwickeln sich
plötzlich schwere Probleme mit dem linken Auge. Das Sehvermögen nimmt ab,
das Auge ist gerötet, der Augeninnendruck deutlich erhöht. Was aber wirklich
erstaunlich ist: Das linke Auge ist nicht mehr blau, sondern grün.

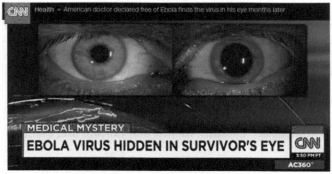

Abb. 112: Ein blaues Auge ist grün (aus 326)

Das Sehvermögen verschlechtert sich dramatisch trotz Therapie mit predniso-
lonhaltigen Augentropfen und das Augenlicht ist akut gefährdet. Eine Panuveitis
(Entzündung der Uvea, der mittleren Augenhaut) wird diagnostiziert und Kammerwasser durch Punktion gewonnen. Darin lässt sich lebendes vermehrungsfähiges Ebolavirus in sehr hoher Konzentration nachweisen. Tränenflüssigkeit und
Bindehaut sind nicht betroffen, sodass der Patient als nicht ansteckend eingestuft
wird. Er erhält nun zusätzlichlich zur Cortisontherapie das experimentelle Medikament Favipiravir für 21 Tage. Die gute Nachricht: Nach drei Monaten hat sich
das Sehvermögen wieder erholt (325) und das Auge ist wieder blau.

Die Persistenz von Filoviren im Auge kennt man seit 1975, als Ärzte in Johan-
nesburg das Marburgvirus im Kammerwasser eines Patienten drei Monate nach
seiner Infektion nachwiesen (327).

Behandlung in den Niederlanden

Am Nikolaustag 2014 trifft auf Anfrage der UN im Major Incident Hospital in
Utrecht in den Niederlanden ein nigerianischer UNMIL-Soldat ein, der sich in
Liberia mit dem Ebolavirus infiziert hat. Nach Deutschland, Frankreich und der
Schweiz sind die Niederlande das vierte europäische Land, das einen ausländi-
schen Ebolapatienten aufnimmt.

Das Major Incident Hospital («Calamiteitenhospitaal») im universitären
medizinischen Zentrum Utrecht ist eine international einzigartige Einrichtung
der Notfallversorgung für besondere Umstände und Desaster. Sie ist das Ergeb-

nis einer Kooperation zwischen dem zentralen Militärkrankenhaus des Vertei-
digungsministeriums und dem universitären medizinischen Zentrum in Utrecht
und vereinigt Infrastruktur und Expertise einer großen akademischen medizinischen Einrichtung, eines Militärkrankenhauses, eines Traumazentrums und des
nationalen Giftinformationszentrums (328).

Im Herbst 2014 erhielt das Krankenhaus vom Ministerium für Gesundheit, Wohlergehen und Sport die Aufforderung, vier Isolationsbetten für die
Aufnahme von ebolainfizierten internationen Healthcare Workern und Mili-
tärangehörigen bereitzustellen. Die umfangreichen Vorbereitungen sind in
einem interessanten wissenschaftlichen Artikel zusammengefasst (329). Es wurden 126 Mitarbeiter trainiert. Der größte Anteil stellte Krankenpflegepersonal
dar (84 Schwestern und Pfleger sowie 13 Ausbilder für Krankenpflegepersonal
[Nurse Trainer]). Es war an Notfall-, Intensiv-, Infektions-, Kinderinfektions-,
Kinderintensiv-, Kinder- und sonstiges Pflegepersonal gedacht worden. Zur
Ausstattung gehörten Behälter aus Karton mit flüssigkeitsabsorbierenden Gra-
nulaten z. B. für Urin.

Vorausschauend wurde ein Stethoskop mit Bluetooth-Verbindung zur Aus-
kultation eines infektiösen Patienten besorgt. Die dichte Schutzkleidung erlaubt
kein normales Abhorchen, weil sie die Ohren bedeckt. Die Visiten wurden überwiegend telefonisch durch eine Glasscheibe abgehalten.

In allen drei Schichten waren drei Schwestern bzw. Pfleger anwesend: am
Krankenbett, als «Buddy» (assoziierte Schwester/Pfleger) und zur Koordinierung,
sodass sichergestellt wurde, dass die Interaktion des Krankenbettpersonals mit
dem Buddy nie gestört wurde.

Anders als in vielen anderen Berichterstattungen bleibt die Privatsphäre des
Patienten aus Westafrika gewahrt und auch über die erfolgte Therapie wird wenig
bekannt. Er soll nicht intensivpflichtig gewesen sein und hat die Ebolainfektion
überlebt.

Eine Reise nach Conakry

Vom 1. bis 5. Dezember 2014 reise ich in die Hauptstadt Guineas, nach Conakry.

Guinea ist in vier Naturregionen (Guinée maritime, Moyenne-Guinée,
Haute-Guinée und Guinée forestière [Waldguinea]) und acht Verwaltungsregionen (Conakry, Kindia, Boké, Mamou, Labé, Faranah, Kankan, Nzérékoré) geglie-
dert. Die Verwaltungsregionen werden in 33 Präfekturen und 307 Subpräfekturen
unterteilt (330, 331; siehe Abb. 114).

Die Epidemie, die in Waldguinea ihren Anfang nahm, währt nun fast ein Jahr.
In Guinea sind mehr als 2.000 Menschen gesichert an einer Ebolavirusinfektion
erkrankt und mehr als 1.200 nachgewiesenermaßen verstorben (17; Stand:
07.12.2014; siehe Abb. 115, 116).

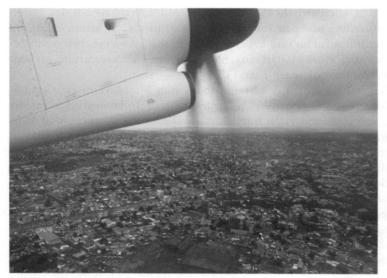

Abb. 113: Blick auf Conakry

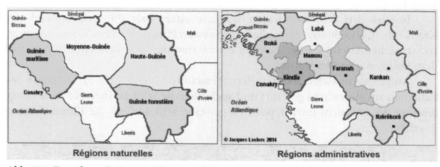

Abb. 114: Einteilung Guineas in Natur- und Verwaltungsregionen (aus 330)

Auch wenn Fortschritte erzielt worden sind, so stellt insbesondere die Aufklärung der ländlichen Bevölkerung ein sehr großes Problem dar. Aberglaube und Gerüchte («Die Abgase der UN-Autos bringen Ebola», «Man bekommt Ebola durch Chlorlösungen») behindern wirksame Maßnahmen.

Durch das CDC (Centers for Disease Control and Prevention) sind fünf wichtige Maßnahmen («Interventions») erfolgreich etabliert worden:

1. In allen Präfekturen arbeiten mindestens sechs guineische Ärzte im Bereich der Überwachung («Surveillance»).

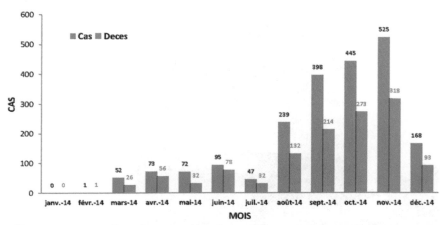

Abb. 115: Bestätigte Fälle und Tote im Monat ihrer Meldung in Guinea vom 30.12.2013–13.12.2014 (aus 332, WHO); blau: Fälle, rot: Tote

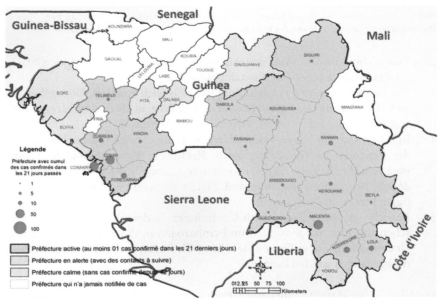

Abb. 116: Die epidemiologische Situation anhand bestätigter Fälle und Alarmstufen in den Präfekturen Guineas vom 22.11.–13.12.2014 (aus 332, WHO);
rot: Präfektur aktiv (mindestens 1 bestätigter Fall in den letzten 21 Tagen)
gelb: Präfektur in Alarmbereitschaft mit nachzuverfolgendem Kontakt
grün: Präfektur ohne Fall in den letzten 21 Tagen
weiß: Präfektur, die niemals einen Eblafall hatte

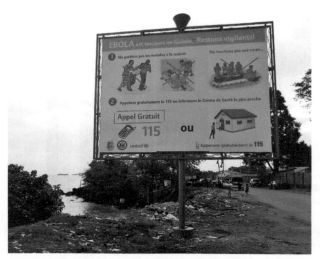

Abb. 117: Ebolawarnplakat in Conakry: «Ebola ist immer noch in Guinea. Bleiben wir wachsam! Wir lassen keine Kranken im Haus. Wir berühren keine Leichen. Wir rufen kostenlos die 115 an oder informieren das nächste Gesundheitszentrum.»

2. Zahlreiche Autos sind von verschiedenen Organisationen bereitgestellt (z.B. für das Nachverfolgen von Kontaktpersonen).

3. Die Ebolarufnummer 115 (Hotline) ist erfolgreich etabliert. Dort gehen bis zu 10.000 Anrufe pro Tag ein (davon sind 80 Prozent «Scherzanrufe», 16 Prozent dienen der Information, 4 Prozent sind Alarmrufe)

4. Infection Control Teams sind etabliert worden, die sich um die Versorgung der Patienten zu Hause kümmern, Healthcare Worker schulen (Hände waschen, Handschuhe tragen, Patienten triagieren) und für sichere und würdevolle Begräbnisse zuständig sind. Ziel ist die Schulung von 5.000 Beschäftigten im Gesundheitswesen.

5. Einrichtung von Village Watch Committees. In den Dörfern werden Menschen mit Einfluss gewonnen und einbezogen in die Sensibilisierung und Überwachung (Surveillance); sie sollen Fälle finden und melden, denen dann nachgegangen werden kann.

Das CDC ist seit März 2014 im Land vertreten. Im Verlauf der Epidemie wird mehr und mehr Personal entsandt (568 Experten bis März 2016). Nachdem verschiedene Ministerien der guineischen Regierung die frühe Reaktion auf den Ebolaausbruch geleitet haben, wird im September 2014 ein Incident-Management-System (englisch *incident* = Vorfall, Ereignis) etabliert, in dem CDC und WHO technische Hilfe leisten. Die fünf Säulen der Ausbruchsreaktion sind Überwachung (WHO), Versorgung und Behandlung von Patienten (Ärzte ohne Grenzen), Hygiene (Sani-

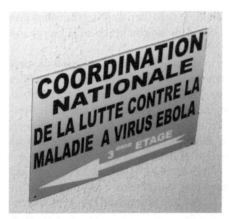

Abb. 118: Wegweiser zur nationalen Koordinationszentrale
im Kampf gegen die Ebolaviruserkrankung in Conakry

tation; Internationale Föderation des Roten Kreuzes), Kommunikation (UNICEF)
und Forschung (kongolesischer Professor).

In Guinea werden erkrankte Patienten oder Verdachtsfälle möglichst rasch in
Ebolabehandlungszentren gebracht. Der Fokus liegt nicht auf der raschen Neuer-
richtung von Zentren, wie es die internationale Hilfe in Liberia und Sierra Leone
zunächst vorrangig betrieben hat. Junge Ärzte werden im Rahmen eines nationalen Programmes für die Überwachung (Surveillance) eingesetzt.

In den frühen Phasen der Epidemie hat man durch Hausbesuche in den Präfekturen die Bevölkerung aufzuklären versucht und die dringende Notwendigkeit, Verdachtsfälle zu melden, erklärt. Später bemüht man sich, im Rahmen von
Hausbesuchen auch aktive Ebolafälle zu finden. Während die Kontaktpersonen
zunächst frei reisen können, werden sie im Verlauf bei immer neu beobachteten
Übertragungsketten in ihrer Beweglichkeit eingeschränkt (sogenannte Cerclage),
in der Hoffnung, den Ausbruch einzudämmen. Dafür werden Lebensmittel und
ein gewisser medizinischer Service bereitgestellt (333).

Anders als in Liberia (US-Militär) und Sierra Leone (britisches Militär)
ist in Guinea kein ausländisches Militär breit vertreten. Aufgrund der eigenen
Geschichte von jahrzehntelanger Gewaltherrschaft bzw. Militärdiktatur seit der
Unabhängigkeit von Frankreich 1958 wird auch inländisches Militär nicht in nen-
nenswerter Weise eingesetzt. Präsident Alpha Condé ist im Dezember 2010 als
erster Präsident frei direkt gewählt worden.[5] Erstmalig im September 2013 hat

---

[5]   Am 5. September 2021 wird der 83-jährige Präsident Condé durch einen Militärputsch
      abgesetzt. Er hatte 2020 «eine umstrittene Verfassungsänderung durchgesetzt, die ihm eine
      dritte Amtszeit ermöglichte, und war im Oktober 2020 zum Sieger der von Gewalt beglei-
      teten Präsidentschaftswahlen erklärt worden» (334).

es demokratische Parlamentswahlen gegeben. Das Misstrauen der Bevölkerung in politische Institutionen in Guinea ist vor dem geschichtlichen Hintergrund gewaltig.

Im März 2014, als der Ebolausbruch in Guinea bestätigt wird, sind die drei südöstlichen Präfekturen Guéckédou, Macenta und Kissidougou im Grenzgebiet zu Liberia und Sierra Leone betroffen. Am 27. März 2014 werden vier Ebolainfektionen in der Hauptstadt Conakry gemeldet. Im Verlauf der Epidemie breiten sich die Infektionen rasch aus und werden aus 32 der 33 Präfekturen gemeldet. Conakry und die vier umliegenden Präfekturen Coyah, Dubréka, Kindia und vor allem Forécariah werden zu Epizentren des Ausbruchs (40 Prozent der Fälle in Guinea). Bis zum 29. März 2015 werden 553 bestätigte (90 Prozent) und Verdachtsfälle (10 Prozent) in Conakry gemeldet sowie 802 in den vier umgebenden Präfekturen. Der Höhepunkt ist im Oktober 2014 erreicht mit 32 wöchentlich gemeldeten bestätigten Infektionen oder Verdachtsfällen in Conakry. Von einer Untererfassung der Infektionen («Underreporting») ist auszugehen (335).

Ich finde mich in einem kleinen Hotel wieder, auf das von allen Seiten Slums herankriechen. Aus welchem Fenster ich auch immer blicke, ich sehe einfachste Behausungen und große Armut, aber auch viele spielende und lachende Kinder (siehe Abb. 119, 120).

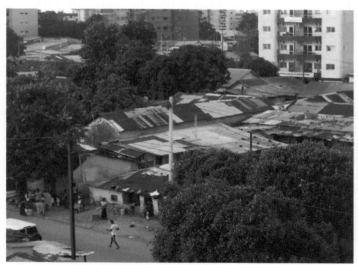

Abb. 119: Blick aus dem Hotelfenster in Conakry

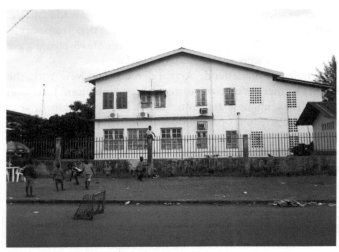

Abb. 120: Kleine Fußballer in Conakry

In der Ferne blinkt blau das Meer. Ich bin weit genug entfernt, um die Plastik-schicht, die den Strand überzieht, nicht zu sehen. Ich verlasse das Hotel zu einem kleinen Spaziergang, vorbei an Fußball spielenden Jungen und Frauen, die einan-der die Haare flechten. Ich gehe immer nur geradeaus, um sicher zu sein, dass ich meinen Weg zurückfinde und mich nicht in einer der unzähligen Gassen verirre. Es wirkt wie ein normaler unbeschwerter westafrikanischer Alltag.

Das Hotel ist komplett ausgebucht durch kubanische Ärzte, die auf ihren Ebolaeinsatz warten. Ihr Ebolabehandlungszentrum befindet sich noch im Bau. Am Abend treffe ich eine große Gruppe von Ihnen, aber eine Verständigung ist kaum möglich, da keiner von ihnen Englisch oder, was man in Guinea sicher drin-gender braucht, Französisch spricht.

In Conakry sind praktisch in allen öffentlichen Krankenhäusern Ebolainfek-tionen verzeichnet worden. In der am besten ausgestatteten Privatklinik Ambroise Paré ist am 9. Oktober 2014 der erste Ebolafall aufgetreten und die Klinik vom 11. Oktober bis zum 3. November geschlossen worden. Unmittelbar vor meinem Besuch sind am 24., 25., 26. und 28. November vier Ebolafälle unter dem Kli-nikpersonal aufgetreten. Die Ansteckungen erfolgten wahrscheinlich außerhalb des Krankenhauses. Ein Krankenwagenfahrer und zwei Ärzte sterben, ein Pfleger überlebt. Nur durch strikte Eingangskontrollen kann der Betrieb noch aufrechter-halten werden. Krankenhäuser in Westafrika können zu gefährlichen Orten wer-den, auch ich muss wachsam sein, aber ich will mich doch von den Schutzmaß-nahmen in der Klinik überzeugen lassen.

Beim Betreten des Krankenhauses wird bei allen Menschen, vom Chef bis zum Besucher, Fieber gemessen. Jeder muss sich die Hände desinfizieren, Sinn und Zweck des Besuches werden in einem Buch erfasst. Für Ebolaverdachtsfälle gibt es einen eigenen Bereich, in dem ein fiebernder Patient auf den Transport in die Ebolabehandlungseinheit im Donka Hospital warten muss. Das System ist gut durchdacht und umgesetzt. Hier sind die Infizierten aufgefallen.

Im Krankenhaus treffe ich die leitende Ärztin der UN aus New York, die ebenfalls Informationen sammelt. Wir setzen unseren Weg gemeinsam fort. Man muss froh sein, dass das Krankenhaus jetzt geöffnet bleibt. Es gibt nicht mehr viele Orte in Conakry, an denen Patienten operiert oder intensivmedizinisch betreut werden.

Was könnte man tun, um Kontaktpersonen vor Ebola zu schützen?, frage ich mich. Favipiravir (Avigan®), das ursprünglich gegen Grippe entwickelte und im März 2014 in Japan dagegen zugelassene Medikament klingt vielversprechend. Im September 2014 war u. a. damit eine französische Krankenschwester behandelt worden. Eine Anfrage an die STAKOB (Ständiger Arbeitskreis der Kompetenz- und Behandlungszentren für Krankheiten durch hochpathogene Erreger) in Deutschland im Oktober 2014 hatte ergeben, daß Favipiravir in der Therapie von Ebolainfizierten als «gangbare direkt antivirale Substanz» eingeschätzt wurde. Günstig scheint mir auch, dass Favipiravir in Tablettenform zur Verfügung steht.

Ich spreche mit dem Leiter der Clinique Ambroise Paré darüber und versuche während meines Besuches und im Anschluss daran, auch an höherer Stelle – einschließlich Ministerium, WHO, CDC und Ärzte ohne Grenzen – Interessenten dafür zu finden. Guinea bietet sich geradezu dafür an, da hier eine Studie zur Behandlung von Ebolapatienten mit Favipiravir genehmigt ist und bevorsteht. Man könnte sich für die Studie zur Postexpositionsprophylaxe an der Behandlungsstudie orientieren.

Ich werde aufgefordert, einen schriftlichen Plan für meine Studie zu verfassen und einzureichen. Diesen verschicke ich am 4. Dezember 2014. Mein Vorschlag besteht darin, zunächst 30 Healthcare Worker in die Studie aufzunehmen.

Leider konnte ich niemanden dafür gewinnen, diese Idee umzusetzen. Das machte mich traurig, denn in Guinea erkrankten bis zum 17. Januar 2015 162 Healthcare Worker an einer bestätigten Ebolainfektion, von denen 87 starben (bis 14. November 95 Erkrankte, 55 von ihnen starben). In den zwei Monaten von November bis Januar infizierten sich also noch (mindestens) 67 Healthcare Worker, obwohl die Gefährlichkeit der Erkrankung so lange bekannt war.

Am 26. August 2015 erscheint eine Veröffentlichung zum Thema postexpositionelle Prophylaxe gegen Ebola. Es wird über acht Healthcare Worker berichtet, die wegen eines möglichen Kontaktes mit dem Ebolavirus aus Westafrika zwischen Januar und März 2015 in das Royal Free Hospital nach London evakuiert wurden. Vier wiesen ein sehr niedriges Expositionsrisiko auf und wurden deshalb lediglich intensiv beobachtet. Bei zwei Healthcare Workern bestand ein Risiko

Von: Walter, Sabine
Gesendet: Donnerstag, 4. Dezember 2014 08:36
An: 'xxx@gmail.com'; 'msfxx-guinea-xxx@brussels.msf.org'; 'xxx@who.int';
'xxx@cdc.gov'; xxx@xxx-guinee.com'
Betreff: Post exposure prophylaxis with Favipiravir

Dear colleagues,

please find attached a proposal for a study on Avigan (Favipiravir) for postexposure prophylaxis of close contacts of Ebola patients.
I suggest to start with 30 health care workers as a preliminary trial and – if
successful – extend the study.
Please forward this draft to further people, who will be important for decision
making.

Kind regards,
Sabine Walter

Betreff: Postexpositionsprophylaxe mit Favipiravir

Liebe Kollegen,

im Anhang finden Sie einen Entwurf für eine Studie zur Postexpositionspro-
phylaxe mit Avigan (Favipiravir) für enge Kontakte von Ebolapatienten.
Ich schlage vor, zunächst 30 Mitarbeiter im Gesundheitswesen (Healthcare
Worker) in eine Teststudie aufzunehmen und – wenn das erfolgreich ist – die
Studie auszuweiten.
Bitte schicken Sie den Entwurf an andere wichtige Entscheidungsträger.

Mit freundlichen Grüßen
Sabine Walter

Emergency Post Exposure Prophylaxis with Avigan (Favipiravir) for close contacts of Ebola patients in Guinea (presented by Dr. Sabine Walter; 04.12.2014)
1. In view of the high letality associated with Ebola infection, post exposure prophylaxis for close contacts of Ebola patients must be evaluated.
2. A study with the WHO shortlisted Avigan (Favipiravir) for treatment of Ebola-patients will be conducted in Guéckédou/Guinea (Inserm) following official approval.
3. It is suggested to use Avigan (Favipiravir) for post exposure prophylaxis in a similar way thus trying to prevent infection or significant clinical disease.

Case definition of a close contact
1. Health care workers who cared for an ill patient, who was confirmed to be Ebola positive
2. Close household contacts of an Ebola patient
3. Close contact with a highly infectious body

Preliminary investigation of 30 health care workers after consent
Contacts will be followed up with daily visits, temperature screening and monitoring of symptoms as an established routine procedure (CDC/WHO).
As soon as a person is identified as a close contact, oral Avigan (Favipiravir) will be administered and given for 10 days (group 1) or 21 days (group 2) respectively. Should a person develop symptomatic Ebola disease, the protocol of the Avigan (Favipiravir) treatment study should be followed.
Day 1, day 10 and day 21 blood samples on all these contacts will be taken and examined for Ebola IgM and IgG antibodies (Elisa test) and possibly Ebola-antigen (rapid testing). The Elisa test will be established at the Laboratoire Médical Guinéo-Allemand in Conakry and personnel of the laboratory will be taking the blood samples.
(Sample at day 1 has to be taken to rule out pre-existing Ebola antibodies.)
Aim of the investigation
To show, if timely administration of Avigan (Favipiravir)
- can prevent clinical significant Ebola disease despite infection (presence of new Ebola antibodies)
- or if contacts will not develop infection following Avigan (Favipiravir) at all (and thus no antibodies). A double-blind study would then have to follow and contacts developing symptoms, who are not on Avigan (Favipiravir), would have to be moved to the treatment study of Favipiravir.

Exclusion of the study
Pregnant women should be excluded until further notice.
Work-up of data will be performed by Dr. S. Walter

Notfall Postexpositionsprophylaxe mit Avigan (Favipiravir) für enge Kontakte von Ebolapatienten in Guinea (vorgelegt von Dr. Sabine Walter; 04.12.2014)
1. In Anbetracht der hohen Letalität, die mit einer Ebolainfektion assoziiert ist, muss eine Postexpositionsprophylaxe für enge Kontakte von Ebolapatienten evaluiert werden.
2. Eine Studie mit dem von der WHO gelisteten Avigan (Favipiravir) für die Behandlung von Ebolapatienten wird nach offizieller Akzeptierung in Guéckédou/ Guinea durchgeführt werden.
3. Es wird vorgeschlagen, das Avigan (Favipiravir) zur Postexpositionsprophylaxe in ähnlicher Weise einzusetzen und damit die Infektion oder signifikante klinische Erkrankung zu verhindern.

Falldefinition eines engen Kontaktes
1. Healthcare Worker, die einen bestätigten Ebolafall betreut haben
2. Enge Kontakte in einem Haushalt eines Ebolapatienten
3. Enger Kontakt mit einer hochinfektiösen Leiche

Vorangehende Untersuchung von 30 Healthcare Workern nach Einverständnis
Kontakte werden nachverfolgt durch tägliche Besuche, Temperaturmessungen und der Überwachung von Symptomen im Rahmen einer etablierten Routine (CDC/ WHO).

Sobald eine Person als enger Kontakt identifiziert ist, wird orales Avigan (Favipiravir) für 10 Tage (Gruppe 1) bzw. 21 Tage (Gruppe 2) gegeben.

Sollte eine Person eine symptomatische Ebolaerkrankung entwickeln, sollte das Protokoll der Avigan- (Favipiravir-)Behandlungsstudie befolgt werden.

An den Tagen 1, 10 und 21 werden von allen Kontakten Blutproben abgenommen und auf das Vorhandensein von Antikörpern gegen Ebola (Klassen IgM und IgG; Elisa) und eventuell Ebola-Antigen (Schnelltest) untersucht. Der Elisa wird am Laboratoire Médical Guinéo-Allemand in Conakry bestimmt und das Personal des Labors wird die Proben abnehmen.

(Die Probe an Tag 1 muss abgenommen werden, um präexistente Ebolaantikörper auszuschließen.)

Ziel der Untersuchung
Zu zeigen, ob die zeitige Gabe von Avigan (Favipiravir)
• die Entwicklung einer klinisch signifikanten Ebolaerkrankung trotz Infektion verhindern kann (Auftreten neuer Ebolaantikörper)
• oder ob Kontakte gar keine Infektion nach Gabe von Avigan (Favipiravir) (und damit keine Antikörper) entwickeln.

Eine Doppelblindstudie müsste sich dann anschließen und Kontakte, die Symptome entwickeln und kein Avigan (Favipiravir) erhalten, müssten in die Behandlungsstudie von Favipiravir aufgenommen werden.

Ausschluss aus der Studie
Zunächst sollten schwangere Frauen ausgeschlossen werden.

Aufarbeitung der Daten durch Dr. S. Walter

durch Nadelstichverletzung mit sauberer Nadel durch potenziell kontaminierte Handschuhe. Sie erhielten Favipiravir zur Postexpositionsprophylaxe. Zwei wiesen ein hohes Risiko auf aufgrund von Nadelstichverletzungen durch Nadeln mit frischem Blut von Ebolapatienten. Sie wurden mit Favipiravir und monoklonalen Antikörpern behandelt. Bei keinem der Untersuchten konnte Ebola mittels PCR nachgewiesen werden und niemand erkrankte. Ergebnisse von Antikörperuntersuchungen liegen nicht vor (336).

In Guinea wird vom 17. Dezember 2014 bis 08. April 2015 das in Japan zur Behandlung der Grippe zugelassene antivirale Medikament Favipiravir im Rahmen einer Studie (JIKI Trial; *jiki* bedeutet «Hoffnung» in der Sprache der Kissi) in vier Behandlungszentren erprobt. Alle Patienten erhalten Favipiravir und die Standardbehandlung. Es werden Ergebnisse bei 99 Erwachsenen und Jugendlichen (mindestens 13 Jahre alt) ausgewertet.

Für antivirale Substanzen gilt, dass eine schnellstmögliche Behandlung nach einer Infektion optimal ist. Das Favipiravir wird höher dosiert als zur Behandlung der Grippe und mit zehn Tagen länger verabreicht. Es gibt keine schwerwiegenden Nebenwirkungen, die einen Therapieabbruch erforderlich machen.

Es zeigt sich, dass Patienten mit einer sehr hohen Viruslast nicht von einer Monotherapie mit Favipiravir profitieren, dass aber weitere Untersuchungen bei Patienten mit mittlerer und hoher Virämie sinnvoll sind (337).

Die PALM-Studie

Vom 1. August 2018 bis zum 25. Juni 2020 wird der zehnte Ebolaausbruch in der Demokratischen Republik Kongo verzeichnet. Der Ausbruch ist sehr schwer zu kontrollieren, weil er sich in aktiven Konfliktzonen abspielt (338). Ursächlich für den Ausbruch ist die Variante «Ituri» (EBOV/Itu) des Ebolavirus Zaire (339), also eine andere Variante als in Westafrika (EBOV/Mak).

Von November 2018 bis August 2019 wird bei insgesamt 673 Ebolapatienten im Rahmen der PALM-Studie (abgeleitet von «Pamoja Tulinde Maisha», Kisuaheli: «zusammen Leben retten») die Wirksamkeit zweier neuerer Antikörpertherapien (REGN-EB3 bzw. Mab114) und Remdesivir im Vergleich zum «Standard» ZMapp erforscht.

ZMapp ist das vielversprechendste experimentelle Medikament, das in der Epidemie in Westafrika zum Einsatz gekommen ist. Es handelt sich um einen Cocktail aus drei monoklonalen Antikörpern, gerichtet gegen das Oberflächenprotein des Ebolavirus.

2015 wird eine Studie durchgeführt, in der 36 Patienten aus Sierra Leone, Liberia, Guinea oder den USA nach dem Zufallsprinzip (randomisiert) entweder die Standardtherapie (diese enthält in Guinea Remdesivir) oder zusätzlich ZMapp erhalten (PREVAIL-II-Studie; Partnership for Research on Ebola Virus in Liberia. *Prevail* bedeutet «die Oberhand gewinnen»). Es ist die Gabe von drei Dosen ZMapp à 50 Milligramm pro Kilogramm Körpergewicht in jeweils dreitägigem Abstand vorgesehen. Wegen der geringen Patientenzahl ist eine abschließende statistische Beurteilung nicht möglich. ZMapp erscheint aber vorteilhaft, denn von den mit ZMapp behandelten Patienten sterben 22 Prozent und in der Kontrollgruppe 37 Prozent. Von den acht Patienten, die trotz ZMapp sterben, hatten sieben nicht einmal die zweite Dosis erhalten können (340).

In der PALM-Studie ist die Mortalität (Sterblichkeit) nach 28 Tagen unter Therapie mit Mab114 (35 Prozent) bzw. REGN-EB3 (34 Prozent) deutlich geringer als unter ZMapp (Mortalität um 50 Prozent; also deutlich höher als in PRE-VAIL II) und Remdesivir (Mortalität 53 Prozent) (341, 342), weshalb die Studienarme mit den Gaben von ZMapp bzw. Remdesivir vorzeitig beendet werden (341, 343). Nicht überraschend zeigt sich in der Studie auch, dass die frühe Gabe eines Medikamentes und eine niedrige Viruslast den Verlauf der Erkrankung günstig beeinflussen (341, 342).

Aufbauend auf der PALM-Studie lässt die Food and Drug Administration (FDA, die Lebensmittelüberwachungs- und Arzneimittelbehörde der Vereinigten Staaten in Amerika) am 14. Oktober 2020 Inmazeb® der Firma Regeneron (REGN-EB3; eine Mischung aus drei monokolonalen Antikörpern), und am 21. Dezember 2020 Ebanga® (Mab114, ein monoklonaler Antikörper, gewonnen aus dem Blut eines Ebolaüberlebenden aus dem Ebolaausbruch im Kongo 1995) zur Therapie der Ebolavirusinfektion durch Ebolavirus Zaire bei Erwachsenen und Kindern einschließlich Neugeborenen ebola-/(PCR-)positiver Mütter zu.

Beide Medikamente richten sich (wie ZMapp) gegen das Glykoprotein auf der Oberfläche des Ebolavirus und verhindern das Eindringen des Virus in die menschliche Zelle (344, 345, 346). Inmazeb® und Ebanga® und müssen nur einmalig intravenös infundiert werden (342). ZMapp und Remdesivir erhalten keine Zulassungen als Medikamente zur Ebolatherapie.

Mein Weg in Conakry im Dezember 2014 führt mich auch in das Laboratoire Médical Guinéo-Allemand, das von einer Deutschen geleitet wird. Sie ist begeistert von meiner Idee der Postexpositionsprophylaxe und sofort bereit, mitzuarbeiten. Sie zeigt mir einen gerade herausgekommenen deutschen Ebolaschnelltest, bei dem ein Protein des Ebolavirus nachgewiesen wird. Bislang ist er nur für Bestätigungszwecke zugelassen («Validation only»). Ein zur Diagnostik zugelassener empfindlicher Schnelltest wäre ein Meilenstein in der Ebolaausbruchsbekämpfung (siehe Abb. 121).

Die aktuelle Diagnostik beruht auf dem Nachweis von genetischem Material (Nukleinsäuretestung, NAT) des Ebolavirus durch PCR (Polymerase-Kettenreaktion). Inzwischen gibt es dafür auch automatisierte Testsysteme. Dem Patienten muss Blut aus einem Blutgefäß bzw. Leichen ein Wangenabstrich abgenommen und die Probe zu einem Labor transportiert werden. Aufgrund des erforderli-

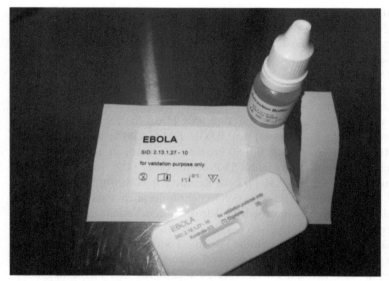

Abb. 121: Ebolaschnelltest, Conakry Dezember 2014

chen Transportes und der eingeschränkten Laborkapazitäten gibt es (vor allem zu Beginn des Ausbruchs) nicht selten Zeitverzögerungen von zwei und mehr Tagen bis zum Erhalt eines Testergebnisses.

Die PCR-Tests sind teuer (ca. 100 US-Dollar pro Test) und ihre Durchführung zeitaufwendig (drei bis fünf Stunden). Sie müssen unter hohen Sicherheitsanforderungen in einem Labor durchgeführt werden und erfordern ausgebildetes Personal (347, 348). Für die notwendigen Geräte wird Strom benötigt.

Anforderungen an einen idealen sensitiven, sicheren und einfachen Schnelltest (WHO, 349)
- Anwendung in peripheren Gesundheitseinrichtungen ohne Labor
- Weniger als drei Schritte
- Ergebnisse in weniger als 30 Minuten
- Keine Biosicherheitsvoraussetzungen außer das Tragen von Schutzkleidung
- Einfache Lagerung
- Ausbildung des Personals in weniger als einem halben Tag
- Kein Strom erforderlich, keine Wartung

Im Februar 2015 lässt die WHO mit ReEBOV Antigen Rapid Test Kit (Corgenix, USA) den ersten Ebolaschnelltest für die Anwendung in den von Ebola betroffenen Ländern zu. Der Test ist unter den Bedingungen des Ebolanotfalls evaluiert worden (WHO's Emergency Assesment and Use), eine Prozedur, die ein Minimum an Qualität, Sicherheit und Leistung zusichert. Dieser Test weist ein Ebolaprotein (VP40-Matrix-Protein) nach und liefert innerhalb von 15 Minuten unabhängig von einem Labor Ergebnisse. Es ist dafür nur sehr wenig Blut erforderlich, das z. B. mit einem Stich in den Finger gewonnen werden kann. Die Durchführung ist sehr einfach und erfordert nur eine kurze Schulung. Im Vergleich zum Nachweis von genetischem Material (Nukleinsäure) mit RealStar® Filovirus Screen RT-PCR Kit 1.0 von altona Diagnostics GmbH soll der Test eine Sensitivität von 92 Prozent haben (richtiges Erkennen von Ebolainfektionen; positiver Test bei Vorliegen von Ebola) und eine Spezifiät von 85 Prozent (Nachweis, dass ein Mensch nicht mit Ebola infiziert ist; korrekter negativer Test) (350). In einer Studie in zwei Ebola-behandlungszentren in Sierra Leone, bei der 28 von 109 untersuchten Patienten positiv auf Ebola getesten werden, erreicht der neue Test sogar eine Sensitivität von 100 Prozent und eine Spezifität von 92 Prozent (351).

Ob dieser Schnelltest tatsächlich 15 Prozent oder 8 Prozent falsch-positive Testergebnisse liefert, muss weiter untersucht werden. Es gibt Meldungen, dass der vergleichende Nukleinsäuretest in einigen Fällen weniger sensitiv war und sich der positive Schnelltest später als richtig herausstellte.

Im Juni 2015 wird der Schnelltest immer noch nicht breit vor Ort eingesetzt, was die Forscher frustriert. Zu diesem Zeitpunkt sind die Fallzahlen schon so weit zurückgegangen, dass flächendeckend PCR-Untersuchungen durchgeführt werden können. Nichtsdestotrotz ist eine Evaluierung des Schnelltestes unter «richtigen Bedingungen» auch für zukünftige Ausbrüche sinnvoll (352, 353).

Der Schnelltest ist nicht als konkurrierendes, sondern ergänzendes Verfahren gedacht, denn damit kann preisgünstig auch in weit entfernten Dörfern unabhängig von der Stromversorgung schnell eine Diagnostik durchgeführt werden. Zu bedenken ist auch, dass längst nicht alle Patienten, die sich mit der Verdachtsdiagnose Ebola in eine Holding- oder Ebolabehandlungseinheit begeben, tatsächlich mit dem Ebolavirus infiziert sind. In einer retrospektiven Studie anhand von Daten des Zeitraumes 5. November 2014 bis 22. Februar 2015 in der vom britischen Militär geführten Ebolabehandlungseinrichtung in Kerry Town wurde nur bei 38 von 91 Patienten (knapp 42 Prozent) Ebola diagnostiziert. Ein Viertel der Patienten litt unter Malaria, ein weiteres Viertel unter einer Durchfallerkrankung (354).

Durch Einsatz eines Antigenschnelltestes können nicht nur Infektionen im Krankenhaus vermindert werden (348), sondern auch die erforderlichen Betten schnell wirklich mit Ebola infizierten Patienten zur Verfügung gestellt werden.

Hätte eine «duale Strategie», die Schnelltests (rasche Verfügbarkeit und schnelle Ergebnisse!) und PCR einsetzt, von Anfang an zur Verfügung gestanden, hätte das Ausmaß des Ausbruchs in Sierra Leone um 32 Prozent reduziert werden können im Vergleich zur ausschließlichen Verfügbarkeit der PCR, errechnete eine Forschergruppe (348). Inzwischen sind weitere Ebolaschnelltestе zugelassen.

Die 17-jährige Schülerin Olivia Hallisey aus den USA gewinnt im September 2015 den mit 50.000 US-Dollar dotierten Google Science Fair Prize 2015. Mit ihrer Erfindung eines temperaturunabhängigen Ebolaschnelltestes setzt sie sich gegen Mitstreiter aus mehr als 100 Ländern durch. Bei Vorhandensein von Ebola-antigen im Serum eines Kranken kommt es durch Reaktion mit in Seidenprotein eingebetteten Ebolaantikörpern zu einem Farbumschlag nach blau. Ihr Test ist transportabel, muss eine Woche lang nicht gekühlt werden (!) und liefert Ergebnisse innerhalb von 30 Minuten. Die Kosten belaufen sich auf 25 Dollar pro Test.

Wer sie inspiriert hat?

«Dr. Kent Brantly (der Arzt, der in Liberia arbeitete, als die Ebolaepidemie ausbrach und sich selbst infizierte), mit dem ich nie gesprochen oder mich getroffen habe, aber dessen Handeln während des Ebolaausbruchs 2014 unglaublichen Mut, überwältigendes Mitgefühl und die Erkenntnis zeigte, dass als globale Bürger das, was einen betrifft, uns alle betrifft.

Jeder von uns hat eine moralische Verpflichtung und Verantwortung, als Mitglied einer globalen Gemeinschaft zu handeln, und jeder kann eine Veränderung bewirken. Mein verstorbener Großvater, ein Arzt und Medizinforscher, hat mir gezeigt, dass ein Leben zu leben, das das Leben anderer verbessert, ein Leben ist, das von allen am meisten ausmacht» (Übersetzung durch die Autorin; 355, 356).

2015

Januar 2015
Mali ist ebolafrei.
Genug Betten für alle?
Die Phase 2 der Reaktion auf den
Ebolaausbruch (WHO) beginnt.
Erfolg im Kailahun District

Offizielle Zahlen

	Klinische Fälle/Tote	Gesicherte Fälle/Tote	Klinische Fälle/Tote	Gesicherte Fälle/Tote
Daten bis	04.01.2015		25.01.2015	
Guinea/Liberia/ Sierra Leone gesamt	20.712/8.220	13.191/?	22.057/8.795	13.610/?
Guinea	2.775/1.781	2.471/1.499	2.917/1.910	2.569/1.578
Liberia	8.157/3.496	3.118/?	8.622/3.686	3.138/?
Sierra Leone	9.780/2.943	7.602/2.577	10.518/3.199	7.903/2.779
Mali	8/6	7/5		

Tab. 33: Klinische Fälle/Tote und gesicherte Fälle/Tote im Januar 2015 in Guinea, Liberia und Sierra Leone (nach 17)

Bis Mitte Januar 2015 sind 825 Infektionen bei Beschäftigten im Gesundheitswesen mit 493 Todesfällen in Guinea, Liberia und Sierra Leone gemeldet worden (357).

Am 18. Januar 2015 wird Mali von der Weltgesundheitsorganisation für ebolafrei erklärt. Der Imam, der im November 2014 infiziert einreiste, wird in der Statistik unter den Ebolatoten Guineas und nicht Malis erfasst.

In den drei Ländern mit der höchsten Übertragung sind die Fallzahlen im Januar stark rückläufig. Guinea meldet die niedrigste Wochenzahl an bestätigten Ebolafällen seit Mitte August. In Liberia bleibt es bei niedrigen Fallzahlen und sogar zwei landesweit ebolafreien Tagen in der Woche, die am 11. Januar endet. Die Wochenzahlen bestätigter Fälle sind so niedrig wie zuletzt in der ersten Juni-

woche 2014. Auch in Sierra Leone fallen seit zwei Wochen die Zahlen und sie
sind so niedrig wie zuletzt Ende August 2014. In allen drei Ländern kommen auf
jeden bestätigten und wahrscheinlichen Ebolafall mehr als zwei Behandlungsbetten (siehe Abb. 122). Wegen der ungleichen Verteilung von Betten und Fällen im
Land und unvollständiger Erfassung («Underreporting») werden aber trotzdem
nicht alle Patienten überall isoliert.

Aus dem gleichen Grund werden auch nicht alle Leichen überall sicher beerdigt, obwohl es theoretisch die Kapazitäten dafür gibt. Die Kontaktnachverfolgung
liegt bei 84 bis 99 Prozent (357).

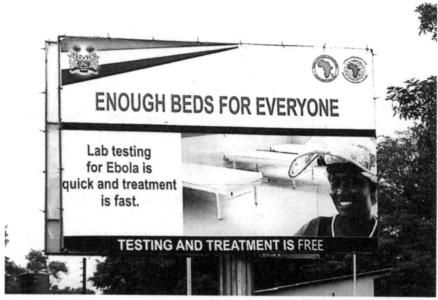

Abb. 122: Plakat in Freetown 2015: «Genug Betten für alle». «Das Testen auf Ebola geht zügig
und die Behandlung ist schnell; Testung und Behandlung sind kostenlos»

Somit sind die im 90-Tage-Ziel von UNMEER formulierten Vorgaben, bis Januar
2015 100 Prozent aller Patienten zu isolieren sowie 100 Prozent aller Beerdigungen
sicher und würdevoll durchzuführen, trotz großer Fortschritte noch nicht ganz
erreicht. Vor allem in Guinea stellt das geografisch weitverbreitete Auftreten von
Fällen ein großes Problem dar. In der Woche zum 25. Januar meldet die nördliche
Provinz Mali in Guinea im Grenzgebiet zu Senegal ihren ersten bestätigten Ebolafall. «Sicherheitsvorfälle» (darunter versteht man auch die Weigerung zur Kooperation) in der Woche bis zum 25. Januar werden aus 27 Subpräfekturen in Guinea,
zwei Counties in Liberia und vier Distrikten in Sierra Leone gemeldet (358).

Der Fokus in der Ausbruchsbekämpfung verschiebt sich jetzt von der Ver-
langsamung der Übertragung durch raschen Aufbau der Infrastruktur zur Beendigung der Epidemie (358). Damit beginnt die Phase 2 der Reaktion (Januar 2015
bis Juli 2015) auf den Ebolaausbruch der WHO:

«Kapazitäten erhöhen bzw. effektiv nutzen»

Schwerpunkte sind (109, 358):

1.   das Auffinden (und das Management) von Fällen,
2.   die Kontaktnachverfolgung,
3.   die Einbeziehung der Gemeinden.

Die Länder im Einzelnen

Guinea

Auffällig ist in Guinea, dass in vielen Präfekturen in den letzten Wochen noch
Ebolafälle registriert werden. Die früheren Hochburgen Macenta und Guéckédou
im Dreiländereck gelten jetzt als ruhig.

In der Hauptstadt Conakry und den umliegenden Gebieten werden die Hälfte
aller Neuinfektionen verzeichnet. In Boffa und Fria werden im Januar Fälle registriert, in Télimélé und Dalaba erstmals (wieder) im Dezember. Es treten also neue
Fälle auch in «zuvor ruhigen» Regionen auf. Im Grenzgebiet zum Senegal gibt es
keine Fälle. Im Grenzgebiet zu Mali (Siguiri) wurde zuletzt am 26. Dezember eine
Ebolainfektion bestätigt.

Die Gesamtkapazität an Betten in Behandlungszentren in Guinea ist 330,
in den Transitzentren 54. Am 17. Januar beträgt die Zahl der bestätigten Ebolapatienten in den Behandlungszentren in Conakry 6, in Coyah 11, in Guéckedou 2,
in Macenta 0 und in Nzérékoré 3. In den Transitcentern in Kérouané, Forécariah
und Siguiri befinden sich keine Patienten mehr. 91 Prozent der 2.166 Kontaktpersonen können nachverfolgt werden (359).

Guinea im Detail	bestätigte Fälle/Todesfälle 2014/2015				
	14.11	21.12.	13.01.	17.01.	letzter Fall
Conakry	245/98	322/137	380/176	383/178	17.01.
Guéckédou	259/197	268/137	269/203	269/203	20.12.
Macenta	616/379	712/461	715/473	715/473	21.12.
Kérouané	126/69	155/90	160/97	160/97	29.12.
Nzérékoré	145/89	208/136	211/137	211/137	13.01.
Forécariah	19/12	43/24	56/34	56/34	11.01.
Coyah	65/32	143/63	167/85	168/85	15.01.
Lola	17/12	40/26	62/41	68/46	15.01.
Beyla	35/20	44/25	45/26	45/26	15.12.
Faranah	17/12	39/25	45/29	45/30	15.01.
Siguiri	14/6	22/11	23/12	23/14	26.12.
Kankan	4/1	27/15	31/19	31/20	11.01.
Dubreka	22/8	42/19	85/42	85/44	13.01.
Kouroussa	3/3	16/10	18/11	18/11	24.12.
Kissidougou	6/4	76/41	97/67	97/67	03.01.
Kindia	12/2	40/20	63/41	63/41	05.01.
Telimele		33/12	40/17	40/17	29.12.
Dabola		7/7	8/8	8/8	24.12.
Boffa			20/11	23/13	16.01.
Dalaba			9/2	9/2	24.12
Fria			2/2	2/2	02.01.
gesamt	1677/975	2284/1344	2525/1541	**2539/1556**	

(nur Gebiete mit kürzlich zurückliegenden Fallmeldungen aufgeführt, blau unterlegt aus 01/15)

Tab. 34: Zahl der bestätigten Fälle und Todesfälle in Präfekturen Guineas vom 14.11.2014–17.01.2015 mit Datum der letzten Fallmeldung

Sierra Leone

Abb. 123 gibt einen Überblick über die Verteilung aller bestätigten Ebolafälle in
Sierra Leone von Beginn des Ausbruchs bis zum 20. Januar 2015.

Sierra Leone im Detail	bestätigte Fälle 2014/2015				
	27.10.	02.11.	11.11.	22.12.	15.01.
Western Area mit Freetown	1043	1182	1469	2646	3075
Kailahun	551	554	558	565	565
Kenema	480	490	493	496	498
Bombali	497	580	659	942	974
Port Loko	497	559	644	1110	1260
Bo	167	182	193	299	314
Tonkolili	187	217	281	414	442
Moyamba	93	96	137	178	198
Kono	38	39	45	137	232
Pujehun	26	28	28	31	31
Kambia	30	46	53	104	137
Bonthe	2	2	2	5	5
Koinadugu	13	23	55	90	103
Bestätigte Todesfälle gesamt				**2190**	**2732**

Tab. 35: Zahl der bestätigten Fälle in Distrikten Sierra Leones vom 27.10.2014–
15.01.2015 und der bestätigten Todesfälle insgesamt am 22.12.2014 und 15.01.2015

Gegenüber Dezember 2014 ist es in Western Area mit Freetown weiter zu einer
deutlichen Zunahme der Fälle gekommen. Ein Drittel aller neuen Fälle werden
immer noch in der Hauptstadt Freetown erfasst. In Kissy am Rande von Freetown hat Ärzte ohne Grenzen ein neues Ebolabehandlungszentrum eingerichtet.
Ein Schwerpunkt ist hier die Betreuung von schwangeren Ebolapatientinnen oder
Verdachtsfällen. Tritt eine Ebolainfektion in der Schwangerschaft auf, kommt es
bislang fast regelhaft zu einer Fehlgeburt.
    Eine Zunahme an Infektionen in der Woche bis zum 13. Januar verzeich-
net man noch in Kambia, Kono und Tonkolili. Trotz der hohen Übertragung in
anderen Landesteilen gibt es aktuell keine bzw. nur vereinzelt neue Fälle in den
zuvor sehr stark betroffenen Provinzen Kailahun und Kenema. Am 22. Januar

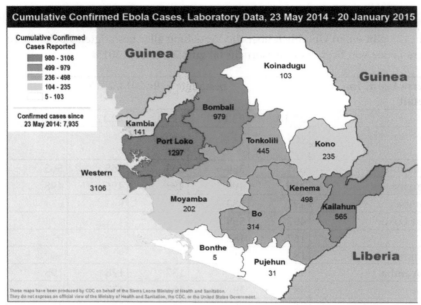

Abb. 123: Kumulative Ebolafälle in Sierra Leone vom 23.05.2014–20.01.2015 (CDC, aus 360)

2015 erklärt die Weltgesundheitsorganisation den Distrikt Kailahun (4.859 Quadratkilometer) für ebolafrei.

Im Mai 2014 werden in Sierra Leone die ersten Ebolafälle in Kailahun erfasst. Im Zusammenhang mit der Beerdigung eines traditionellen Heilers, der Ebolakranke aus Guinea behandelt hat, kommt es im Juni zu einem massiven Anstieg der Fallzahlen. 365 Todesfälle durch Ebola werden epidemiologisch auf diese eine Beerdigung zurückgeführt. Von Juni bis Dezember 2014 gibt es 565 laborchemisch bestätigte und 87 wahrscheinliche Fälle. Das einzige Ebolamanagementcenter (EMC) eröffnet am 26. Juni 2014. Ab September 2014 sind Blutergebnisse innerhalb von 24 Stunden verfügbar. Bis August 2014 implementiert man eine Strategie, die Erfassung, Behandlung und Vorbeugung (Prävention) beinhaltet. Bei dem Vergleich von zwei Zeitabschnitten – Juni/Juli 2014 (frühe Reaktion) und August bis Dezember 2014 (ausgeweitete und verbesserte Reaktion) – ergeben sich folgende Unterschiede:

	Juni/Juli 2014	August–Dezember 2014
Maßnahmen		
Personal für Beobachtung/Kontaktnach- verfolgung pro bestätigtem Ebolafall	1	8,8
Kapazität im Ebolamanagementzentrum	32 Betten	100 Betten
Zahl der Beerdigungsteams		verdoppelt
Gesundheitsförderungsaktivitäten		erhöht
Ergebnis		
Anteil der bestätigten/wahrscheinlichen Fälle, die im EMC aufgenommen werden	35 %	83 %
Anteil der bestätigten Fälle, die innerhalb von drei Tagen nach Symptombeginn im EMC aufgenommen werden	19 %	37 %
Anteil der aufgenommenen Patienten mit berichtetem Kontakt zu einer Beerdigung	33 %	16 %
Sterblichkeit (Mortalität)	60 %	58 %

Tab. 36: Auswirkungen der frühen (Juni/Juli 2014) und der verbesserten Reaktion (August–Dezember 2014) in Kailahun, Sierra Leone

Für die Ausbruchskontrolle bedeutsam sind die klassischen Maßnahmen:
- die Schaffung ausreichender Bettenkapazitäten,
- die Ausstattung und Implementierung von bestimmten Prozeduren im Behandlungszentrum, damit das Personal dort nicht angesteckt wurde,
- die Zusammenarbeit mit den Gemeinden, um die Menschen zu finden, die einer möglichen Infektion ausgesetzt gewesen sind. Wenn sie erkranken, können sie frühzeitig zur Testung und Versorgung in einem spezialisierten Zentrum aufgenommen werden,
- Überwachung (Surveillance) und Kontaktnachverfolgung sind essenzielle Bausteine,
- die Durchführung von sicheren Beerdigungen von Ebolatoten durch geschultes Personal mit angemessener Schutzausrüstung (361).

Eine Infektion mit dem Ebolavirus Zaire zählt zu den tödlichsten Krankheiten überhaupt mit Sterblichkeitsraten von über 80 Prozent in der Vergangenheit. Zu einer nennenswerten Reduktion der Sterblichkeit kommt es in Kailahun über den beobachteten Zeitraum nicht (um 60 Prozent).

In einer retrospektiven Untersuchung an 158 Ebolapatienten in der im Dezember 2014 eröffneten Ebolabehandlungseinheit in Port Loko, Sierra Leone, wird eine vergleichbare Sterblichkeit (60,8 Prozent) beschrieben. Die Sterberate ist am geringsten bei Patienten zwischen 5 und 25 Jahren (42,5 Prozent) und bei Männern höher als bei Frauen (68,4 Prozent versus 53,7 Prozent). Ebolaüberlebende sind im Schnitt zehn Jahre jünger als Patienten, die sterben (24,9 Jahre versus 34,3). Mit einem erhöhten Risiko zu versterben sind vor allem Verwirrtheit, eine hohe Viruslast, Blutungen und später Beginn einer Behandlung (Erhöhung des Risikos um 12 Prozent pro Tag in der ersten Woche mit Krankheitssymptomen) assoziiert. Verwirrtheit ist der stärkste unbereinigte Prädiktor für Tod gefolgt von Schluckauf, Durchfall, Konjunktivitis, Luftnot und Muskelschmerz.

Bei 24 Prozent der ebolapositiven Patienten wird zusätzlich eine Malaria diagnostiziert und das Risiko, damit zu versterben, ist trotz einer Standardkombinationstherapie gegen Malaria deutlich erhöht (74,3 Prozent versus 53,6 Prozent bei Ebolapatienten ohne gleichzeitige Malaria). Dabei ist bei Patienten mit Ebola und Malaria eine signifikant höhere Viruslast festgestellt worden als bei Patienten mit alleiniger Ebolainfektion, was für sich genommen die höhere Sterblichkeit erklärt (362).

In Liberia liegt die Sterblichkeit an Ebola für hospitalisierte Patienten mit bekanntem Outcome im Oktober bei 53, im November bei 52 und im Dezember 2014 bei 50 Prozent (363).

Das klinische Spektrum an Ebolainfizierten reicht von kritisch Erkrankten bis hin zu asymptomatischen Menschen. Von 187 Studienteilnehmern in Sukudo (Distrikt Kono, im Osten Sierra Leones), die sich während der Epidemie in Quarantäne befunden haben, wurden 14 Menschen mit Antikörpern gegen Ebola identifiziert, die sich einer durchgemachten Infektion nicht bewusst waren. Zwei der Untersuchten berichteten über Fieber während der Quarantäne, aber 12 (6,4 Prozent) gaben an, unter keinerlei Symptome während der Quarantäne gelitten zu haben (364).

Die Rate an asymptomatischen Infektionen scheint niedrig zu sein und nicht zur Herdenimmunität gegen Ebola beizutragen. In einer Untersuchung von Haushaltkontakten (definiert als «Essen aus dem gleichen Topf») von Ebolapatienten in Kerry Town wiesen nur 2,3 Prozent (10 von 388) der asymptomatischen Kontakte Ebolaantikörper auf. Alle asymptomatisch Infizierten waren älter als zwölf Jahre.

Der Nachweis der IgG-Antikörper (Elisa) erfolgte aus Abstrichen aus der Mundhöhle mit einem neuen nicht invasiven Test, was von der Bevölkerung gut akzeptiert wurde und sowohl bei Erwachsenen als auch bei Kindern gut durchführbar war (365).

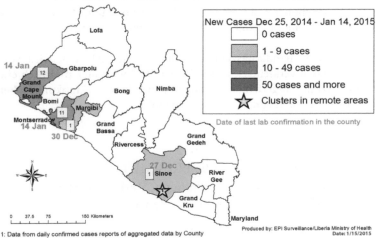

Abb. 124: Counties in Liberia mit insgesamt 25 bestätigten Ebolainfektionen (Lebendige und Tote) vom 25.12.2014–14.01.2015 (Gesundheitsministerium Liberias, aus 366)

Liberia im Detail	klinische Fälle/Tote 2014/2015			
Auswahl	25.10.	31.10.	10.11.	12.01.15
Montserrado County mit Monrovia	3501	3666	3805	4559/1883
Lofa County	623	623	641	654/389
Margibi County	1132	1158	1192	1274/578
Bong County	265	261	302	570/137
Grand Cape Mount				261/141
Bomi				300/168
Nimba	280	318	328	333/60
Grand Bassa				180/79
Sinoe				53/20
gesamt	6267/2106	6525/2607	6875/2812	8359/3569
Healthcare Worker	299/123	315/157	332/165	370/178

Tab. 37: Zahl der klinischen Fälle und Todesfälle in Counties Liberias vom 25.10.2014–12.01.2015 mit gesonderter Darstellung der Zahlen für Healthcare Worker

In Liberia ist der Rückgang der Fallzahlen besonders augenfällig. Am 12. Januar 2015 sollen im ganzen Land nur zehn bestätigte Ebolafälle vorgelegen haben, lässt der stellvertretende Gesundheitsminister verlauten. Ziel ist es nun, dass das ganze Land bis Ende Februar ebolafrei ist (357). Laborchemisch bestätigte Ebolafälle gibt es noch in Grand Cape Mount, Montserrado, Margibi und Sinoe (siehe Abb. 124, aus 366).

Das größte Ebolabehandlungszentrum aller Zeiten, ELWA 3, wird von 250 Betten auf 60 Betten verkleinert. Am 9. Januar 2015 wird hier zusätzlich ein «Stabilisierungszentrum» eingerichtet für Patienten mit akuten Erkrankungen, bei denen keine Ebolainfektion diagnostiziert wurde (367).

Februar 2015
Die Impfstoffstudie PREVAIL I.
Weniger Fälle, unklare Übertragungen, Sterben zu Hause und eine anthropologische Beurteilung

Offizielle Zahlen

	Klinische Fälle/Tote	Gesicherte Fälle/Tote	Klinische Fälle/Tote	Gesicherte Fälle/Tote
Daten bis	01.02.2015		22.02.2015	
Guinea/Liberia/ Sierra Leone gesamt	22.460/8.966	13.810/?	23.694/9.589	14.204/?
Guinea	2.975/1.944	2.608/1.597	3.155/2.091	2.762/1.704
Liberia	8.745/3.746	3.143/?	9.238/4.037	3.153/?
Sierra Leone	10.740/3.276	8.059/2.910	11.301/3.461	8.289/3.095

Tab. 38: Klinische Fälle/Tote und gesicherte Fälle/Tote im Februar 2015 in Guinea, Liberia und Sierra Leone (nach 17)

In Liberia beginn im Februar 2015 die Impfstoffstudie **PREVAIL I – Prev**ent Ebola in **Li**beria – (englisch *to prevail* = sich durchsetzen).

Vom 2. Februar bis zum 30. April 2015 werden 1.500 Freiwillige im Impfzentrum des Redemption Hospital in Monrovia in eine placebokontrollierte Phase-2-Studie (prüft Dosis, Immunogenität und Sicherheit eines Impfstoffes) eingeschlossen. Jeweils 500 Teilnehmer erhalten entweder den Impfstoffkandidaten, basierend auf dem rekombinaten vesikulären Stomatitis-Virus (rVSVΔG-ZEBOV-GP, Phase-1-Studie u.a. in Hamburg, Hersteller MSD), den Schimpansenadenovirus-3-Impfstoff (ChAd3-EBO-Z, Phase-1-Studie u.a. in Mali, Hersteller GlaxoSmithKline) oder Placebo. Eine ursprünglich vorgesehene Phase-3-Studie

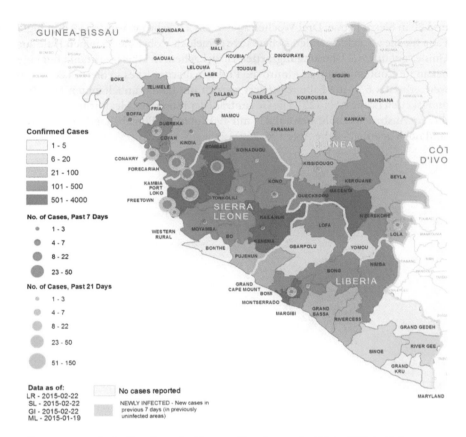

Abb. 125: Geografische Verteilung der Gesamtzahl und neuer bestätigter Fälle in Guinea, Liberia und Sierra Leone bis zum 22.02.2015 und in Mali bis zum 19.01.2015 (WHO, aus 369)

(prüft Wirksamkeit, Sicherheit und Immunogenität an 3.000 bis 10.000 Menschen) kann wegen der abnehmenden Fallzahlen nicht durchgeführt werden.

Nach einem Monat bzw. zwölf Monaten zeigen 70,8 Prozent bzw. 63,5 Prozent der Teilnehmer in der ChAd3-EBO-Z-Gruppe Antikörper und 83,7 Prozent bzw 79,5 Prozent in der rVSVΔG-ZEBOV-GP-Gruppe, aber nur 6,8 Prozent nach zwölf Monaten in der Placebogruppe. Schwere Nebenwirkungen traten nicht auf. Interessanterweise ist der Anteil der Teilnehmer, die innerhalb von zwölf Monaten eine Malaria entwickeln, in beiden Impfstoffgruppen kleiner als in der Placebogruppe. Kinder, die in dem Ausbruch in Westafrika 16 Prozent der Erkrankten ausmachen, sind nicht Teil der Studie (368).

In der Woche zum 1. Februar werden aus allen drei Ländern mehr neue bestätigte Ebolainfektionen erfasst als in der Vorwoche: 39 in Guinea, 5 in Liberia

und 80 in Sierra Leone. Drei Wochen später, am 22. Februar, werden 99 bestätigte
Fälle für die zurückliegenden sieben Tage gemeldet, wobei die 35 neuen Fälle aus
Guinea auf unklare Übertragungsketten zurückgehen. In Liberia erkrankt nur eine
bekannte Kontaktperson in Monrovia. Problematischer ist es in Sierra Leone, wo
weitverbreitet 63 neue Fälle registriert werden mit häufig unbekannten Übertragungsketten (siehe Abb. 125). Die Gesamtzahl der infizierten Healthcare Worker in
diesem Ausbruch erhöht sich auf 837 mit 490 Toten. 49 Ebolabehandlungszentren
sind noch geöffnet (siehe Abb. 126; 369).

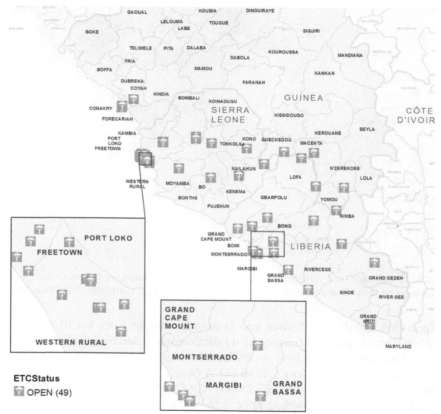

Abb. 126: Verteilung der 49 geöffneten Ebolabehandlungszentren in Guinea, Liberia und Sierra
Leone (Stand: 22.02.2015, WHO, aus 369)

In Guinea und Sierra Leone werden zusammen 16 neue Ebolaerkrankungen erst
durch Abstriche bei Verstorbenen («Postmortem Testing») erkannt. Das belegt,
dass immer noch eine nicht zu unterschätzende Zahl an Menschen innerhalb der

Gemeinde und nicht in einem Ebolabehandlungszentrum gestorben ist. Entweder können oder wollen sie keine Hilfe suchen. Aus Guinea werden 19 und aus Sierra Leone 15 unsichere Beerdigungen gemeldet (369).

Auch in Liberia sind noch im November und Dezember 2014 viele Menschen außerhalb von Ebolabehandlungseinrichtungen gestorben. Im Auftrag des epidemiologischen Teams des CDC in Liberia wird deshalb im Dezember 2014 eine «schnelle anthropologische Beurteilung» (Anthropologie ist die Wissenschaft über den Menschen) durchgeführt, bei der es um die Klärung der Frage geht, warum in Montserrado County Todesfälle durch die Ebolaviruserkrankung zu Hause auftreten. Daten des Internationalen Roten Kreuzes/der Rothalbmondbewegung (IFRC) zeigen, dass 30 Prozent der wöchentlich zwischen Anfang November und Anfang Dezember 2014 registrierten 60 bis 90 Toten, die die Beerdigungsteams des liberianischen Roten Kreuzes abholen, positiv auf Ebola getestet werden und dass die Hälfte davon zu Hause stirbt.

Montserrado County (mit Monrovia) hat 1,5 Millionen Einwohner. Mehr als die Hälfte aller Ebolainfektionen und Todesfälle treten hier auf. Der erste Fall wird im Juni in New Kru Town entdeckt. Der Höhepunkt wird in der Woche zum 21. September erreicht mit 380 Neuinfektionen in einer Woche. Das liberianische Rote Kreuz sendet ab Ende Juli Beerdigungsteams aus (370). Ab September übernimmt die Nichtregierungsorganisation Global Communities die finanzielle und logistische Unterstützung der Beerdigungsteams der Regierung und teilt sich die Aufgabe der Leichenabholung in Montserrado mit dem Roten Kreuz. Auf dem Höhepunkt der Aktivitäten im September/Oktober beaufsichtigt Global Communities in allen 15 Counties Liberias mit der Hilfe von 500 Freiwilligen sichere und würdige Beerdigungen (371).

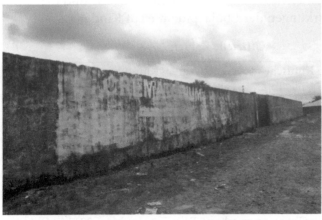

Abb. 127: Außenmauer des Krematoriums in Marshall, Liberia, aufgenommen im März 2017, die Aufschrift «Crematorium» verwittert

Um der großen Zahl nicht beerdigter Leichen in den Straßen Monrovias zu begegnen und aufgrund lokalen Widerstandes der Bevölkerung gegen Massenbegräbnisse, führt die liberianische Regierung ab dem 4. August die verpflichtende Leichenverbrennung ein. Patienten, die in der ELWA 3-Ebolabehandlungseinrichtung sterben, werden dort im eigenen Krematorium verbrannt. Die übrigen Patienten aus Montserrado werden in das von der indischen Gemeinde gestiftete Krematorium in Marshall außerhalb Monrovias gebracht (370; siehe Abb. 127). Um die von der Bevölkerung abgelehnten Einäscherungen zu vermeiden, erschließt die NGO Global Community einen neuen Friedhof in der Nähe von Disco Hill am Rande von Monrovia in Margibi County (371). Am 24. Dezember 2014, einen Tag nach Eröffnung dieses neuen Nationalfriedhofes durch die Präsidentin Liberias, endet die Pflicht zur Kremierung (370).

Gründe, keine medizinische Hilfe zu suchen oder den Tod eines Angehörigen nicht zu melden, bestehen neben der Ablehnung der Leichenverbrennung in Sorgen über die Qualität der Betreuung, Mangel an Informationen über Ebolabehandlungszentren, Angst vor Stigmatisierung, Sorgen vor Mangel an Lebensmitteln in der Quarantäne und dem eingeschränkten Zugang zu medizinischer Versorgung bei anderen Erkrankungen als Ebola aufgrund des Kollapses des Gesundheitssystems (370).

März 2015
Ein Jahr Epidemie – eine Bilanz von Ärzte ohne Grenzen.
«Ebola, es reicht» («Ebola, ça suffit») – Ringimpfungen in Guinea.
Abschied von der Bundeswehr.
Zero Ebola und Leh we Tap Ebola in Sierra Leone und die Auswirkungen der Ebolaepidemie auf Kinder

Offizielle Zahlen

	Klinische Fälle/Tote	Gesicherte Fälle/Tote	Klinische Fälle/Tote	Gesicherte Fälle/Tote
Daten bis	01.03.2015		22.03.2015	
Guinea/Liberia/ Sierra Leone gesamt	23.934/9.792	14.333/?	24.872/10.311	14.682/?
Guinea	3.219/2.129	2.813/1.737	3.429/2.263	3.011/1.865
Liberia.	9.249/4.117	3.150/?	9.602/4.301	3.151/?
Sierra Leone	11.466/3.546	8.370/3.180	11.841/3.747	8.520/3.381

Tab. 39: Klinische Fälle/Tote und gesicherte Fälle/Tote im März 2015 in Guinea, Liberia und Sierra Leone (nach 17)

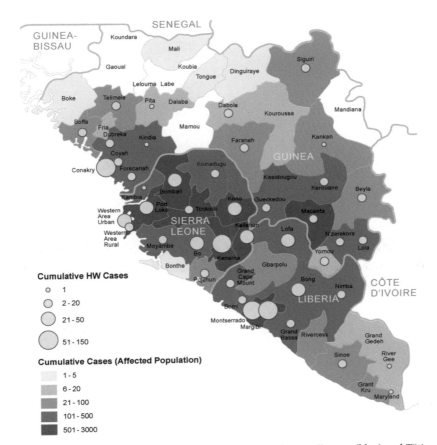

Abb. 128: Geografische Verteilung von Ebolainfektionen in der Bevölkerung (blau) und Tätigen im Gesundheitssektor* (rosa), bestätigte und wahrscheinliche Fälle, vom 01.01.2014 bis zum 31.03.2015 (aus 374, WHO)

*Healthcare Worker, definiert als Menschen, die im Gesundheitssektor arbeiten, einschließlich Fahrer, Reiniger, Beerdigungsteams, Menschen in den Gemeinden mit ebolabezogenen Aufgaben u.a.

Erstmalig seit dem 26. Mai 2014 hat Liberia in der Woche zum 1. März 2015 keine neuen bestätigten Fälle gemeldet. Drei Wochen gibt es keine neuen Infektionen. Am 20. März wird jedoch wieder ein Fall in Liberia erfasst.

In Sierra Leone werden in acht Distrikten neue Infektionen bekannt. 16 Prozent der Todesfälle sind im häuslichen Umfeld eingetreten.

In Guinea sind sogar 53 Prozent der Toten bis zum 1. März ausserhalb einer Ebolabehandlungseinrichtung, also ohne Behandlung und Isolierung, gestorben (17, 372, 373).

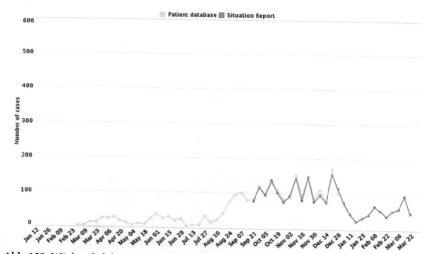

Abb. 129: Wöchentlich bestätigte Ebolainfektionen bis zum 22.03.2015 in Guinea (aus 373)

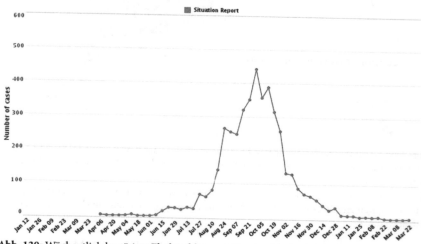

Abb. 130: Wöchentlich bestätigte Ebolainfektionen bis zum 22.03.2015 in Liberia (aus 373)

Einen Überblick über die gesamten Fälle in den drei Ländern einschließlich der Verteilung der Infektionen bei Personal im Gesundheitswesen vom 1. Januar 2014 bis zum 31. März 2015 veranschaulicht Abbildung 128.

Insgsamt sterben zwei Drittel der infizierten Healthcare Worker (Sterblichkeitsrate: 56 Prozent in Guinea; 73 Prozent bei den Frauen und 70 Prozent bei den

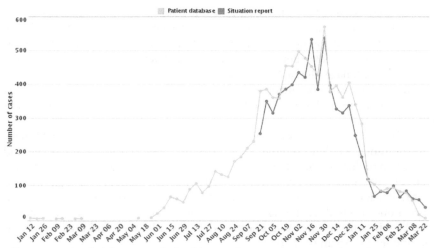

Abb. 131: Wöchentlich bestätigte Ebolainfektionen bis zum 22.03.2015 in Sierra Leone (aus 373)

Männern in Liberia; 67 Prozent bei den Frauen und 71 Prozent bei den Männern in Sierra Leone). Im Verlauf der Epidemie nimmt der prozentuale Anteil der infizierten Healthcare Worker an der Gesamtzahl der Infizierten ab (von maximal 16 Prozent im März 2014 bis minimal 1 Prozent im Februar 2015) als Ausdruck verbesserter Schutzmaßnahmen (374).

Über die Zahl der wöchentlich bestätigten Ebolafälle bis zum 22. März 2015 in den betroffenen Ländern informieren die Abbildungen 129–131 (aus 373).

Ein Jahr Epidemie – eine Bilanz von Ärzte ohne Grenzen (MSF)

«Bis an die Grenze und darüber hinaus» ist der 22-seitige Bericht (375) der herausragenden Hilfsorganisation überschrieben, in dem auch an die verzweifelten Hilferufe erinnert wird, die erforderlich wurden, um die Epidemie unter Kontrolle zu bekommen. 15 Ebolamangement- und Transitcenter hat MSF errichtet, sechs in Sierra Leone, fünf in Guinea und vier in Liberia, darunter die größte jemals errichtete Ebolabehandlungseinheit ELWA 3 mit 250 Behandlungsbetten auf dem Höhepunkt des Ausbruchs in Monrovia. Es wurden 8.351 Patienten in die Managementcenter aufgenommen und bei 4.962 die Diagnose Ebola bestätigt. 2.329 Menschen erholten sich von ihrer Ebolainfektion.

Die Ausgaben beliefen sich auf 59.045.680 Euro, verteilt auf die Länder Liberia (fast 26,7 Millionen), Sierra Leone (mehr als 17,4 Millionen), Guinea (mehr als 14,1 Millionen), Mali, Nigeria und Senegal.

28 MSF-Mitarbeiter infizierten sich mit Ebola und 14 von ihnen starben. Die meisten Ansteckungen ereigneten sich nicht im beruflichen Kontext (367). MSF erinnert an die gestorbenen Patienten und an die, die abgewiesen werden mussten, weil trotz aller Bemühungen die Kapazitäten nicht ausreichten, an die Verbrennungsanlage, die in Monrovia [in ELWA 3] eingerichtet werden musste, um die Leichen zu verbrennen, an die Verteilung von Malariamedikamenten, die 650.000 Menschen in Monrovia und 1,8 Millionen Menschen in Freetown erreichten (375).

MSF gab an Kranke, die in den Ebolabehandlungseinrichtungen nicht mehr aufgenommen werden konnten, an Kontaktpersonen, Healthcare Worker und Menschen in dicht besiedelten Gebieten sogenannte Hygiene- und Home Protection Kits aus – insgesamt 70.000 für 800.000 Menschen in Monrovia –, um wenigstens einen gewissen Schutz für Familienmitglieder Infizierter zu bieten. Diese in «zwei Eimern befindlichen Kits enthielten Chlor, Seife, Handschuhe, Plastiktüten, eine Flasche zum Sprühen und Masken sowie Instruktionen und Botschaften zur Gesundheitsförderung» (376).

Mehr als 800 MSF-Mitarbeiter wurden in der MSF-Zentrale im «sicheren Ebolamangement» ausgebildet und mehr als 250 Angehörige anderer Organisationen vor Ort in den betroffenen Ländern (375).

Ebola, ça suffit! (Ebola, es reicht!)

Am 23. März beginnt in Guinea eine besondere Impfstoffstudie mit dem gleichen Impfstoff wie in der PREVAIL-I-Studie in Liberia, dem auf dem rekombinanten vesikulären Stomatitis-Virus beruhenden Impfstoff rVSVΔG-ZEBOV-GP der Firma MSD Sharp & Dohme. Sie wird im August 2015 auch auf Sierra Leone ausgedehnt. Die Studie trägt den treffenden Namen «Ebola, ça suffit!» («Ebola, es reicht!») (377).

In Ahnlehung an die Ausrottung der Pocken in den 1970er-Jahren werden um einen neu infizierten Patienten sogenannte epidemiologische Ringe oder Cluster gebildet. Das bedeutet, dass seine Kontakte und Kontakte von Kontakten einmal mit dem Impfstoff geimpft werden. Kontakte werden definiert als Menschen, die innerhalb der lezten 21 Tage im gleichen Haus gelebt haben wie der Indexpatient, von dem symptomatischen Patienten besucht worden sind oder in engem Kontakt mit dem Körper des Patienten, seiner Körperflüssigkeit, Bettwäsche oder Kleidung geraten sind. Kontakte von Kontakten, die mehr als 80 Prozent der Geimpften ausmachen, sind Nachbarn oder die erweiterte Familie. Ein Ring ist nicht unbedingt geografisch definiert, sondern erfasst ein soziales Netzwerk von Menschen (378).

Bis zum 20. Januar 2016 werden 5.837 von 11.841 Menschen geimpft, die als Kontakte von Ebolainfizierten oder als Kontakte von Kontakten identifiziert worden sind. 117 Cluster werden erfasst mit durchschnittlich 80 Menschen. Es werden zwei Gruppen gebildet, in die nach dem Zufallsprinzip eingeteilt wird. Eine Hälfte der Cluster wird sofort, die andere nach 21 Tagen (Ablauf der maximalen Inkubationszeit) geimpft. Doch nachdem sich zeigt, dass von den sofort Geimpften zehn Tage oder später keiner an Ebola erkrankt, unter den nicht oder erst nach 21 Tagen Geimpften aber 23 Ebolainfektionen aufgetreten sind, wird ab Ende Juli 2015 allen Kontaktpersonen die sofortige Impfung angeboten. Ab August werden auch Kinder ab sechs Jahren eingeschlossen. Zu wirklich schwerwiegenden Nebenwirkungen kommt es nicht.

Es bleibt dabei, keine der sofort geimpften Kontaktpersonen erkrankt an Ebola. Durch die geschützen Kontakte werden indirekt auch Nichtgeimpfte geschützt (Herdenimmunität) (377).

Der gentechnisch hergestellte abgeschwächte Vektor-Lebendimpfstoff rVSVΔG-ZEBOV-GP der Firma MSD Sharp & Dohme wird am 11. November 2019 als erster Impfstoff gegen Ebola (Stamm Zaire) unter dem Namen ERVEBO® in einem beschleunigten Zulassungsverfahren («Prime») in der Europäischen Union für Menschen ab 18 Jahren zugelassen (379). Am 19. Dezember 2019 erfolgt die Zulassung durch die FDA (Food and Drug Administration) in den USA. Der Impfstoff muss einmal verabreicht werden.

Das Besondere an diesem Impfstoff ist neben der Impfung vor einer eigentlichen Exposition (z. B. für Angehörige von Gesundheitsberufen vor einem Einsatz in einem Ebolagebiet) die Gabe des Impfstoffes im Rahmen eines aktuellen Ausbruchs zur (Ring-)Impfung von Kontaktpersonen Ebolainfizierter.

Am 1. Juli 2020 wird in Europa (nicht in den USA) ein weiteres Impfregime gegen Ebola zugelassen (Ad26.ZEBOV/MVA-BN-Filo prime-boost Ebola vaccine regime). Er besteht aus zwei Komponenten (bezeichnet als Zabdeno und Mvabea), die im Abstand von acht Wochen gegeben werden, und ist zur aktiven Immunisierung gegen den Ebolavirusstamm Zaire ab dem ersten Lebensjahr zugelassen (380, 381). Das Regime wurde in fünf Studien mit 3.585 Teilnehmern erprobt (382). In einer Phase-3-Studie hatten 98 Prozent der Teilnehmer (Erwachsene und Kinder) 21 Tage nach der zweiten Dosis schützende Antikörper entwickelt (383).

Auch Zabdeno schleust mit einem viralen Vektor (Adenovirus vom Typ 26) den Bauplan eines Ebolaglykoproteins (hier der Ebolavirusvariante Mayinga) (381). in den Geimpften ein, der darauf mit einer Antikörperbildung reagiert.

Mvabea enthält als Vektor das Virus Vaccinia Ankara-Bavarian Nordic, das so verändert wurde, dass gleich vier verschiedene Proteine von Filoviren im Körper des Impflings gebildet werden und Antikörperbildungen auslösen: Glykoprotein des Ebola-Zaire Virus Variante Mayinga wie bei Zabdeno, Glykoprotein des Ebolavirus Sudan Variante Gulu, Nukleoprotein des Ebolavirus (Spezies) Taï Forest und das Glykoprotein des Marburgvirus Variante Musoke (384).

Abschied von der Bundeswehr

Am 30. März 2015 verlässt die Bundeswehr mit den Transportflugzeugen vom
Typ Transall C-160 Accra (Ghana) (siehe Abb. 132, 133). In Accra befindet sich
im Bereich des Kotoka International Airport seit 2006 ein großer logistischer
Umschlagplatz des UN World Food Programme für die Notfallversorgung in
Westafrika (385), weshalb Accra als idealer Stützpunkt für die Luftbrücke in die
von Ebola betroffenen Länder in Westafrika angesehen wurde.

Im Rahmen der Luftbrücke kamen fünf Transportmaschinen vom Typ
Transall C-160 zum Einsatz, von denen maximal zwei gleichzeitig geflogen sind.
Vom 3. Oktober 2014 bis zum 22. März 2015 wurden in 345 Flügen über 825 Tonnen Hilfsmaterial in mehr als 1.000 Flugstunden zunächst von Dakar, Senegal,
und später von Accra aus verflogen. Dazu gehören z. B. Desinfektionsmittelspen-
der, Schutzanzüge, Zelte, Generatoren, Gabelstapler, Motorräder, Krankenwagen,
Medikamente und Nahrungsmittel.

Deutschland hat als einziges Land eine derartige Luftbrücke zur Verfügung
gestellt. Die Transportflüge erfogten für UNMEER, das World Food Programme,
die WHO, UNICEF und das Technische Hilfswerk. Außerdem wurden 148 Tonnen Spenden- und Hilfsgüter durch die Bundeswehr von Deutschland nach Westafrika gebracht (386–388).

Anscheinend hat Deutschland auch beim Ebolaausbruch 1976 im Sudan
«Unterstützung aus der Luft» bereitgestellt. Im Bericht des WHO/International

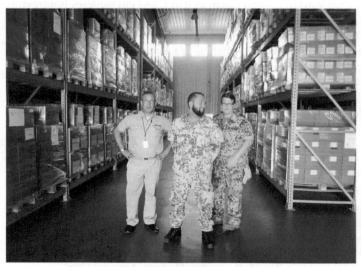

Abb. 132: Bundeswehrangehörige im Warenlager in Accra

Study Team wird Deutschland lobend erwähnt: «The Embassies of the Federal Republic of Germany and the United States of America deserve special thanks for so generously providing air support» (389).

Vertreter des Technischen Hilfswerks (THW) unterstützen die Bekämpfung der Ebolaepidemie über neun Monate mit 76 Einsatzkräften z.B. in Ghana und Sierra Leone. Im «logistischen Drehkreuz der internationalen Ebolamission» in Accra betrieb das THW in Zusammenarbeit mit UNMEER ein Büro für die Anschaffung und Verteilung von Hilfsgütern. Außerdem kaufte das THW u.a. «13 Lkw, 8 Pkw, 400 Motorräder, 430 Kühlboxen, 10 Zelte, 1 Camp, 240 Krankenhausbetten, 80 Generatoren, 4 Gabelstapler, 3.010 Desinfektionsspender, 10.000 Liter Desinfektionsmittel» (390).

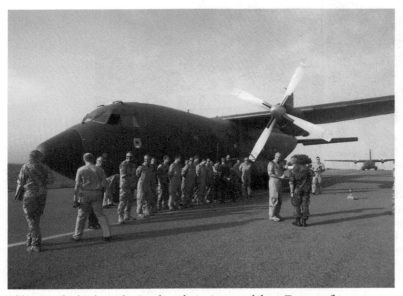

Abb. 133: Abschied von der Bundeswehr in Accra und ihren Transportflugzeugen vom Typ Transall C-160

Zero Ebola in Sierra Leone

Am 27. März 2015 beginnt die «National Zero Ebola Campaign» («Nationale Null-Ebola Kampagne»), die alle Menschen im Land erreichen soll (siehe Abb. 134). Das bedeutet «keine Ebolafälle im Land für 42 Tage».

Die Devise «Stay at home» («Bleib zu Hause») gilt vom 27. März ab sechs Uhr morgens bis Sonntag, 29. März um 18 Uhr. Ausnahmen sind die Zeiten von

13 Uhr bis 15 Uhr am Freitag für den Besuch der Moschee und von sieben Uhr morgens bis 14 Uhr am Palmsonntag für den Kirchgang. Läden sollen noch am Donnerstag bis um 18 Uhr geöffnet sein und dann für drei Tage schließen. Es wird empfohlen, sich mit ausreichend Lebensmitteln einzudecken. Kontrollen durch Sicherheitskräfte, die Ausweise einsehen würden, falls man zu der angegebenen Zeit außer Haus sei, werden angekündigt.

Die «Stay at home»-Tage sind ein Erfolg. Die meisten Menschen bleiben zu Hause, befassen sich mit den Schutzmaßnahmen und gedenken der Toten.

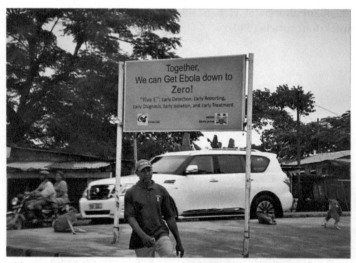

Abb. 134: Straßenplakat in Freetown: «Together, we can get Ebola down to zero!» – «Zusammen können wir Ebola auf null bringen.»
«Fünf F: frühe Entdeckung, frühes Melden, frühe Diagnose, frühe Isolation und frühe Behandlung (im Englischen E für *early*)»

In den vier Distrikten mit aktiver Übertragung (Western Area, Port Loko, Kambia und Bombali) konzentriert man sich auf aktive Fallfindung. Im übrigen Land bleibt man wachsam unter besonderer Einbeziehung der Gemeinden (z. B. Neighbourhood Watch). Während der Kampagne sollen lokale Helden gefeiert werden. Es geht um Reflexion: «Was haben wir erreicht? Was ist noch zu tun?» Die Gemeinden sollen ermutigt werden, an guten Gewohnheiten festzuhalten, insbesondere an sicheren Beerdigungen und frühen Arztbesuchen im Krankheitsfall. Die Haushalte erhalten außerdem ein Stück Seife, um an die Wirksamkeit vorbeugender Maßnahmen wie Händewaschen zu erinnern.

Ein besonders wichtiger Aspekt ist die Ermutigung, Kranke nicht zu verstecken, sondern Vertrauen in die Gesundheitsstrukturen und den Service zu haben und die Kranken früh zu bringen, sodass sich die Überlebenschancen verbessern. Die Ebola-Hotline 117 ist rund um die Uhr erreichbar.

Diese Kampagne unterscheidet sich von der «ose to ose»-Kampagne im September 2014, als noch keine Strukturen und Maßnahmen zur Ebolabekämpfung in den Distrikten etabliert waren. Damals ging es darum, die Menschen auf die neue Erkrankung aufmerksam zu machen (Creating Awareness), um die Ausbreitung zu verhindern. Jetzt will man auf neue Art und Weise die Ursachen ansprechen, die immer noch zur Ebolaübertragung führen: unsichere Beerdigungen, unzureichende Infektionspräventionsmaßnahmen und Versagen bei der Isolierung von Kranken. Die Menschen und ganze Gemeinden sollen sich mit einem gemeinsamen Ziel engagieren: «Leh we tap Ebola» («Lasst uns Ebola stoppen»; Abb. 135).

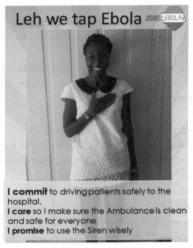

Abb. 135: Plakat der «Leh we tap Ebola»-Kampagne (aus 393): «Ich sage zu, Patienten sicher ins Krankenhaus zu fahren. Ich kümmere mich darum, dass Krankenwagen für jeden sauber und sicher sind. Ich verspreche, das Martinshorn klug einzusetzen.» Rechts oben im Bild ist das Logo der «Zero Ebola»-Kampagne in Sierra Leone mit dem Umriss des Landes in den Farben der Flagge Grün, Weiß und Blau.

Die Menschen sollen sich darüber Gedanken machen, was sie persönlich beitragen können, um die Ebolaepidemie zu beenden, und sie sollen ein Versprechen abgeben. Ziel ist es, die Ebolaepidemie und die Stigmatisierung von Überlebenden zu beenden. Dafür werden Poster und Videos mit Nachrichten verbreitet (391–393).

Betroffene Kinder

Im März 2015 veröffentlicht UNICEF einen bedrückenden Bericht (394):

> «9 Millionen Kinder leben in von Ebola betroffenen Gebieten.
> 5 Millionen Kinder haben Monate an Schulbildung verloren.
> Mehr als 5.000 Ebolainfektionen sind bei Kindern aufgetreten.
> Mehr als 16.000 Kinder haben ein oder beide Elternteile oder ihre Bezugsperson verloren.»

Die Sterblichkeitsrate an Ebola von Kindern unter fünf Jahren beträgt 80 Prozent, bei Kindern unter einem Jahr sogar 95 Prozent.

Das Ausmaß der Beeinträchtigung der Kinder lässt sich nicht mit bloßen Zahlen bemessen. Viele sind furchtbaren Eindrücken und Erlebnissen ausgesetzt gewesen: Sie sahen Kranke leiden und sterben, wurden von den Eltern getrennt. Erleben Stigmatisierung von Überlebenden und Waisen. Grundlegende medizinische Versorgung fehlt, wichtige Impfungen z. B. gegen Masern werden nicht verabreicht, fast 2.000 Kinder in Sierra Leone und Liberia unter fünf Jahren sind schwer unterernährt und bedürfen der Hilfe durch UNICEF.

Die Schulen sind wiedereröffnet in Guinea am 19. Januar 2015, in Liberia im Februar und in Sierra Leone voraussichtlich im März. Durch Lernprogramme auf Distanz konnten ca. 1 Million Kinder erreicht werden (394).

Fast alle Ebola(halb-)waisen werden von der erweiterten Familie aufgenommen. Von 16.600 Ebola(halb-)waisen konnten auf lange Sicht nur 100 Kinder nicht bei ihrer erweiterten Familie unterkommen. Die befürchtete Stigmatisierung ist weitgehend ausgeblieben (395, siehe Abb. 136).

In einem interessanten Bericht aus dem Save the Children's Resource Centre wird die Zahl der Ebolawaisen (Kinder unter 15 Jahre, die mindestens ein Elternteil durch Ebola verloren haben) auf mehr als 9.600 Kinder (Stand: 11. Februar 2015) geschätzt. 4.100 Kinder haben die Mutter, 4.900 Kinder den Vater und 600 Kinder beide Elternteile verloren. Dabei ist die Zahl der Waisen in Liberia fast so hoch wie in Guinea und Sierra Leone zusammengenommen.

Obwohl 9.600 Waisen eine hohe Zahl ist, ist es nur ein kleiner Anteil (1,4 Prozent) der mehr als 700.000 Waisen in den betroffenen Ländern Guinea, Liberia und Sierra Leone. Es wird auch deshalb als unwahrscheinlich angesehen, dass durch Ebola die «Kapazität der erweiterten Familie» zur Aufnahme der Waisen überschritten wird. Jedoch auch wenn Waisen von Verwandten aufgenommen werden, so weisen Untersuchungen in Afrika darauf hin, dass der Verlust eines Elternteiles mit nachteiligen Auswirkungen auf die Gesundheit und Ausbildung assoziiert ist, insbesondere wenn die Mutter gestorben ist (396).

Ähnlich wie durch HIV/Aids sterben durch Ebola vor allem Erwachsene im Arbeitsalter. Das ist naturgemäß die Gruppe, die am ehesten minderjährige Kinder versorgt. In der Gruppe der 15- bis 44-Jährigen treten fast dreimal so viele

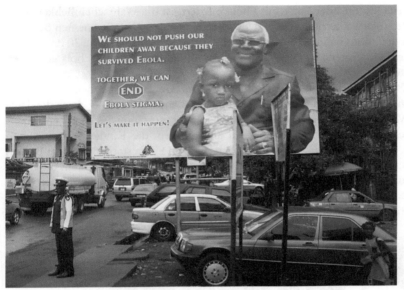

Abb. 136: Plakat in Freetown, 2015 – gegen die Stigmatisierung von Kindern, die Ebola überlebt haben
«Wir sollten unsere nicht Kinder verstoßen, weil sie Ebola überlebt haben.
Zusammen können wir das Ebolastigma beenden.
Lasst es uns möglich machen!»

Fälle an Ebolainfektionen und Todesfällen auf wie in der Gruppe der unter 15-Jährigen. Das erklärt, warum durch Ebola so viel mehr Kinder zu Waisen werden als z. B. durch Malaria (396).

Durch eine Kombination aus der altersbezogenen Fallverteilung in den drei betroffenen Ländern mit den Zahlenangaben für Todesfälle (nicht verfügbar für das jeweilige Alter) und Anpassung an die altersbezogene Sterblichkeit errechnet sich folgende Altersverteilung der Ebolapatienten und -toten:

	Anteil		
	aller Ebolapatienten (in 10/2014)	Ebolatodesfälle (in 10/2014)	Bevölkerung
< 15 Jahre	19,8 %	19,6 %	39,0 %
15–44 Jahre	57,0 %	53,3 %	46,9 %
≥ 45 Jahre	23,2 %	27,2 %	14,2 %

Tab. 40: Anteil der Ebolapatienten und Ebolatodesfälle nach Alter bezogen auf die Bevölkerung (nach 396)

Ist bereits Mutter oder Vater mit Ebola infiziert, ist die Wahrscheinlichkeit, dass auch der andere Elternteil erkrankt, deutlich höher als in der allgemeinen Bevölkerung. Für Guinea nehmen die Autoren eine Wahrscheinlichkeit von 30 Prozent an, dass beide Elternteile sterben, wenn bereits ein Elternteil durch Ebola gestorben ist (396).

UNICEF hilft Familien mit Ebolawaisen mit Geld, Sachspenden, psychosozialer Unterstützung und vermittelt Zugang zu Lebensmitteln (394). Auch die deutsche Welthungerhilfe verteilt Lebensmittel und Gegenstände des täglichen Lebens wie Besteck, Geschirr und Matratzen an Familien, die Kinder aufgenommen haben, oder an Familien, in denen ein Elternteil an Ebola starb. Bei einem Besuch in Freetown 2015 bin ich eingeladen, der Ausgabe von Lebensmitteln durch die Welthungerhilfe beizuwohnen. Die Menschen sind registriert und quittieren mit Unterschrift oder Fingerabdruck. Sie warten geduldig, bis sie an der Reihe sind, um ihre Ration an Öl und Reis zu bekommen (Abb. 137–139).

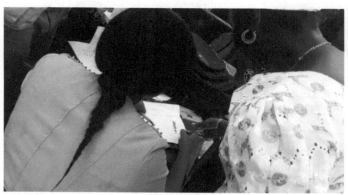

Abb. 137: Ausgabe von Lebensmitteln durch die Welthungerhilfe, Quittieren mit Fingerabdruck

Eine junge Mutter, die ihre kleine Tochter auf dem Rücken trägt, zeigt mir die Zertifikate, die sie und das Baby als Ebolaüberlebende ausweisen (Coverbild). Das kleine Mädchen war einen Monat alt, als es an Ebola erkrankte. Sein Vater starb.

Ein anderes Baby hängt schlaff im Tuch auf dem Rücken seiner Mutter. Es reagiert kaum und lässt den Kopf hängen. «Ihr Kind sieht sehr krank aus», sage ich zu der Mutter, «Sie müssen es unbedingt in das Kinderkrankenhaus bringen. » Nicht weit entfernt liegt das Ola During Children's Hospital.

«Ich glaube, es hat Fieber», sagt die Mutter, und ich berühre das Kind instinktiv an der Stirn. Es hat Fieber. Es glüht. Aber was habe ich getan? Monatelang habe ich Aufklärungsveranstaltungen abgehalten, man solle keine Kranken berühren, und jetzt das.

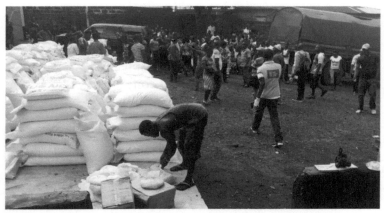

Abb. 138: Vorbereitung der Lebensmittelausgabe durch die Welthungerhilfe

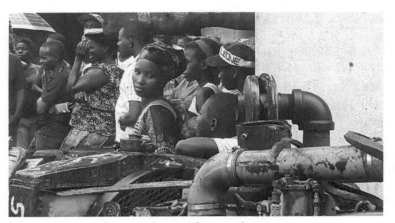

Abb. 139: Warten auf die Ausgabe von Lebensmitteln in Freetown

Der Mitarbeiter der Welthungerhilfe, der neben mir steht, guckt mich ernst an und sagt: «Remember, it's not over» («Denk dran, es ist noch nicht vorbei»). Ich gehe eilig zum nächsten Eimer mit Chlorwasser und schrubbe mir sehr lange die Hände. Danach gebe ich der Mutter etwas Geld für ein Taxi, um zum Krankenhaus zu fahren, und sorge dafür, dass man sie an die Spitze der Warteschlange der Essensausgabe bringt. Sie erhält bevorzugt ihre Ration, die ein Nachbar ihr nach Hause liefern wird.

Ich beobachtete in den nächsten Wochen, ob ein Kinder-Ebolafall in Freetown gemeldet wird, aber alles bleibt ruhig.

April 2015
Mehr als 25.000 Infizierte.
Die Ausbruchsdynamik, sichere und
würdige Beerdigungen und «Superspreader».
Die große Impfstoffstudie in Sierra Leone (STRIVE)

Offizielle Zahlen

	Klinische Fälle/Tote	Gesicherte Fälle/Tote	Klinische Fälle/Tote	Gesicherte Fälle/Tote
Daten bis	05.04.2015		26.04.2015	
Guinea/Liberia/ Sierra Leone gesamt	25.515/10.572	14.794/?	26.277/10.884	14.895/?
Guinea	3.515/2.333	3.089/1.919	3.584/2.377	3.158/1.962
Liberia	9.862/4.408	3.151/?	10.322/4.608	3.151/?
Sierra Leone	12.138/3.831	8.554/3.465	12.371/3.899	9.586/3.533

Tab. 41: Klinische Fälle/Tote und gesicherte Fälle/Tote im April 2015 in Guinea, Liberia und Sierra Leone (nach 17)

In der Woche bis zum 5. April werden in Guinea und Sierra Leone insgesamt nur 30 Fälle bestätigt. Das ist die niedrigste Zahl seit Mai 2014. In Liberia und Sierra Leone ist die Behandlungskapazität jetzt größer als der Bedarf, sodass Einrichtungen abgebaut werden. In Guinea gibt es noch unbekannte Übertragungsketten und weiterhin unsichere Beerdigungen. In den Behandlungszentren für Ebolaüberlebende in Freetown und Monrovia von Ärzte ohne Grenzen werden viele Ebolaüberlebende betreut (17).

Die Ausbruchsdynamik in Guinea, Liberia und Sierra Leone ist unterschiedlich (siehe Abb. 129–131). In Guinea ist der Verlauf relativ konstant mit deutlich geringerer Fallzunahme als in den Nachbarländern ohne herausragenden Höhepunkt. In Liberia finden sich die meisten Fälle und größten Zuwächse im August und September 2014 und eine rapide Abnahme an Neuinfektionen ab Oktober 2014, sodass der Notstand schon im November aufgehoben werden kann. Die Einrichtung des Incident Management Centers im Juli 2014 ist neben vielen anderen Maßnahmen als wichtig zu bewerten. Dabei nimmt auch die staatlich angeordnete Leichenverbrennung von August bis Dezember 2014 eine wichtige Rolle ein. So unpopulär diese Maßnahme ist, sie hat wahrscheinlich sehr vielen Menschen das Leben gerettet.

Ende Mai und Anfang Juni 2014 begann die zweite Welle des Ebolaausbruchs in Liberia. Aufgrund des Nachverfolgens von Kontakten kann man mindestens drei potenzielle Einschleppungen aus Sierra Leone dokumentieren. Genomsequenzierungen ergeben die Linien SL (Sierra Leone) 1 und 2. Von der Linie SL 2 geht die Mehrheit der Ebolafälle in Liberia aus. Entscheidend ist das Einschleppen in dicht bevölkerte Gebiete um die Hauptstadt Monrovia (Counties Montserrado und Margibi), in denen 70 Prozent aller erfassten Fälle in Liberia auftreten. Von hier nehmen 90 Prozent aller Cluster (Häufung von Infektionen) in den anderen liberianischen Bezirken ihren Ursprung.

Das Muster in Liberia besteht hauptsächlich aus Ausbreitung innerhalb des Landes und gleicht damit dem im östlichen Sierra Leone von Mai 2014 bis Januar 2015. In beiden Ländern gibt es ein Maximum an Fällen, wohingegen in Guinea, in das immer wieder Fälle aus Liberia und Sierra Leone getragen werden, mehrere Gipfel ähnlicher Größe auftreten. Eine Unterlinie (LB [Liberia] 5) des Virus wird aus Liberia über Guinea nach Mali verschleppt (15).

In Sierra Leone gab es keine staatlich angeordneten Leichenverbrennungen. Noch im November 2014 werden 80 Prozent der Ansteckungen mit Beerdigungen in Verbindung gebracht. Die Kontrolle der starken Transmission (Übertragung) gelingt deutlich später als in Liberia. Die Einrichtung des NERC (National Ebola Response Centre) und der DERCs (District Ebola Response Centres) sind dabei entscheidend.

In einer groß angelegten retrospektiven Untersuchung des internationalen Ebola Reaktionsteams (International Ebola Response Team), die ursprünglich durchgeführt wurde, um die Reaktion der WHO in der Epidemie zu unterstützen, wurden die Daten von 19.618 gesicherten und wahrscheinlichen Ebolafällen untersucht. Das betraf 3.529 Fälle in Guinea, 5.343 Fälle in Liberia und 10.746 Fälle in Sierra Leone im Zeitraum September 2014 bis Mai 2015 (396). Zusammenfassend konnte gezeigt werden, dass die frühe stationäre Aufnahme innerhalb von vier Tagen nach Symptombeginn und damit die zeitige Isolierung von Patienten sowie die Durchführung von sicheren Beerdigungen entscheidend gewesen sind für die Ausbruchskontrolle.

Von einem Drittel der Infizierten lagen Informationen zur Exposition vor, d. h. zu der Situation, in der ein Mensch mit dem Virus in Kontakt kam und sich ansteckte. Begünstigend für eine Ansteckung anderer waren schwere Symptome eines Infizierten, Tod, fehlende Krankenhausaufnahme, höheres Alter und Reisen vor Symptombeginn. 87 Prozent aller Expositionen fanden durch Familienmitglieder statt. Ein Viertel der Expositionen betraf eine Beerdigung. Doch es gab bei fast 90 Prozent der Betroffenen zusätzlich zur Beerdigung eine oder mehrere Situationen, in denen sie möglicherweise mit dem Virus in Kontakt kamen. Bei Kontakten während einer Beerdigung hatten 65 Prozent der Befragten den Leichnam berührt. Diese Zahl sank signifikant nach Oktober 2014 als Ausdruck erfolg-reicher Aufklärungsmaßnahmen. Die Expositionen, die nicht in Zusammenhang mit Beerdigungen standen, fanden vor allem kurz nach Symptombeginn der Kontaktperson und um den Eintritt ihres Todes statt. Bei mehr als 90 Prozent der Betroffenen gab es einen direkten Kontakt mit Körperflüssigkeiten und/oder direkten Körperkontakt. In 38 Prozent der Fälle kam es im selben Haushalt zum Kontakt (definiert als im selben Haushalt oder Raum geschlafen, gegessen, Zeit verbracht).

Das Risiko für eine Ansteckung nahm mit dem Fortschreiten der klinischen Erkrankung zu. 44 Prozent aller Ansteckungen (ohne Bezug zu Beerdigungen) ereigneten sich am Tag oder nach dem Tod der Kontaktperson.

Krankenhausaufnahmen der Kontaktpersonen reduzierten das Expositions-risiko, konnten es aber nicht eliminieren. Bei 42 Prozent (!) der nicht beerdigungs-bezogenen Expositionen erfolgte die Ansteckung nach der Krankenhausaufnahme! Das hängt damit zusammen, dass in der Analyse verschiedenste Krankeneinrich-tungen zusammengefasst sind. In speziellen Ebolabehandlungseinrichtungen ist die Ansteckung der Angehörigen naturgemäß deutlich geringer.

Bei Mitarbeitern im Gesundheitswesen (Healthcare Worker) fand fast die Hälfte (49 Prozent) der nicht beerdigungsbezogenen Expositionen durch Kollegen oder Patienten statt. Ab Juni 2014 nahm durch Verbesserung von Aufklärung und Schutzmaßnahmen (z. B. weniger ungeschützte Kontakte mit Patienten) der Anteil an erkrankten Healthcare Workern ab.

Zusammenfassend wurde kalkuliert, dass für eine Ausbruchskontrolle eine Reduktion der beerdigunsbezogenen Expositionen unter 29 Prozent und eine Krankenhausaufnahme von mindestens 64 Prozent der Patienten innerhalb von vier Tagen nach Symptombeginn erforderlich sind (397).

Die Bedeutung der sicheren und würdigen Beerdigungen («Safe and Digni-fied Burials») wurde auch vom Roten Kreuz untersucht. Die Landesverbände des Roten Kreuzes in Sierra Leone, Guinea und Liberia haben mit Unterstützung der Internationalen Föderation des Roten Kreuzes und des Roten Halbmondes insgesamt 47.505 sichere und würdige Beerdigungen durchgeführt, davon ca. 50 Prozent aller offiziellen sicheren und würdigen Beerdigungen in Sierra Leone (26.308), 100 Prozent in Guinea (17.513) und 100 Prozent in Montserrado County (3.684) in Liberia (aber nicht im Rest Liberias).

Man hat kalkuliert, dass dadurch zwischen 1.411 und 10.452 sekundäre Ebolafälle vermieden werden konnten und das Ausmaß der Epidemie um 4,9 bzw. 36,5 Prozent verringert werden konnte. Nicht berücksichtigt wurden Infektionen, die von diesen Sekundärfällen ausgegangen wären.

Man rechnet damit, dass im Durchschnitt durch eine unsichere Beerdigung 2,58 sekundäre Fälle auftreten. «Superspreader» («Superverbreiter») wurden in der Untersuchung nicht erfasst (398).

Als «Superspreader» bezeichnet man Infizierte, die sehr viel mehr Menschen anstecken, als das normalerweise der Fall ist. Es wird geschätzt, dass in dem großen Ebolaausbruch in Westafrika 3 Prozent der Infizierten 61 Prozent der Ansteckungen hervorgerufen haben bzw. in der oben genannten Untersuchung von mehr als 19.000 Daten (396), dass von 20 Prozent der Infizierten, 73 Prozent der Neuinfektionen ausgingen.

Durchschnittlich infiziert ein Ebolainfizierter zwei bis drei Menschen. Ein Superspreader steckt zehn oder mehr Menschen an. Neben bestimmten gesellschaftlichen Ereignissen wie Beerdigungen prominenter Menschen oder der Krankheitsverbreitung durch Heiler tritt Superspreading in den Altersgruppen der unter 15-Jährigen und der über 45-Jährigen besonders häufig auf, was an sozialen Faktoren (Pflege, häufige Besuche) liegen kann. Übertragungen (einschließlich Superspreading) finden meist in der näheren Umgebung (median 2,5 Kilometer) in der Gemeinde statt. Diese Erkenntnisse sind wichtig für Ebolaeindämmungsmaßnahmen (399, 400).

STRIVE (The Sierra Leone Trial to Introduce a Vaccine against Ebola) (englisch *to strive* = suchen, sich bemühen; siehe Abb. 140)

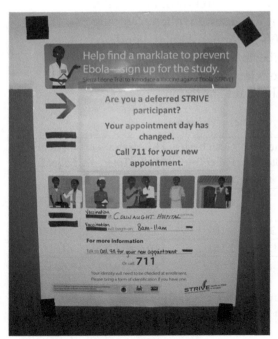

Abb. 140: Informationsplakat für Teilnehmer der Impfstoffstudie STRIVE im Connaught Hospital in Freetown

Im Rahmen der vom CDC geförderten Impfstoffstudie STRIVE werden vom 9. April bis zum 15. August 2015 an sieben Orten in Sierra Leone insgesamt 7.998 Healthcare Worker und Menschen, die Ebola an vorderster Front bekämpfen («Frontline Ebola Response Worker») ab 18 Jahren mit dem auf dem rekombinanten vesikulären Stomatitis-Virus beruhenden Impfstoff rVSVΔG-ZEBOV-GP der Firma MSD geimpft. Zwei Drittel der Geimpften gelten als Hochrisikopersonen für eine Infektion. Bei dieser Phase-2/3-Studie wird der Impfstoff nach dem Zufallssprinzip (randomisiert) entweder sofort oder nach 18 bis 24 Wochen («Deferred Participant») verabreicht. Im Verlauf gibt es keine zeitverzögerte Applikation mehr.

Ziel der Studie ist es, Erkenntnisse über die Wirksamkeit, Sicherheit und Immunogenität des Impfstoffes zu gewinnen. Außerdem sind diese Daten für eine mögliche Zulassung des Impfstoffes wichtig. Schwere Nebenwirkungen treten nicht auf. 23 Frauen, die innerhalb von zwei Monaten nach der Impfung schwanger geworden sind, bringen gesunde Kinder zur Welt (401).

Mai 2015
Die Rede der Generaldirektorin der WHO,
ein Programm für gesundheitliche Notfälle
und ein 100-Millionen-Dollar-Fond.
Liberia ist ebolafrei!
Wer ist die letzte Infizierte und wo steckte sie sich an?
Ebola auf Sardinien

Offizielle Zahlen

	Klinische Fälle/Tote	Gesicherte Fälle/Tote	Klinische Fälle/Tote	Gesicherte Fälle/Tote
Daten bis	03.05.2015		17.05.2015	
Guinea/Liberia/ Sierra Leone gesamt	26.593/11.005	14.913/?	26.933/11.120	14.957/?
Guinea	3.589/2.386	3.167/1.971	3.635/2.407	3.201/1.988
Liberia	10.564/4.716	3.151/?	10.666/4.806	3.151/?
Sierra Leone	12.440/3.903	8.595/3.537	12.632/3.907	8.605/3.541

Tab. 42: Klinische Fälle/Tote und gesicherte Fälle/Tote im Mai 2015 in Guinea, Liberia und Sierra Leone (nach 17)

Woche bis zum	23.11.2014	17.05.2015
gesamt	600	35
Guinea	148	27
Liberia	67	0
Sierra Leone	385	8

Tab. 43: Vergleich bestätigter Fälle pro Woche am 23.11.2014 und am 17.05.2015 in Guinea, Liberia und Sierra Leone (nach 17)

Die Rede der Generaldirektorin der WHO

Vom 18. bis 26. Mai 2015 findet die 68. Weltgesundheitsversammlung der WHO (World Health Assembly) im europäischen Hauptsitz der Vereinten Nationen in Genf statt. Mehr als 3.000 Delegierte aus den 194 WHO-Mitgliedsstaaten und nicht staatliche Teilnehmer werden erwartet (402). In Ihrer Eröffnungsrede spricht die Direktorin der WHO, Frau Dr. Margaret Chan, über den katastrophalen Ebolaausbruch in Westafrika, der die «Bevölkerung und die Wirtschaft in Guinea, Liberia und Sierra Leone völlig verwüstete.» «Die Welt war schlecht vorbereitet», fährt sie fort, «auf einen Ausbruch zu reagieren, der so ausgedehnt war, so ernst, so anhaltend und so komplex.» Sie räumt ein, die «WHO war überwältigt, so wie alle anderen ‹Responder›. Die Anforderungen an die WHO waren zehnmal größer als jemals in der 70-jährigen Geschichte der Organisation.»

Die Direktorin kündigt Veränderungen an. Sie ist entschlossen, eine Organisation aufzubauen mit «der Kultur, den Systemen und den Ressourcen, um die Reaktion auf Ausbrüche und andere Gesundheitsnotfälle zu leiten. Die Organisation, die Sie sich wünschen. Die Organisation, die die Welt braucht.» Innerhalb eines Jahres soll ein Programm umgesetzt werden, das durch «Geschwindigkeit, Flexibilität und schnelle Wirkung» gekennzeichnet ist. Sie persönlich wird verantwortlich sein und es wird Vorgaben geben, was «innerhalb von 24, 48 und 72 Stunden» passieren muss, «nicht innerhalb von Monaten.» Mit der Unterstützung der Mitgliedsstaaten soll ein Notfallfond mit 100 Millionen US-Dollar eingerichtet werden, um sofort auf eine Krise reagieren zu können. Die WHO soll nie mehr mit einer Situation konfrontiert werden, die sie nicht bewältigen kann.

Die Direktorin erinnert an den Einsatz der WHO, «Wissenschaftler, die Forschungs- und Entwicklungsgemeinschaft (‹R & D Community›) und die pharmazeutische Industrie zusammenzubringen, um Impfstoffe, Medikamente, Therapien und schnelle diagnostische Tests in rekordverdächtiger Geschwindigkeit zu entwickeln». Sie sagt: «Das ist eine bahnbrechende Leistung», und fügt hinzu: «Ebola ist nicht die einzige Krankheit, die anfällig ist für eine Epidemie, für die es keine Impfungen oder Behandlung gibt. Auch hat die Welt nicht den letzten

neuen humanpathogenen [den Menschen krank machenden] Erreger gesehen»
(403, 404, Übersetzung durch die Autorin).

Am 9. Mai wird Liberia von der WHO für ebolafrei erklärt (405). Die Übertragung ist unterbrochen, ein Meilenstein ist erreicht. Zu Hochzeiten der Epidemie
im August und September 2014 waren wöchentlich 300 bis 400 neue Fälle bestätigt worden. Die von der WHO mithilfe von zahlreichen Arbeitern in Tag- und
Nachtschichten errichtete Island Clinic mit 150 Betten eröffnete in Monrovia am
21. September und war sofort überlaufen. Die Hauptstadt war am schwersten
betroffen, doch fanden sich im Verlauf Fälle in jedem einzelnen der 15 Counties.
Es gab Zeiten, in denen im ganzen Land keine Behandlungsbetten zur Verfügung
standen. Kranke blieben zu Hause und Leichen unbeerdigt.

Es infizierten sich insgesamt 375 Healthcare Worker in Liberia und 189 verloren ihr Leben.

Durch die WHO und internationale Partner wurden Behandlungskapazitäten vor allem in Monrovia geschaffen, was zur Ausbruchseindämmung ent-
schieden beitrug. Ab Ende Oktober 2014 wendete sich das Blatt. Mehr und mehr
Kranke wurden rechtzeitig entdeckt, isoliert und behandelt und Kontakte nachverfolgt.

Die Wahrnehmung der Behandlungszentren änderte sich, aus «Todesfallen»
wurden «Orte der Hoffnung». Die Rolle der Gemeinden und die Autorität von
respektierten Persönlichkeiten wie religiösen Führern und Dorfältesten («Village
Chiefs») wurde früh erkannt und in den Kampf gegen die Seuche einbezogen.

Ein ganz wichtiger Aspekt in der Ausbruchskontrolle war die Führungsstärke
der Präsidentin Ellen Johnson Sirleaf. Ein berühmtes Zitat von ihr lautet:

«The size of your dreams must always exceed your current capacity to achieve
them. If your dreams do not scare you, they are not big enough.»

(«Die Größe deiner Träume muss dein gegenwärtiges Vermögen, sie zu erreichen, übersteigen. Wenn deine Träume dich nicht ängstigen, sind sie nicht groß
genug»; Zitat übersetzt durch die Autorin) (405).

Auch die Direktorin der WHO gratuliert der Präsidentin Liberias in ihrer
Rede am 18. Mai «zu herausragender Führung während der gesamten Krise»
(«Outstanding Leadership Throughout the Crisis»), und das Auditorium applau-
diert (403).

Liberia tritt nun in eine 90-tägige Phase erhöhter Aufmerksamkeit ein, denn
in den Nachbarländern Sierra Leone und Guinea gibt es weiterhin neue Ansteckungen. Bis zum 17. Mai 2015 werden aus je drei Distrikten in Sierra Leone
(Freetown: 4, Kambia: 1, Port Loko: 3) Fälle gemeldet. Das Ebolabehandlungszentrum in Kenema in Sierra Leone wird im Mai geschlossen. Danach gibt es noch
zwölf funktionstüchtige Behandlungszentren im Land und elf Labore zur Eboladiagnostik (406).

Am 2. Mai, fast ein Jahr nachdem die ersten Fälle im Land bestätigt wurden, beginnt in Sierra Leone eine neue Kampagne, finanziert von den Regierungen Deutschlands und Japans: «Das neue Gelb in Sierra Leone: Ebola auf null bringen» («The new yellow in Sierra Leone: Getting Ebola to Zero»). Sie soll frischen Wind bringen in die Bemühungen, den Ausbruch einzudämmen, und betont besonders die Rolle der Frauen. Gelb wird als Farbe der Hoffnung und Stärke gesehen. An Freitagen sollen Unterstützer gelbe Kleidung tragen und die Krankheit ins Bewusstsein rücken mit einem größeren Fokus auf Gemeinden, Jugend, religiöse und traditionelln Führer (407).

In drei Präfekturen in Guinea (Dubréka: 11, Forécariah: 11, Boké im Grenzgebiet zu Guinea-Bissau: 5) gibt es neue bestätigte Ebolainfektionen, bei einem Drittel handelt es sich nicht um bekannte Kontaktpersonen von Ebolainfizierten. Es gibt also immer noch unbekannte Infektionsketten. Sechs Patienten sterben in ihren Gemeinden und die Ebolainfektion wird erst nach ihrem Tod festgestellt. Unsichere Beerdigungen spielen bei der Ausbreitung der Infektion in Guinea weiterhin eine Rolle. In Guinea gibt es noch acht funktionstüchtige Ebolabehandlungszentren und zwölf Labore für die Eboladiagnostik (406).

Der letzte Fall in Liberia

Der letzte Fall in Liberia ist eine 44-jährige Frau aus Montserrado County, bei der am 20. März 2015 die Ebolavirusinfektion im ELWA-Labor bestätigt wird. Sie erliegt der Erkrankung am 27. März und wird am folgenden Tag bestattet.

Der Fall erregt Aufmerksamkeit. Man weiß zunächst nicht, wo sich die Patientin infiziert hat. Es gibt keinen unmittelbaren Kontakt mit einem Kranken. Sie hat aber angegeben, am 7. März 2015 ungeschützten Geschlechtsverkehr mit einem männlichen Ebolaüberlebenden gehabt zu haben. Dieser Mann hatte wahrscheinlich am 9. September 2014 die ersten Ebolasymptome aufgewiesen. Vom 23. September bis zum 7. Oktober 2014 war er in der Island Clinic Ebola Virus Disease Treatment Unit behandelt worden. Nach seiner Entlassung war es nicht zu einem Rückfall gekommen.

Im Rahmen der Recherche gibt der Überlebende freiwillig am 27. März 2015 eine Spermaprobe ab. Hierin lässt sich – 199 Tage nach dem geschätzen Beginn seiner Ebolasymptome und 175 Tage nachdem kein Virus mehr in seinem Blut entdeckt worden ist – das Ebolavirus nachweisen. Es stimmt genetisch so entscheidend mit dem Ebolavirus im Blut der verstorbenen Frau überein, dass die sexuelle Übertragung 179 Tage nach Beginn seiner eigenen Erkrankung als sicher gilt. In später abgenommenen Proben am 28. April und am 1. Mai 2015 ist kein Virus mehr detektierbar (408).

Die frühere WHO-Empfehlung an männliche Überlebende, für drei Monate nach der Ebolaerkrankung Kondome zu benutzen oder abstinent zu bleiben, muss revidiert werden. Die WHO empfiehlt, Abstinenz oder Kondomgebrauch für mindestens ein Jahr oder bis das Sperma zweimal negativ auf das Ebolavirus getestet wird. Ebolaüberlebende sollen entsprechend beraten werden (409).

Im Juli 2015 etabliert das liberianische Gesundheitsministerium ein nationales Programm für männliche Ebolaüberlebende, in dem angeboten wird, die Samenflüssigkeit auf das Ebolavirus testen zu lassen und Beratung zu sicheren sexuellen Praktiken zu erhalten. Bis zum 6. Mai 2016 wird bei 429 Teilnehmern die Samenflüssigkeit untersucht. 9 Prozent der Untersuchten (38 Teilnehmer) weisen mindestens ein positives Ergebnis auf; bei 24 Männern kann das Ebolavirus zwölf Monate oder länger in der Samenflüssigkeit nachgewiesen werden. Männer, die älter als 40 Jahre sind, haben eine höhere Wahrscheinlichkeit, Ebolaviren in der Samenflüssigkeit zu haben. In der Studie kann gezeigt werden, dass sich das Verhalten der Männer ändert hin zu Kondombenutzung oder Abstinenz, wenn das Ebolavirus im Sperma nachgewiesen wurde (410).

Im Oktober 2015 schreibt sich ein 48-Jähriger Ebolaüberlebender mit seit 2009 behandelter HIV-Infektion in das liberianische Men's Health Screening Program ein. Bei ihm werden bis 565 Tage nach Entlassung aus der Ebolabehandlungseinheit Ebolaviren in der Samenflüssigkeit nachgewiesen. Es ist unklar, ob diese Viren aktiv, d.h. vermehrungsfähig und damit ansteckend, sind und ob die HIV-Infektion, obwohl gut kontrolliert, für die lange Viruspersistenz entscheidend ist (411). Dass Ebolaviren bei manchen Ebolaüberlebenden lange im Sperma nachweisbar sind, verunsichert und kann zur Stigmatisierung von Überlebenden beitragen. Muss man durch diesen Übertragungsweg nun mit noch mehr Fällen rechnen?

Ich sprach einmal mit einem einheimischen Fahrer über die Tragik eines Ebolaüberlebenden, der seine Frau angesteckt hatte. Daraufhin sagte der Fahrer, man müsste alle männlichen Ebolaüberlebenden für ein Jahr einsperren und hart arbeiten lassen. Ich entgegnete: «Dieser Mann ist doch ein Opfer der Krankheit Ebola und kein Täter. Nun ist das Leid noch schlimmer, denn seine Frau ist krank geworden und er hat das verursacht. Niemand steckt seine Frau absichtlich an oder gefährdet seine Familie.» Das machte ihn nachdenklich.

Nie zuvor hat es so viele Ebolaüberlebende gegeben. Erst in diesem großen Ausbruch sind systematische Untersuchungen überhaupt möglich und es kann gezeigt werden, dass Ebolaviren nicht selten über einen längeren Zeitraum im Sperma nachweisbar sind, so z.B. in einer Studie aus Sierra Leone bis 18 Monate nach Entlassung aus der Ebolabehandlungseinheit und mit abnehmender Virusmenge über die Zeit. Das Risiko der sexuellen Übertragung wurde dabei nicht bewertet (412), dass es aber so zu neuen Ausbrüchen kommen kann, ist plausibel.

Diagnose Ebola in Italien

Am 9. Mai kehrt ein italienischer Pfleger nach einem fast dreimonatigen Einsatz in Sierra Leone über Casablanca nach Sardinien zurück. Einen Tag nach seiner Ankunft entwickelt er Fieber, Kopf- und Muskelschmerzen und Schwäche und begibt sich am 11. Mai in stationäre Behandlung. Eine Blutprobe wird nach Rom geflogen und am 12. Mai erstmalig in Italien die Diagnose Ebola gestellt. Es ist ein Glück für den Patienten, dass sich sein Zustand erst in Rom nach seiner Evakuierung aus Sardinien mit einem speziell ausgerüsteten Flugzeug der italienischen Luftwaffe verschlechtert. Er hätte sonst nicht transportiert werden dürfen. Zur Behandlung u. a. mit monoklonalen Antikörpern wird er in das Nationale Institut für Infektionskrankheiten Lazzaro Spallanzani gebracht, wo er erfolgreich behandelt wird. Im gleichen Krankenhaus ist im November 2014 der schwer an Ebola erkrankte 50-jährige italienische Arzt geheilt worden (413, 414).

Juni 2015
Es ist keine Malaria – Rückschlag in Liberia

Offizielle Zahlen

	Klinische Fälle/Tote	Gesicherte Fälle/Tote	Klinische Fälle/Tote	Gesicherte Fälle/Tote
Daten bis	03.06.2015		17.06.2015	
Guinea/Liberia/ Sierra Leone gesamt	27.145/11.147	14.994/?	27.305/11.169	15.045/?
Guinea	3.652/2.429	3.223/2.010	3.674/2.444	3.245/2.025
Liberia	10.672/4.808	3.157/?	10.672/4.808	3.157/?
Sierra Leone	14.827/3.912	8.620/3.546	12.965/3.919	8.649/3.553

Tab. 44: Klinische Fälle/Tote und gesicherte Fälle/Tote im Juni 2015 in Guinea, Liberia und Sierra Leone (nach 17)

Im Juni werden wöchentlich insgesamt 20 bis 27 Ebolainfektionen gemeldet. Am 29. Juni 2015, in der 90-tägigen Nachbeobachtungsphase nach Beendigung des Ausbruchs, wird bestätigt, dass in Liberia wieder ein Ebolafall aufgetreten ist. Ein 17-Jähriger wird ambulant als Malariafall behandelt und stirbt am 28. Juni in Nidowein, Margibi. Am selben Tag wird er «sicher beerdigt». Der routinemäßig durchgeführte Mundabstrich an der Leiche erbringt posthum die Diagnose Ebola. 102 enge Kontaktpersonen müssen nachverfolgt werden. Wo er sich angesteckt hat, ist zunächst unklar (415).

Vom 1. Januar bis zum 30. Juni 2015 sind in Lola, Guinea, 702 Fälle von Masern aufgetreten. Dass vor allem Kinder zwischen null und fünf Jahren betroffen sind, spricht ursächlich für die Unterbrechung der Impfkampagnen als Folge des Ebola-ausbruchs. Todesfälle durch den Masernausbruch werden nicht gemeldet, könnten aber bei mehr als 20 gelegen haben, wenn man eine Sterblichkeit von 3,7 Prozent zugrunde legt (416).

Juli 2015
Ende der Phase 2 der Reaktion der WHO, niedrige Fallzahlen am Monatsende und ein genetisch bekannter Cluster in Liberia in einem separaten Ausbruch

Offizielle Zahlen

	Klinische Fälle/Tote	Gesicherte Fälle/Tote	Klinische Fälle/Tote	Gesicherte Fälle/Tote
Daten bis	05.07.2015		15.07.2015	
Guinea/Liberia/ Sierra Leone gesamt	27.573/11.246	15.115/?	27.642/11.261	15.145/?
Guinea	3.748/2.499	3.287/2.049	3.760/2.506	3.300/2.056
Liberia	10.670/4.807	3.154/?	10.673/4.808	3.157/?
Sierra Leone	13.155/3.940	8.674/3.574	13.209/3.947	8.688/3.581

Tab. 45: Klinische Fälle/Tote und gesicherte Fälle/Tote im Juli 2015 in Guinea, Liberia und Sierra Leone (nach 17)

Im Juli 2015 endet die Phase 2 der Reaktion der WHO auf den Ebolaausbruch mit den drei Schwerpunkten:

1. verbessertes Aufspüren von Fällen,
2. verbesserte Nachverfolgung von Kontakten sowie
3. eine stärkere Einbindung der Gemeinden (Community Engagement).

Die gemeldeten Neuinfektionen liegen in den ersten drei Juliwochen zwischen 18 und 30 Fällen pro Woche. In der letzten Woche treten nur noch sieben neue Fälle auf (in Guinea in Conakry [3] und Coyah [1], in Sierra Leone in Freetown [2] und Tonkolili [1]). Es ist die Woche mit der niedrigsten Fallzahlmeldung seit einem Jahr (417).

In Liberia werden bis zum 12. Juli insgesamt sechs Ebolafälle gemeldet, nach-dem der Ausbruch im Mai als beendet erklärt worden ist. Die fünf weiteren Fälle

sind auf Ansteckungen durch den Ende Juni bekannt gewordenen Fall zurückzu-
führen und alle in Nidowein, Margibi, aufgetreten. Ein weiterer Patient stirbt, vier
können als geheilt aus der Behandlung entlassen werden.

Genomsequenzierungen des Ebolavirus bei dem Indexfall ergeben eine genetische Ähnlichkeit mit dem Ebolavirus, das Ende 2014 in Margibi zirkulierte. Man
geht deshalb von einer Ansteckung bei einem Überlebenden aus und nicht von
einer Einschleppung aus den Nachbarländern. Die sechs Fälle gelten als separater
Ausbruch (418, 419).

Immer wieder kommt es noch zu einzelnen Infektionen bei medizinischem
Personal vor allem in Guinea. Bis Ende Juli sind insgesamt 880 Infektionen mit
510 Todesfällen bestätigt worden (417).

August 2015
Beginn der Phase 3 der Reaktion auf den Ebolaausbruch (WHO).
Ein totes kleines Mädchen und ein neues Phänomen.
Ringimpfungen in Kambia

Offizielle Zahlen

	Klinische Fälle/Tote	Gesicherte Fälle/Tote	Klinische Fälle/Tote	Gesicherte Fälle/Tote
Daten bis	02.08.2015		16.08.2015	
Guinea/Liberia/ Sierra Leone gesamt	27.862/11.281	15.179/?	27.952/11.284	15.186/?
Guinea	3.784/2.522	3.327/2.070	3.786/2.524	3.332/2.072
Liberia	10.672/4.808	3.157/?	10.672/4.808	3.157/?
Sierra Leone	13.406/3.951	8.695/3.585	13.494/3.952	8.697/3.586

Tab. 46: Klinische Fälle/Tote und gesicherte Fälle/Tote im August 2015 in
Guinea, Liberia und Sierra Leone (nach 17)

Im August 2015 beginnt die *3. und letzte Phase der Reaktion* auf den Ebolaausbruch der WHO, die Unterbrechung der letzten Übertragungsketten (Transmission). Sie wird bis zum Ende des Ausbruchs reichen und beinhaltet folgende
Schwerpunkte (108):

1. Verbesserung der schnellen Identifizierung aller Fälle, Toten und Kontakte
2. Errichten und Erhalten von sicherer Triage und Gesundheitseinrichtungen
3. Einrichtung von multidisziplinären schnellen Reaktionsteams auf regionaler
   und «zonaler» Ebene in den drei Ländern

4. Ansporn für Einzelne und Gemeinden, sich an die öffentlichen Gesundheitsmaßnahmen zu halten
5. Unterstützung von durch Stammesfürsten geleiteten und örtlichen Reaktionen
6. Verbesserung der Unterstützung von Ebolaüberlebenden
7. Beendigung der Ebolaübertragung von Mensch zu Mensch in der Bevölkerung der betroffenen Länder

Die wenigen Fälle, die jetzt in Westafrika noch auftreten, erlauben es, sehr detailliert über einzelne Erkankte zu berichten und zu klären, wo und wie sie sich infiziert haben.

Am 18. August 2015 erkrankt am Stadtrand von Conakry, in Dubréka, Guinea, ein neun Monate altes Mädchen mit Fieber, Durchfall, Erbrechen und Husten. Nachdem die ersten Tage relativ stabil verlaufen, verschlechtert sich der Zustand des Kindes sechs Tage später sehr schnell und es stirbt akut auf dem Weg in die Universitätsklinik in Conakry. Die Diagnose Ebola wird durch PCR eines Abstriches von der Wangenschleimhaut nach dem Tod des Kindes gestellt.

Es gibt keine bekannten Kontakte – weder des Kindes noch der Eltern – zu einem Ebolapatienten oder einem Ebolaüberlebenden und die Eltern haben keine ernsthaften fieberhaften Erkrankungen durchgemacht oder eine Beerdigung besucht. Trotzdem werden bei der Mutter und dem Vater des Kindes Antikörper im Blut nachgewiesen, die auf eine durchgemachte Ebolainfektion deuten (IgG). Am 9. September wird in der Muttermilch (nicht in Blut oder Urin) der Mutter das Ebolavirus nachgewiesen, von dem das Ebolavirus, das zum Tod des Kindes geführt hat, genetisch abstammt, sodass von einer Übertragung durch die Muttermilch ausgegangen werden muss. Im Sperma (nicht in Blut oder Urin) des Vaters wird ebenfalls Ebolavirus nachgewiesen, das jedoch keine enge Verwandtschaft zum Virus von Mutter oder Kind zeigt (419, 420).

Die Ebolaviruspersistenz in Muttermilch und Samenflüssigkeit bei gering oder asymptomatisch mit dem Ebolavirus infizierten Personen, die von ihrer eigenen Erkrankung keine Kenntnis hatten, ist ein besorgniserregendes Phänomen.

Zwei Wochen lang sind in Sierra Leone keine neuen Fälle mehr bestätigt worden. Aber am 28. August 2015 stirbt im Distrikt Kambia (im Grenzgebiet zu Forécariah in Guinea) eine 67-jährige Lebensmittelhändlerin. Erst nach ihrem Tod wird am 30. August die Diagnose Ebola gestellt. Die obligatorische Untersuchung von Leichnamen auf Ebola hat funktioniert (419, 421).

Eine Zwischenanalyse der Studie «Ebola, ça suffit» («Ebola, es reicht») hat ergeben, dass kein sofort mit dem experimentellen Impfstoff rVSVΔG-ZEBOV-GP der Firma MSD geimpfter Kontakt oder Kontakt eines Kontaktes eines Ebolapatienten an Ebola erkrankt. Die WHO berichtet am 5. August, dass jetzt deshalb jede Kontaktperson eines Infizierten sofort und nicht erst nach 21 Tagen geimpft wird (422).

Mit Bekanntwerden der guten Ergebnisse hat die Regierung Sierra Leones die Ausweitung der Studie auf Sierra Leone beantragt. Bereits 18 Healthcare Worker aus Sierra Leone sind geschult worden. Zur Unterstützung reisen jetzt Beteiligte der Impfstoffstudie Guineas aus Conakry nach Kambia und implementieren in Zusammenarbeit mit dem Gesundheitsministerium und der WHO auch in Sierra Leone Ringimpfungen zum Schutz von Kontaktpersonen (423).

September 2015
Enttäuschung in Sierra Leone: Wo ist Kadiatu?
Liberia ist wieder ebolafrei und eine Reise nach Monrovia.
Eine Reise nach Freetown, Bo und Serabu – Eindrücke aus dem ländlichen Sierra Leone und beeindruckende Projekte

Offizielle Zahlen

	Klinische Fälle/Tote	Gesicherte Fälle/Tote	Klinische Fälle/Tote	Gesicherte Fälle/Tote
Daten bis	06.09.2015		20.09.2015	
Guinea/Liberia/ Sierra Leone gesamt	28.147/11.291	15.184/?	28.295/11.295	15.201/?
Guinea	3.792/2.530	3.338/2.078	3.800/2.532	3.340/2.079
Liberia	10.672/4.808	3.157/?	10.672/4.808	3.157/?
Sierra Leone	13.683/3.953	8.699/3.587	13.823/3.955	8.704/3.589

Tab. 47: Klinische Fälle/Tote und gesicherte Fälle/Tote im September 2015 in Guinea, Liberia und Sierra Leone (nach 17)

Liberia wird am 3. September zum zweiten Mal für ebolafrei erklärt.

In Guinea erkranken noch ein bis drei Menschen pro Woche. Es gibt im Land noch acht Ebolabehandlungseinrichtungen und zehn Labore.

An der Lebensmittelhändlerin in Kambia in Sierra Leone infizieren sich vier enge Verwandte. Mehr als 900 Kontakte müssen nachverfolgt werden. Man geht von 50 Hochrisikokontakten aus (direkter Kontakt zu einer an Ebola erkrankten Person oder Körperflüssigkeiten ohne Schutzkleidung). Die Patientin ist gepflegt, der Leichnam gewaschen und nicht sicher beerdigt worden. Das ganze Dorf mit 1.000 Menschen, in dem die Indexpatientin gestorben ist, steht unter Quarantäne. Das Gesundheitsministerium Sierre Leones erhält Unterstützung von diversen

Organisationen (WHO, UNICEF, Rotes Kreuz, Health For All Coalition und anderen). Die WHO unterhält noch 20 Büros in Guinea, Sierra Leone und Liberia, zwischen denen Internetkontakt besteht (424, 425).

Auf den neuen Fall wird sehr schnell reagiert mit umfangreichen Maßnahmen in den Gemeinden und Verbesserung der technischen Ausstattung von Krankenhäusern in Kambia, Port Loko und Tonkolili. Trotzdem ist die Lage sehr unübersichtlich und schwierig, da nicht überall kooperiert wird.

Dringend sucht das Nationale Ebola-Reaktionszentrum nach Kadiatu, der 32-jährigen Nichte der Indexpatientin, die als Hochrisikokontakt eingestuft ist. «Kadiatu ist keine Kriminelle», heißt es (siehe Abb. 141). «Es ist wahrscheinlich, dass sie Angst hat, verwirrt ist oder vielleicht krank. Es ist auch möglich, dass sie nicht versteht, wie entscheidend sie ist für die Reaktion und Unterbrechung der Übertragungskette im Distrikt Kambia. Wir müssen sie finden und wenn nötig isolieren und behandeln.»

5 Millionen Leones (ca. 1.000 US-Dollar) werden für Informationen ausgesetzt, die zum Auffinden von Kadiatu führen. Bis zum 1. Oktober wird Kadiatu nicht entdeckt.

Unabhängig von den fünf Fällen in Kambia wird am 13. September zum ersten Mal seit über fünf Monaten eine Ebolainfektion aus Bombali gemeldet. Eine 16-Jährige ist vermutlich im Zusammenhang mit einer sexuellen Übertragung erkrankt und stirbt kurz nach Aufnahme im Ebolabehandlungszentrum des International Medical Corps. Fast 700 Menschen in dem Dorf Robuy, wo die junge Frau lebte, werden für drei Wochen unter Quarantäne gestellt, mehr als 600 Kontakte (davon 18 Hochrisikokontakte) nachverfolgt. Der Partner der Verstorbenen war schon im März aus einer Ebolabehandlungseinrichtung entlassen worden (424, 426).

Ein Bericht von einer Reise aus Monrovia im September 2015

Seit dem 3. September 2015 gilt Liberia wieder als ebolafrei. Sechs Fälle (zwei davon tödlich) sind seit dem 29. Juni entdeckt worden, Healthcare Worker sind nicht darunter. 10.672 Infektionen zählte man von 2014 bis 2015 mit 4.808 Toten. Die Dunkelziffer ist viel höher. Es gab Zeiten, in denen man weder das Sterben noch die Kranken erfassen konnte, in denen Leichen einfach in Flüsse geworfen wurden.

Nach dem Schrecken der Ebolaepidemie möchten die Menschen zu einem normalen Leben zurückfinden. Im Stadtbild sieht man noch Plakate mit Aufschriften wie «Ebola is real» («Ebola gibt es wirklich»), «Spread the message, not the virus» («Verbreite die Nachricht, nicht das Virus») und vor öffentlichen Einrichtungen und insbesondere den Krankenhäusern stehen die bunten Plastikeimer mit der Chloridlösung zur Händedesinfektion. Fieber wird vor den Krankenhäu-

National Ebola Response Centre (NERC)

Media and Communications Office
Emergency Operations Centre (EOC)
RSLAF HQ
Cockerill North, Wilkinson Rd
Freetown, Sierra Leone

**Public Notice
Missing Contact from Kambia District 16/09/2015
Ref: NERC/PN 20150916**

The NERC is very concerned that despite our efforts and the support of the Sierra Leone Police, Kadiatu Sinneh Kamara, the 32 year old niece of the index EVD case recorded on 28 August 2015 in Sella Kafta, Tonko Limba Chiefdom, Kambia District, is still unaccounted for.

NERC wishes to emphasise that **Kadiatu IS NOT A CRIMINAL**. It is very likely that she is scared, confused and may be sick. It is also possible that she does not understand how vital she is to the response and in breaking the chain of Ebola transmission in Kambia District. We need to find her and if necessary, isolate and treat her.

Kadiatu is from Kalangba – near Barmoi Luma in Magbema Chiefdom in Kambia District. If anyone has any information about the whereabouts of Kadiatu please call your local District Ebola Response Centre, the Police or 117. You can also call SLP LUC Kambia on 078 297 873.

A reward of 5 million Leones will be paid to anyone who gives us information that helps us find Kadiatu.

Abb. 141: Öffentliche Bekanntmachung – Suche nach Kadiatu

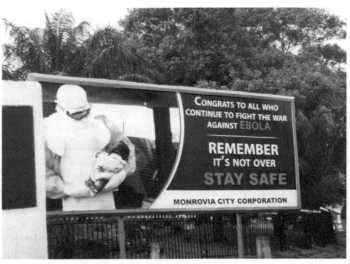

Abb. 142: Plakat in Monrovia 2015: «Gratulation an alle, die weiter den Krieg gegen Ebola führen. Denk dran: Es ist nicht vorbei. Bleib sicher.»

sern und Arztpraxen gemessen und vor einigen Hotels und Restaurants, aber nicht mehr ganz so streng wie noch vor einem Jahr. Die internationale Hilfe ist weitgehend abgezogen, die «normalen Expats» kehren zurück. In den guten Hotels sind deshalb auch jetzt die Zimmer knapp.

Die Armut ist nun, da die umtriebige Geschäftigkeit der Ebolahelfer Vergangenheit ist, augenfälliger denn je. Am Strand, der übersät ist mit Tang und Plastikmüll, hausen Menschen in fensterlosen Holzverschlägen, zusammengenagelt aus zufälligen Fundstücken (siehe Abb. 143).

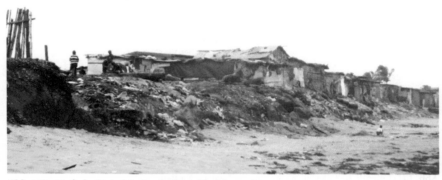

Abb. 143: Einfache Unterkünfte am Strand in Monrovia

Die Überflutungen durch die schweren Regenfälle machen das alltägliche Leben nicht leichter (siehe Abb. 38, 144).

Die Schulen sind wiedereröffnet und Schulbusse sind wie die gelben zerbeulten Taxis und die bunten Dreiräder Teil des täglichen Verkehrs. Ein amerikanisches Militärzelt vor dem St. Joseph's Catholic Hospital schützt die Bänke der Wartenden vor Regen. Patienten werden vor dem Betreten des Krankenhauses befragt. Ebola darf nicht eingeschleppt werden (siehe Abb. 145, 146).

Im September 2015 ist es voll im St. Joseph's Catholic Hospital. Schwangere liegen auf Bänken, sitzen auf Stühlen, warten mit westafrikanischer Geduld. Von Oktober 2014 bis Ende Juli 2015 bezahlte das Internationale Rote Kreuz die Schwangerenvorsorge und Entbindung im St. Joseph's Catholic Hospital. 56.000 US-Dollar mussten dafür jeden Monat aufgebracht werden. Auch wenn jetzt wieder selbst bezahlt werden muss, der Strom der Frauen reißt nicht ab, die neues Leben ins Land bringen.

Mein Fahrer fährt mich von Termin zu Termin. Ihm geht es gut. Im letzten Jahr verlor er seine Schwester. Sie starb in Monrovia an Ebola wie ihr Baby, ihr Mann, ihre Schwiegermutter. Eine von vielen ausgelöschten Familien.

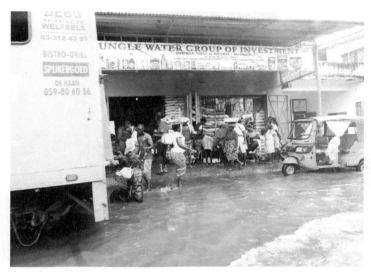

Abb. 144: Regenzeit in Monrovia, September 2015

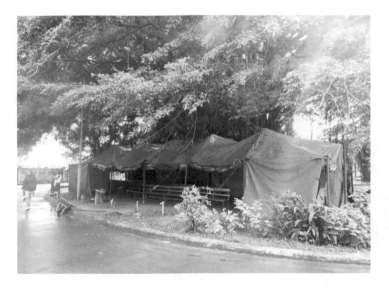

Abb. 145: Zelt zum Schutz der Wartenden am St. Joseph's Catholic Hospital

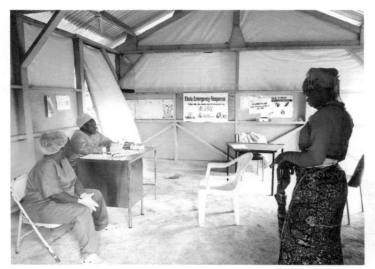

Abb. 146: Screening auf Ebola vor dem Betreten der Krankenhausgebäude

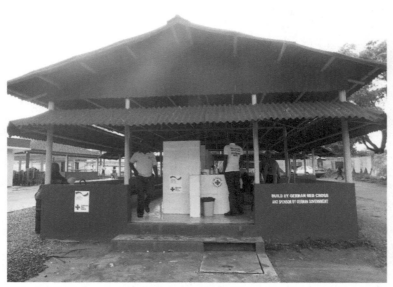

Abb. 147: Triagebau vor dem JFK Memorial Hospital in Monrovia

Vor dem John F. Kennedy Memorial Hospital steht der Triagebau, den das Deutsche Rote Kreuz eingerichtet hat, finanziert von der deutschen Regierung. Hier werden noch immer die Patienten erfasst, Fieber gemessen, Notizen gemacht. Noch ist man aufmerksam und hat auch ein bisschen Angst, Ebola könnte wiederkommen (siehe Abb. 147).

Im September 2015 gibt es in Monrovia noch ein Ebola Response Center und auch das CDC ist weiterhin präsent.

Ziele in der sogenannten Phase 3 sind jetzt ...

1. die Beobachtung der Situation (Surveillance). Dazu gehört das Bestreben, bei allen Verstorbenen eine Untersuchung auf eine Ebolainfektion durchzuführen (durch Mundabstrich);
2. der Erhalt der raschen Eingreiffähigkeit («Rapid Response Capacity») in den Distrikten;
3. die Umsetzung der Infektionsvermeidungs-Kontroll-Richtlinien (Infection/ Prevention/Control [IPC]) der WHO im Zusammenhang mit der Ebolainfektion und Aufrechterhaltung von Triageeinrichtungen;
4. die Unterstützung und Betreuung der Ebolaüberlebenden. Dazu gehört auch das im Juli 2015 begonnene Screeningprogramm zur Untersuchung der Samenflüssigkeit von Ebolaüberlebenden auf vitales und damit übertragbares Ebolavirus;
5. die Verbesserung des Gesundheitssystems insgesamt, denn Ebola hatte die Schwächen des Gesundheitssystems offengelegt (z. B. die Erfassung des Auftretens von zwölf wichtigen Krankheiten wie Masern und Meningitis).

Es ist interessant zu sehen, wie sich die Aufklärungsplakate im Laufe der Epidemie verändert haben. Sie enthalten mehr Informationen, z. B. zu Symptomen wie rote Augen und Ausschlag. Blutungen tauchen häufig nicht mehr auf als typisches Symptom. Auch Hinweise zu Verhaltensweisen wie «Spiele nicht mit Affen und Baboons» oder «Iss keine Früchte, die Fledermäuse angenagt haben» oder «Erzähle jedem, den du triffst, von Ebola, sodass er informiert ist» kamen hinzu. Diverse Telefonnummern unterschiedlicher Mobilfunkbetreiber werden zur Auswahl angeboten für Hilferufe. Die Sprache ist einfach und Bilder untermalen das Geschriebene.

Das Thema Ebola spielt weiter eine Rolle in Liberia.

Man ist sich schmerzlich bewusst: «Jede Epidemie beginnt mit einem Fall.»

Eine Reise nach Sierra Leone vom
25. September bis zum 2. Oktober 2015

Von Monrovia aus fliege ich nach Sierra Leone, um Freetown und Bo zu besuchen. In Lungi warte ich wie immer auf die Fähre nach Freetown.

Die Aufklärung über Ebola ist in vollem Gange. Wände sind bemalt mit Ebolabotschaften (siehe Abb. 148) und im Fernsehen wird erklärt, dass sichere Beerdigungen den Rest der Familie retten können. Eine ganze Flotte neuer Krankenwagen ist in Freetown eingetroffen (siehe Abb. 149).

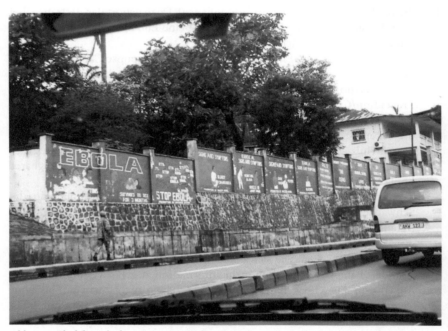

Abb. 148: Ebolabotschaften an einer Wand in Freetown: «Survivors no sex for 3 months» («Überlebende – keinen Sex für 3 Monate»), «Stop Ebola», «Signs and Symptoms» («Zeichen und Symptome») «Bloody Diarrhea» («blutiger Durchfall»), «Vomiting Blood» («Erbrechen von Blut»), «Muscle and Joint Pain» («Muskel- und Gelenkschmerzen»), «Skin Rash (Hautausschlag»), «Fever» («Fieber»), «Bleeding» («Blutungen»), «Don't touch the Deads», («Berühre die Toten nicht»), «Safe Burial», «Save Live» («Sichere Beerdigung rettet Leben»)

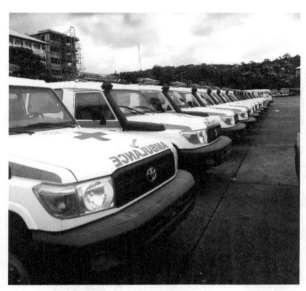

Abb. 149: Neue Krankenwagen in Freetown

Nach der Kontrolle der akuten Ebolaepidemie gilt in Sierra Leone ein Augenmerk den etwa 4.000 Ebolaüberlebenden. Es gibt Menschen, die sich nicht erholen können, die schwach sind, unter Gelenkschmerzen leiden oder deren Sehvermögen beeinträchtigt ist. Nachdem bekannt geworden ist, dass genesene Männer monatelang das Virus an ihre Frauen weitergeben können, sind Aufklärungskampagnen erforderlich, um soziale Ausgrenzung zu verhindern. Aus Opfern werden in der Wahrnehmung anderer Täter, die ihre Familien gefährden. Menschen haben ihre Gesundheit, Angehörige, Wohnung, soziales Umfeld und Arbeit verloren, sind unverschuldet in noch größere Armut geraten. Das Thema «Überlebende» («Survivors») ist im Stadtbild sehr sichtbar. Überall hängen große Plakate gegen die Ausgrenzung und Stigmatisierung von Menschen, die die gefährliche Infektion besiegt haben (siehe Abb. 150). Die Schulen sind wiedereröffnet in Sierra Leone und man sieht viele Schulkinder in bunten Schuluniformen in den Straßen (siehe Abb. 151).

Etwas außerhalb der Hauptstadt Freetown liegt Hastings. Hier betreibt Ärzte ohne Grenzen auch im September 2015 noch ein Ebolabehandlungszentrum mit 14 Betten. Die Hälfte der Betten ist belegt, doch Ebolapatienten findet man jetzt nicht. Es sind Verdachtsfälle mit Fieber, die man bringt. Bis zum Beweis des Gegenteils werden sie wie Ebolapatienten behandelt (siehe Abb. 152–156). Die Sichtung der Patienten (Triage) erfolgt ohne Schutzkleidung aus zwei Metern Distanz. Ein robuster Tresen trennt ankommende Kranke von den Mitarbeitern (Abb. 152).

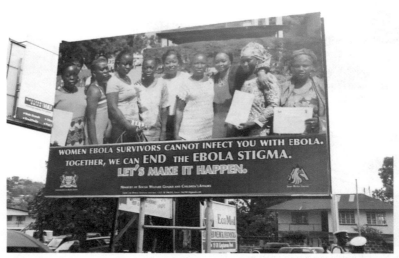

Abb. 150: Plakat in Freetown gegen die Stigmatisierung von Frauen, die Ebola überlebt haben: «Ebolaüberlebende Frauen können dich nicht mit Ebola infizieren. Zusammen können wir das Ebolastigma beenden. Lasst es uns möglich machen.»

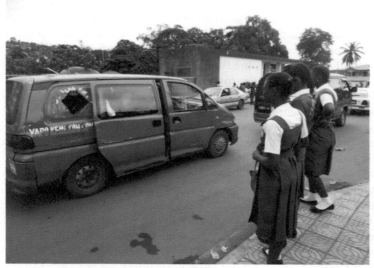

Abb. 151: Mädchen in Schuluniform

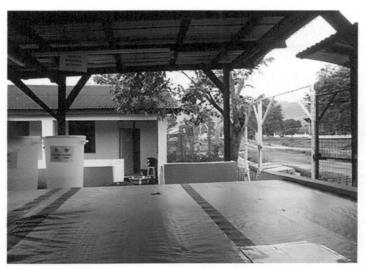

Abb. 152: Screeningbereich

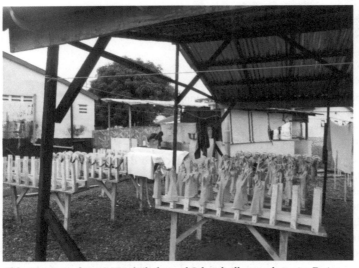

Abb. 153: Desinfizierte Handschuhe und Schutzbrillen trocknen im Freien

Umgeben von hohen Bäumen, findet man die klassische Einteilung in Niedrig- und Hochrisikozone. Die Wege sind vorgegeben. Handschuhe und Schutzbrillen sind desinfiziert und trocknen im Freien. Mitarbeiter bereiten sich auf die Visite vor.

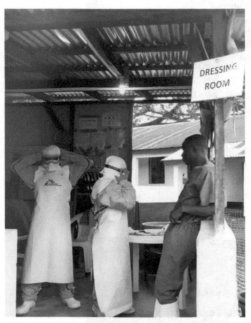

Abb. 154: Mitarbeiter beim Anlegen der Schutzkleidung

Ein krankes Baby wird von einer jungen Frau betreut, die selbst Ebola überlebt hat. Angehörige dürfen die Kranken besuchen und aus sicherer Entfernung sehen. Mit einem Besen werden Mitbringsel über einen Tisch zu den Kranken geschoben. Alles darf rein, nichts kommt heraus. Die Stimmung ist gelöst und die Angehörigen sind sehr dankbar. Hier gibt es keinen Ernstfall. Ein Besuch wäre sonst nicht möglich gewesen. Mein Respekt gilt der deutschen Ärztin und allen anderen Mitarbeitern, die hier die Stellung halten.

Eine mehrstündige Fahrt über Land hat den Distrikt Bo zum Ziel. Bei Fahrten ins Landesinnere sind Polizeikontrollen und Absperrungen zu überwinden. Es wird Fieber gemessen und kontrolliert, ob Desinfektionsmittel im Auto vorhanden ist. Einige Kontrolleure sind bewaffnet. «Ebola Responder» steht auf den orangefarbenen Warnwesten.

Im District Bo unterstützt die Deutsche Welthungerhilfe ein Post Ebola Care Center, in dem Ebolaüberlebenden Hilfe zuteilwird. Es wurde am 2. April 2015 feierlich eröffnet und ist das erste «Ebola-(Nachsorge-)Gesundheitszentrum in

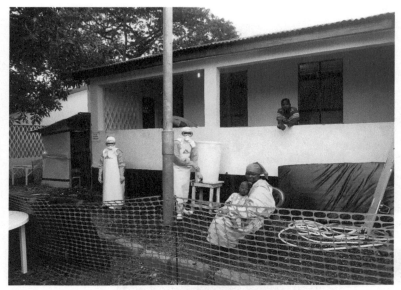

Abb. 155: Ein krankes Baby wird von einer Ebolaüberlebenden betreut

Sierra Leone». Das Projekt steht unter der Leitung von Hilfe direkt und «wurde mithilfe der WHO, der Welthungerhilfe, Ärzte ohne Genzen und des Gesundheitsamtes Bo ins Leben gerufen». «Ein Arzt, fünf Krankenschwestern, ein ausgebildeter Ebolaberater, Reinigungspersonal, Köchin und Sicherheitspersonal» sind vor Ort. Die Aufgaben des Gesundheitszentrums umfassen u. a. die medizinische Überwachung und Behandlung von Ebolasyndromen, Hilfe bei der Traumabewältigung und soziale und rechtliche Unterstützung der Menschen (427).

Ebolaüberlebende können hier ambulant versorgt werden oder bis zu drei Monate in dem Zentrum, das über 25 Betten verfügt, leben. Sie werden medizinisch und psychologisch betreut und können sich austauschen. Die Menschen werden finanziell, mit Lebensmitteln und beruflich unterstützt und die Wiedereingliederung in ihre Gemeinden gefördert. Den verstorbenen Angehörigen wird mit einer Trauerfeier gedacht. Ebola wird nicht totgeschwiegen (siehe Abb. 156, 157).

Es werden traurige Geschichten erzählt. Viele Menschen haben Familienangehörige verloren, erkrankten selbst schwer, verloren ihre Arbeit. Oft geht der erste Fall in einer Familie von einem Healthcare Worker aus. Ein Mann aus Kailahun berichtet, dass er sich an seinem Vater angesteckt hat. Dieser hatte als Krankenpfleger im Nixon Memorial Hospital gearbeitet. Zwei Tage versorgte er den kranken Vater, der am dritten Tage starb. Am vierten Tag rief er die Notfallnummer 117 und machte den Vater für die Beerdigung fertig. Dabei trug er Schutzkleidung. 19 Familienmitglieder starben, elf überlebten.

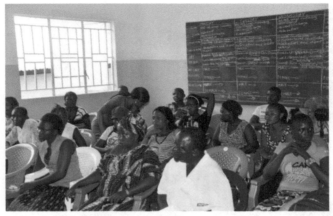

Abb. 156: Ebolaüberlebende in Bo, 2015

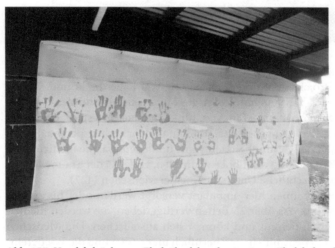

Abb. 157: Handabdrücke von Ebolaüberlebenden in einem Ebolabehandlungszentrum in Sierra Leone

Ein 23-jähriger Student erzählt, dass er im Ebolabehandlungszentrum von Ärzte ohne Grenzen in Kailahun behandelt wurde. Ehefrau, Tochter, Mutter und Onkel starben an Ebola. Er überlebte, erfuhr Ausgrenzung nach seiner Entlassung, musste Vieh und Land verkaufen.

Eine junge Frau erlebte den Tod von Mutter, Vater und Bruder innerhalb von zwei Wochen. Der Bruder des Vaters erbrach sich, führte ab. Sie wischte alles mit bloßen Händen auf, weil sie nicht wusste, wie gefährlich es war. Die Frau des Onkels war schwanger, sie starb draußen hinter einem Busch. Sie selbst kam in

Quarantäne, zählte die Tage. Sechs Tage vor Ablauf der Quarantäne wurde sie krank, bekam Durchfall wie bei Cholera. Sie wurde behandelt, überlebte.

Es ist mucksmäuschenstill im Raum, wenn die Überlebenden sprechen. Sie stehen dafür auf. Viele nicken. Sie können es nachvollziehen, haben Ähnliches erlebt.

Welche Symptome sind häufig genannt worden in diesem Zentrum für Ebolaüberlebende? Viele leiden unter Schmerzen im ganzen Körper, einige haben Augenprobleme, Haarausfall, Depressionen oder fühlen sich einfach nicht gut, ohne erklären zu können, warum.

Die Ebolabehandlungszentren werden in Sierra Leone nach und nach geschlossen und abgebaut. Das große Behandlungszentrum Bandajuma von Ärzte ohne Grenzen im Distrikt Bo hat schon lange keine Patienten mehr aufgenommen. Nur deshalb kann es jetzt besichtigt werden. Vor Ort ist Dr. Anthony Oraegbu (Medizinischer Teamleiter), der Fragen beantwortet. Das dort angesiedelte Labor des CDC verarbeitet aktuell die letzten Proben. Innerhalb von vier bis sechs Stunden liegt ein Ergebnis vor. Auf dem Höhepunkt der Epidemie wurden 200 Proben am Tag analysiert.

«Die Zeltstadt im Cassavafeld» wurde am 19. September 2014 nach nur fünfwöchiger Bauzeit eröffnet. Mit ihrem Zementboden und den robusten Zelten gilt sie als besonders stabil und kann der siebenmonatigen Regenzeit trotzen (siehe Abb. 103). Im Oktober 2014, als Ebola alle Distrike Sierra Leones heimgesucht hatte, wurden Patienten sogar aus Port Loko und Freetown hierhin gebracht. Schlagzeilen machte das einzige Ebolabehandlungszentrum im Süden Sierra Leones im November 2014, als die inzwischen mehr als 400 Mitarbeiter wegen angeblich seit September ausgebliebener Zahlung der Gefahrenzulage durch die Regierung – zum Glück nur kurzzeitig – streikten. Das Zentrum hatte zu dem Zeitpunkt eine Kapazität von 60 Betten, ein Fünftel der Gesamtbettenzahl in Sierra Leone (279, 428, 429).

Das nächste Ziel der Fahrt ist das südwestlich von Bo gelegene Serabu Catholic Mission Hospital. Viele Kilometer roter Boden, der herrlich mit der grünen Vegetation kontrastiert, und tiefe Wasseransammlungen müssen überwunden werden. Auch das Wasser in den Pfützen ist rot gefärbt vom eisenhaltigen Boden.

Kinder waschen Wäsche mit einem Waschbrett im Fluss oder tragen gebündeltes Feuerholz. Schon kleine Kinder balancieren Plastikschüsseln auf dem Kopf. Gelegentlich kommt man an einfachen Dörfern vorbei. Die Hütten sind mit Palmblättern gedeckt. Ein Huhn flieht von der Straße.

Wovon lebt man hier? Ein Kürbis am Straßenrand wird zum Verkauf angeboten und kaum ist er gekauft, stehen auf einmal auch vor den anderen Hütten Kürbisse, die man gern gegen ein paar Leones eintauschen würde. Ein Mann zeigt unreife Früchte am Baum, in der Hoffnung auf ein gutes Geschäft. Seine Familie interessiert sich für den Besuch.

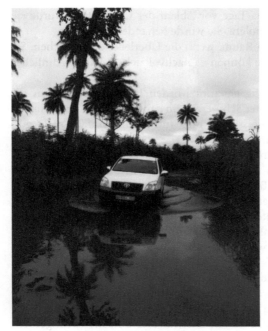

Abb. 158: Tiefe Pfützen auf dem Weg nach Serabu

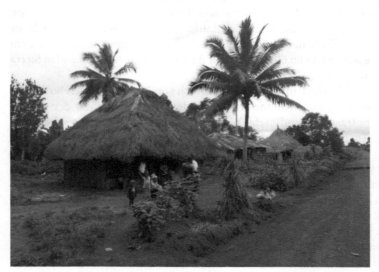

Abb. 159: Dorf im Süden Sierra Leones. Wie von Zauberhand: noch mehr Kürbisse am Straßenrand

Die nächste Gesundheitsstation ist viele Kilometer entfernt. Hoffentlich bleiben alle gesund.

Das Serabu Catholic Mission Hospital liegt im Bezirk Bumpe Ngao im Südosten von Sierra Leone. Es wird seit 2010 von German Doctors e. V. dauerhaft unterstützt. Seit Januar 2015 sind zwei junge deutsche Kollegen dort im Einsatz. Das Krankenhaus hat ein großes Einzugsgebiet und ist Anlaufstelle für ca. 70.000 Menschen. Im Juni 2014 erhielt es mit Unterstützung des Missionsärztlichen Institutes in Würzburg im Eingangsbereich eine Triagestation, um mögliche Ebolainfektionen zu entdecken. Es ist wichtig, den normalen Krankenhausbetrieb aufrechtzuerhalten. Ebolainfizierte oder Verdachtsfälle müssen verlegt werden (siehe Abb. 160, 161).

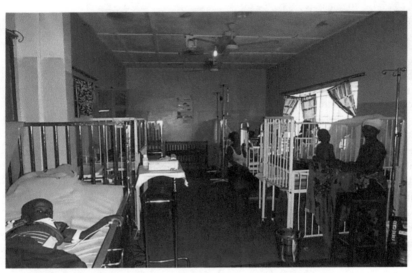

Abb. 160: Kinderstation im Serabu Catholic Mission Hospital Serabu

Im Rahmen der Ebolahilfe erhielt das Krankenhaus zur Krankheitskontrolle und zur Aufrechterhaltung der medizinischen Versorgung in der Region finanzielle Unterstützung vom Auswärtigen Amt. Davon konnte z. B. ein Krankenwagen zum Transport von Ebolaverdachtsfällen in ein Holding- oder Behandlungszentrum angeschafft werden.

Im Rahmen des Projektes wurde das Personal des Krankenhauses speziell geschult und erhielt eine Risikozulage. Verbrauchsmaterial und Medikamente wurden im Krankenhaus bereitgestellt, Patienten bekamen Lebensmittelpakete und verschriebene Medikamente, ohne einen Eigenanteil leisten zu müssen. 332 wichtige Interessenvertreter und Respektpersonen in der Region wie traditionelle Heiler, Führer in den Dörfern, Vertreter von Frauen und jungen Leuten,

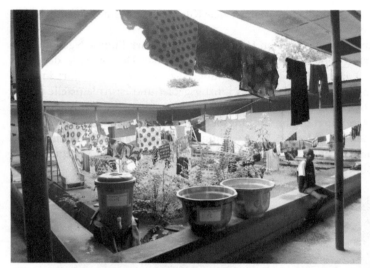

Abb. 161: Innenhof dfes Krankenhauses. Auch hier findet sich der obligatorische
Eimer mit Chlorlösung zur Händedesinfektion

bedeutende Amtspersonen, religiöse Vertreter und das Personal der Gesundheitsposten wurden aufgeklärt und geschult, um Informationen weiterzutragen (sogenannte Multiplikatoren). 46 der 60 umliegenden Gesundheitsposten («Peripheral
Health Units») wurden besucht, beraten und mit notwendigen Materialien ausgestattet.

Auch dieses Projekt wurde für den EU Health Award for NGOs Making a
difference in fighting Ebola (Nichtregierungsorganisationen, die im Kampf gegen
Ebola einen Unterschied gemacht haben) nominiert (255).

Bis 2021 hat German Doctors in 275 Projekteinsätzen vor allem Kinder-
ärzte und -ärztinnen, Gynäkologen und -innen und Chirurgen und -innen zu
unentgeltlichen Arbeitseinsätzen nach Serabu geschickt. Jährlich wurden über
17.000 Behandlungen vorgenommen. Leider wurde die Zusammenarbeit mit der
Diözese Bo 2021 aufgrund von bestätigter Korruption 2021 vorzeitig beendet und
German Doctors hat sich aus dem Projekt zurückgezogen (430).

Oktober 2015
Ein ungewöhnlicher Rückfall, der Ct-Wert,
ein kleines Wunder und experimentelle Therapien

Offizielle Zahlen

	Klinische Fälle/Tote	Gesicherte Fälle/Tote	Klinische Fälle/Tote	Gesicherte Fälle/Tote
Daten bis	04.10.2015		18.10.2015	
Guinea/Liberia/ Sierra Leone gesamt	28.421/11.297	15.205/?	28.476/11.298	15.208
Guinea	3.800/2.534	3.344/2.081	3.803/2.535	3.347/2.082
Liberia	10.672/4.808	3.157/?	10.672/4.808	3.157/?
Sierra Leone	13.945/3.955	8.704/3.589	14.001/3.955	8.704/3.589

Tab. 48: Klinische Fälle/Tote und gesicherte Fälle/Tote im Oktober 2015 in Guinea, Liberia und Sierra Leone (nach 17)

Die Woche zum 4. Oktober ist die erste Woche seit März 2014, in der in ganz Westafrika keine neuen Fälle aufgetreten sind.

Ein ungewöhnlicher Rückfall

Die schottische Krankenschwester Pauline Cafferkey war Teil eines 30-köpfigen Teams, das die britische Regierung im November 2014 nach Kerry Town entsandt hatte, um im Kampf gegen Ebola zu helfen. Sie machte im Dezember 2014 Schlagzeilen, weil sie nach ihrer Rückkehr aus Sierra Leone schwer erkankte. Am 29. Dezember wurde bei ihr in Glasgow, Schottland, eine Ebolavirusinfektion diagnostiziert (431).

Schon auf der Rückreise aus Westafrika über Casablanca war am Londoner Flughafen Heathrow am Tag zuvor eine Körpertemperatur von 38,2 Grad Celsius aufgefallen. Diese wurde aber von der untersuchenden Ärztin, die ebenfalls in Sierra Leone eingesetzt gewesen war, zunächst auf 37,2 Grad Celsius «geschönt». Schließlich meldet sie das Fieber doch noch einem verantwortlichen Kollegen an der Gepäckausgabe, sodass die Temperatur erneut kontrolliert wurde. Pauline hatte jedoch inzwischen Paracetamol eingenommen, das Fieber war gesunken und der Weiterflug nach Glasgow wurde gestattet (432).

Die 39-jährige Patientin, in der Presse fortan als «Ebola Nurse» bezeichnet, wurde durch die britische Luftwaffe (Royal Air Force) am 30. Dezember nach London geflogen und in die Isolationseinheit des Royal Free Hospital, ein Spezialkrankenhaus für Infektionskrankheiten, gebracht, wo im August 2014 bereits der englische Krankenpfleger William Pooley behandelt worden war (433).

Der vierwöchige klinische Aufenthalt gestaltete sich schwierig und die Patientin war zeitweise in einem kritischen Zustand. Ihre Atmung musste unterstützt werden (CPAP), sie litt unter roter Verfärbung der Haut als Ausdruck einer Entzündung (Erythrodermie), Unruhezuständen und erheblichem Durchfall (434). Die Patientin sagt später in einem Zeitungsinterview, sie hätte die höchste Viruslast gehabt, die je bei einem Menschen, der Ebola überlebt hat, gefunden wurde (435).

Noch in Glasgow wurde das Ebolavirus in ihrem Plasma (flüssiger Bestandteil des Blutes ohne Zellen) mit PCR (Polymerase-Kettenreaktion) nachgewiesen. Die PCR ist ein Verfahren, bei dem Teile der Erbsubstanz des Virus durch millionenfache Vermehrung sichtbar gemacht werden. Dabei werden Zyklen durchlaufen, die aufeinander aufbauen, weshalb man von «Kettenreaktion» spricht. Wenn in einer Probe sehr viel Virus vorhanden ist, müssen nur wenige Zyklen bis zum Virusnachweis durchlaufen werden. Der sogenannte Ct-Wert (englisch *Cycle Threshold Value*, «Zyklusschwellenwert») ist dann niedrig. Ist nur wenig Virus vorhanden, muss die Erbsubstanz in vielen Zyklen vermehrt werden und der Ct-Wert ist entsprechend hoch (436–439, dort auch weitere Details). Weil zwischen dem Ct-Wert und der Virusmenge ein Zusammenhang besteht, wird der Ct-Wert auch als Surrogatmarker (Surrogat = Ersatz) für die Viruslast bezeichnet.

In einer Studie mit 151 Ebola-positiven Patienten im Distrikt Bo, deren Blut im CDC-Labor der Ebolabehandlungseinheit Bandajuma untersucht wurde, konnte gezeigt werden, dass ein höherer Ct-Wert (geringere Virusmenge) bei Diagnosestellung mit einer besseren Überlebenschance assoziiert war (siehe Abb. 162). Nur 22 Prozent der Patienten mit einem Ct-Wert unter 24 überlebten. 72 Prozent der 72 Überlebenden hatten einen Ct-Wert über 24. 90 Prozent der 79 Menschen, die an ihrer Ebolainfektion starben, hatten einen Ct-Wert unter 24.

Zur Anwendung kam das sogenannte VP40 (Virusprotein 40) Assay. Pro Probe wurden 40 Zyklen durchlaufen. Eine Abnahme des Ct-Wertes um drei Punkte bedeutet dabei einen ungefähr zehnfachen Anstieg der Ebolaviruslast. Wenn bei korrekter Testdurchführung in den 40 Zyklen kein Signal nachweisbar ist, gilt ein Test als negativ (kein Ebolavirusnachweis) (440).

Bei Pauline C. wurde in Glasgow initial ein Ct-Wert von 24,8 ermittelt. Im Verlauf stieg ihre Viruslast noch deutlich, was sich in einem Ct-Wert von 13,2 am sechsten Tag ihrer Erkrankung niederschlug. Sie erhielt verschiedene experimentelle Therapien (Brincidofovir, zweimal Konvaleszentenplasma und den monoklonalen Antikörpercocktail ZMab). Bei ihrer Entlassung an Tag 28 litt sie noch unter erheblicher Müdigkeit und ihr Blut wies eine Vermehrung von Blutplättchen auf (434).

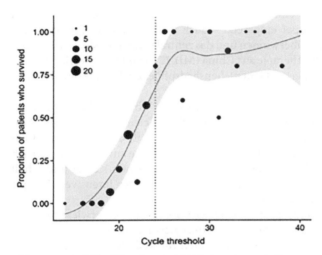

Abb. 162: Anteil Überlebender von 151 Ebolapatienten in Prozent gemessen am Ct-Wert. Die gepunktete «Trendlinie» zeigt einen starken Anstieg des Überlebens bei Ct-Werten im mittleren Zwanzigerbereich (aus 440)

Drei Wochen nach ihrer Krankenhausentlassung, im Februar 2015, kommt es zu einer schweren Entzündung der Schilddrüse, die sich durch einen beschleunigten Puls bemerkbar macht. Sieben Wochen später tritt so starker Haarausfall auf, dass die Patientin sich eine Perücke anfertigen lassen muss. Dann erholt sie sich aber allmählich und kann im März 2015 ihre Arbeit als Krankenschwester wieder aufnehmen.

Sechs Monate nach ihrer Entlassung kommt es zu starken Schmerzen in den Sprung-, Knie und Hüftgelenken mit Schwellung und leichter Ergussbildung. Ebolavirus kann im Blut nicht nachgewiesen werden, für eine Gelenkpunktion reicht die Flüssigkeitsmenge nicht. Mit antientzündlichen Schmerzmitteln ist die Patientin weiter arbeitsfähig.

Aber im Oktober 2015 gerät sie erneut in Lebensgefahr. Es kommt plötzlich zu schweren Kopf- und Nackenschmerzen, Lichtscheu, Fieber und Erbrechen. Im Krankenhaus in Glasgow wird eine Meningitis (Hirnhautentzündung) diagnostiziert. Ebolavirus wird in hoher Konzentration im Liquor (Gehirnwasser) nachgewiesen (Ct-Wert: 23,7) und in geringerer Konzentration im Plasma (Ct-Wert: 31,3).

Daraufhin wird die Patientin am fünften Tag ihrer Erkrankung wieder in das Royal Free Hospital nach London gebracht. Auf dem Evakuierungsflug erleidet sie zwei epileptische Anfälle. Sie entwickelt Hirnnervenlähmungen, einseitige Taubheit, Kleinhirnzeichen, Bewusstseinsstörungen und andere schwerwiegende Symptome, von denen sie sich nur langsam erholt.

Erstmalig werden bei einem an Ebola erkrankten Menschen zum zweiten
Mal monoklonale Antikörper eingesetzt – auch in dem Wissen, dass diese die
Blut-Hirn-Schranke nicht überwinden und das zentrale Nervensystem nicht errei-
chen. Diesmal stammt die Therapie aus China (MIL77, Beijing Mabworks, Beijing,
China). Die Patientin reagiert mit einer lebensbedrohlichen Allergie und die Infu-
sion muss gestoppt werden.

Wegen der Schwere der Erkrankung wird vom 7. bis zum 21. Tag auf das
experimentelle Nukleosidanalogon GS-5734 (Gilead Sciences, Foster City, Kali-
fornien, USA) zurückgegriffen, obwohl man nicht weiß, ob es die Blut-Hirn-
Schranke überwinden und das Gehirn erreichen kann. Nie zuvor hat ein Mensch
diese Therapie erhalten. Glücklichweise verträgt die Patientin sie gut und erholt
sich langsam von ihren schweren Symptomen. Nach 52 Tagen intensiver Therapie
kann sie das Krankenhaus verlassen.

Nur in der ersten Liquorprobe nachgewiesene Ebolaviren erwiesen sich als
vermehrungsfähig und damit ansteckend. Sequenzierungen des Virusgenoms aus
Liquor und Blut ergeben, dass es sich um einen Rückfall der alten Erkrankung
und nicht um eine erneute Infektion handelt. Die hohe Viruslast der Patientin hat
wahrscheinlich die Persistenz des Ebolavirus im zentralen Nervensystem begüns-
tigt, die neun Monate später zu diesem lebensbedrohlichen Rückfall führte. Es
ist davon auszugehen, dass diese schwerwiegende Komplikation einer Ebolavirusinfektion selten ist. Unter den Behandlungsbedingungen in Westafrika hätte
wahrscheinlich schon die sehr schwere Ersterkrankung mit der hohen Viruslast
nicht überlebt werden können (434).

Wie bei dem langen Verbleib von Ebolaviren in Sperma, Muttermilch und im
Kammerwasser des Auges, handelt es sich auch hier um ein Beispiel für das Überleben des Ebolavirus in Gewebe, das von der Immunabwehr nicht gut erreicht
wird (sogenanntes immunprivilegiertes Gewebe).

Ein kleines Wunder und drei experimentelle Therapien

Im Oktober 2015 kommt die kleine Nubia in einem Ebolabehandlungszentrum
von Ärzte ohne Grenzen in Guinea auf die Welt. Sie ist ein besonderes Baby. Die
Familie lebt im letzten von Ebola betroffenen Gebiet in Guinea, in der Präfektur
Forécariah im Grenzgebiet zu Sierra Leone.

Die 25-jährige Mutter infiziert sich in der Schwangerschaft mit dem Ebola-
virus und wenig später setzen die Wehen ein. Sie stirbt am 27. Oktober wenige
Stunden nach der Geburt des kleinen Mädchens, doch Nubia überlebt als das erste
Neugeborene, das mit einer Ebolainfektion auf die Welt kommt (441–443).

Nubias Mutter hatte Kontakt mit einem Ebolaerkrankten, aber wegen ihrer
Schwangerschaft wurde sie nicht im Rahmen der Ringimpfung gegen Ebola
geimpft (442). Seit drei Tagen leidet sie unter Fieber, Schwäche und geröteten

Augen, als sie im Nongo Ebolabehandlungszentrum in Conakry aufgenommen wird. Sie gibt an, in der 28. Schwangerschaftswoche zu sein und Kindsbewegungen zu spüren.

Es wird eine Ebolavirusinfektion diagnostiziert mit hoher Viruslast (Ct-Wert: 18,8) und am Tag nach Aufnahme eine Therapie mit Favipiravir begonnen. Am fünften Tag des stationären Aufenthaltes verliert die Patientin Blut und Fruchtwasser, die Wehen setzen ein und zwei Stunden später wird das Kind geboren. Die Mutter stirbt noch am selben Tag aufgrund schwerer vaginaler Blutungen im hämorrhagischen Schock (443).

Das Neugeborene ist in einem guten Zustand, es wiegt schätzungsweise 2.800 Gramm. Eine Ebolavirusinfektion wird aus Kapillarblut, das 45 Minuten nach der Geburt entnommen wird, nachgewiesen (Ct-Wert: 29,4). Da die Sterblichkeit an Ebola bei Neugeborenen bei 100 Prozent liegt, wird bei den Behörden Guineas der Notfalleinsatz von ZMapp beantragt und die experimentelle Therapie mit Einverständnis des Vaters an den Tagen 2, 5 und 8 durchgeführt. Es kommt durch den monoklonalen Antikörpercocktail allein jedoch nicht zu einem Rückgang der Virusmenge, was auf das unreife Immunsystem zurückgeführt wird. Zur Unterstützung der zellvermittelten Immunität erhält das Neugeborene am siebten Tag eine Transfusion von weißen Blutzellen (Leukozytentransfusion), gespendet von einem Ebolaüberlebenden, was in Verbindung mit einer vierten Dosis ZMapp zu einem deutlichen Rückgang der Viruslast im Blut führt.

Am 15. und 18. Lebenstag kommt es zu insgesamt drei Episoden von Krampfanfällen (myoklonische Aktivität in beiden Armen und Beinen bzw. linksseitig), und obwohl im Liquor («Gehirnwasser») kein Ebolavirus nachweisbar ist, kann man nicht ausschließen, dass es nicht doch dafür verantwortlich ist. Man entschließt sich deshalb zu einer antiviralen Behandlung mit dem experimentellen Medikament GS-5734, das das zentrale Nervensystem erreicht, wie es gerade am Beispiel der schottischen Krankenschwester Pauline gezeigt worden ist.

Nach Einholung von Einverständnissen des Herstellers, der Behörden und des Vaters wird ab Tag 17 für insgesamt zwölf Tage, da weitere Krampfanfälle auftreten, das die Virusvermehrung hemmende Medikament GS-5734 (Small-Molecule Antiviral Drug Prodrug Nucleotide Analogue, Gilead Sciences), verabreicht, was gut vertragen wird (443). So hat das Neugeborene gleich drei verschiedene experimentelle Therapien erhalten.

November 2015
Entlassung der letzten Patientin in Guinea,
Ebola ist zurück in Liberia und
Sierra Leone wird für ebolafrei erklärt

Offizielle Zahlen

	Klinische Fälle/Tote	Gesicherte Fälle/Tote	Klinische Fälle/Tote	Gesicherte Fälle/Tote
Daten bis	01.11.2015		22.11.2015	
Guinea/Liberia/ Sierra Leone gesamt	28.571/11.299	15.212/?	28.601/11.299	15.215/?
Guinea	3.810/2.536	3.351/2.083	3.804/2.536	3.351/2.083
Liberia	10.672/4.808	3.157/?	10.675/4.808	3.160/?
Sierra Leone	14.089/3.955	8.704/3.589	14.122/3.955	8.704/3.589

Tab. 49: Klinische Fälle/Tote und gesicherte Fälle/Tote im November 2015 in Guinea, Liberia und Sierra Leone (nach 17)

Als Guineas letzter Ebolafall kann Nubia am 28. November 2015 im Alter von 33 Tagen in gutem Zustand aus dem Nongo Ebolabehandlungszentrum in Conakry entlassen werden (441, 442). Jetzt beginnt die 42-tägige Nachbeobachtungsphase (zweimal die maximale Inkubationszeit) in Guinea.

Liberia ist am 3. September zum zweiten Mal für ebolafrei erklärt worden. In der Woche zum 22. November aber werden gleich drei neue Ebolafälle in Liberia registriert. Der erste Kranke ist ein 15-Jähriger, der in Greater Monrovia positiv getestet wurde. Er stirbt am 23. November. Man geht davon aus, dass es sich um eine seltene Ansteckung an einem Ebolaüberlebenden handelt. Im Verlauf wird die Infektion auch bei seinem achtjährigen Bruder und seinem Vater, die sich beide schon in Quarantäne befinden, nachgewiesen. Bruder und Vater überleben (444).

Die WHO erklärt Sierra Leone am 7. November 2015 für ebolafrei (445). Die meisten ebolabedingten Einschränkungen hatte Präsident Ernest Bai Koroma bereits im August 2015 aufgehoben, die Bestimmungen zu den Beerdigungen blieben allerdings bestehen (446). Seit dem 24. Mai 2014 hatte es in jedem Distrikt und in den meisten Chiefdoms Ebolafälle gegeben, fast 4.000 Menschen waren gestorben.

Tausende versammeln sich in der Nacht um das Wahrzeichen Freetowns, den mächtigen «Cotton Tree», und halten eine Mahnwache ab – mit Kerzen zum Gedenken an die 221 verstorbenen Healthcare Worker, darunter elf Ärzte (447, siehe Tabelle 31). In Sierra Leone beginnt jetzt eine 90-tägige Nachbeobachtungsphase mit erhöhter Aufmerksamkeit bis zum 5. Februar 2016 (445).

Die Ziele der Phase 3 (WHO) werden jetzt so formuliert

1. Schnelle Unterbrechung aller restlichen Ebolaübertragungsketten
2. Management von und Reaktion auf verbliebene(n) Ebolarisiken

Dazu gehört eine gute Überwachung der Lage (Surveillance) einschließlich Blut-untersuchungen bei Menschen mit Krankheitssymptomen und Untersuchungen von Wangenabstrichen aller Verstorbenen über fünf Jahren auf das Ebolavirus. Außerdem werden neue Entwicklungen in der Ebolabekämpfung aufgenommen wie z. B. Impfungen (aktuell Fortsetzung der Ringimpfungen in Guinea), der Ein-satz von schnellen Eingreifteams (Rapid Response Teams) und die Beratung und Fürsorge für Überlebende (445).

Dezember 2015
Guinea ist ebolafrei.
Behandlungen in den USA und Europa

Offizielle Zahlen

	Klinische Fälle/Tote	Gesicherte Fälle/Tote	Klinische Fälle/Tote	Gesicherte Fälle/Tote
Daten bis	06.12.2015		27.12.2015	
Guinea/Liberia/ Sierra Leone gesamt	28.601/11.300	15.215/?	28.601/11.300	1521/?
Guinea	3.804/2.536	3.351/2.083	3.804/2.536	3.351/2.083
Liberia	10.675/4.809	3.160/?	10.675/4.809	3.160/?
Sierra Leone	14.122/3.955	8.704/3.589	14.122/3.955	8.704/3.589

Tab. 50: Klinische Fälle/Tote und gesicherte Fälle/Tote im Dezember 2015 in Guinea, Liberia und Sierra Leone (nach 17)

Bis zum 27. Dezember treten keine neuen Ebolafälle auf. Zwei Jahre nach seinem ersten Fall wird Guinea am 29. Dezember 2015 für ebolafrei erklärt.

In Guinea beginnt jetzt eine Phase der aufmerksamen Nachbeobachtung von 90 Tagen bis zum 27. März 2016 (448).

Patienten in Europa und in den USA

Von August 2014 bis Dezember 2015 wurden in Europa und den USA 27 Patienten mit Ebolainfektionen behandelt (siehe Tabelle 50). Die Behandler stimmten sich in Telefonkonferenzen stimmten ab.

Fünf Patienten starben (Mortalität: 18,5 Prozent), sie waren mindestens 42 Jahre alt. Ohne die Möglichkeit zur Beatmung und Dialyse wären noch mindestens sechs weitere Patienten gestorben (Mortalität dann: 11 von 27 bzw. 41 Prozent), von der sehr aufwendigen Diagnostik, Behandlung, Pflege und dem Einsatz besonderer medikamentöser Therapien ganz abgesehen.

Die häufigsten Symptome bei Krankheitsbeginn waren Müdigkeit (80 Prozent) und Fieber. Im Verlauf traten Durchfall (alle Patienten!) und Elektrolytstörungen (Störungen der Zusammensetzung der Blutsalze) oft auf. Bedeutsame Blutungen fanden sich nur bei zwei Patienten (7 Prozent), neun Patienten (ein Drittel) hatten jedoch gewisse Blutungszeichen bei der Aufnahme (z.B. blutigen Durchfall, Nasenbluten). Ein Drittel der Patienten musste beatmet werden (invasiv oder nicht invasiv). Bei einem Drittel der Patienten wurden neurologische Komplikationen beobachtet (Enzephalopathie oder Enzephalitis), fünf Patienten entwickelten ein dialysepflichtiges Nierenversagen.

Die höchsten Werte für die Ebolavirus-RNA wurden im Median sieben Tage nach Krankheitsbeginn gemessen und die Zeit bis zum Verschwinden des Virus aus dem Blut lag im Median bei 17,5 Tagen nach Symptombeginn.

Fast alle Patienten erhielten Infusionen, 85 Prozent der Patienten experimentelle Therapien. Bei drei Patienten wurde zusätzlich zur Ebolainfektion eine Malaria nachgewiesen und behandelt (449).

Land	Ankunft	Patient/in	Alter	Ansteckung	Therapie	Ergebnis
USA						
Atlanta	02.08.14	US-Arzt	33 m	Liberia, Monrovia	ZMapp, Vollblut von Überlebendem	überlebt
Atlanta	04.08.14	US-Missionarin	59 w	Liberia, Monrovia	ZMapp	überlebt
Nebraska	05.09.14	US-Arzt	51 m	Liberia	TKM-Ebola, Vollblut von Überlebendem	überlebt
Atlanta	09.09.14	US-Arzt	43 m	Sierra Leone Kenema	TKM-Ebola, Beatmung, Dialyse Favipiravir, Cortison für Komplikation Auge	überlebt
Atlanta	30.09.14	US-Arzt	42 m	Sierra Leone	Rekonvaleszentenserum +experimentelles Med.	überlebt
Dallas/ Texas	30.09.14*	Liberianer	42 m	Liberia, Monrovia	Brincidovofir, Beatmung	gestorben
Nebraska	06.10.14	US-Kameramann	33 m	Liberia	Brincidovofir, Rekonvaleszentenserum	überlebt
Maryland	11.10.14	Krankenschwester (US)	26 w	Texas Dallas	Rekonvaleszentenplasma ? exp. Medikament	überlebt
Atlanta	15.10.14	Krankenschwester (US)	29 w	Texas Dallas	Rekonvaleszentenplasma ZMapp Rekonvaleszentenplasma	überlebt
New York	23.10.14*	US-Arzt	33 m	Guinea Guéckédou	ZMapp, invasive Beatmung, Dialyse	überlebt
Nebraska	15.11.14	Chirurg aus Sierra Leone	44 m	Sierra Leone Freetown	Rekonvaleszentenplasma ZMapp, invasive Beatmung, Dialyse	gestorben

Land	Ankunft	Patient/in	Alter	Ansteckung	Therapie	Ergebnis
Spanien						
Madrid	07.08.14	spanischer Missionar	75 m	Liberia, Monrovia	ZMapp	gestorben
Madrid	22.09.14	spanischer Arzt und Missionar	69 m	Sierra Leone Lunsar	ZMapp	gestorben
Madrid	06.10.14*	span. Krankenpflegehelferin	44 w	Madrid	Favipiravir, Rekonvaleszentenplasma	überlebt
GB						
London	24.08.14	englischer Krankenpfleger	29 m	Sierra Leone Kenema	ZMapp	überlebt
Glasgow/London	30.12.14 10/15 Meningitis (Rückfall)	schottische Krankenschwester	39 w	Sierra Leone Freetown	Brincidofovir und 2x Rekonvaleszentenplasma ZMab, nicht-invasive Beatmung Mil 77 (->Allergie) Experimentelles Nucleosidanalogon GS-5734; Dexamethason	überlebt
London	12.03.15	englische Intensiv-Krankenschwester (Militär)	25 w	Sierra Leone Freetown	MIL 77	überlebt

Land	Ankunft	Patient/in	Alter	Ansteckung	Therapie		Ergebnis
D							
Hamburg	27.08.14	Epidemiologe aus Senegal	36 m	Sierra Leone	supportiv, nicht-invasive Beatmung		überlebt
Frankfurt	03.10.14	Arzt aus Uganda	38 m	Sierra Leone	Favipiravir, Antibiotika bei Sepsis, Dialyse, spezieller Filter, FX06, Beatmung		überlebt
Leipzig	14.10.14	UN-Mitarbeiter aus dem Sudan	56 m	Liberia	u.a. FX06		gestorben
Norwegen							
Oslo	07.10.14	Norwegische Ärztin (für MSF)	30 w	Sierra Leone Bo	ZMapp		überlebt
Frankreich							
Saint-Mandé	19.09.14	Französische Krankenschwester (für MSF)	? w	Liberia	Favipiravir + ?		überlebt
Saint-Mandé	01.1.14	Healthcare Worker Unicef	?	Sierra Leone	?		überlebt
Schweiz							
Genf	21.11.14	Kubanischer Arzt	43 m	Sierre Leone, Port Loko	ZMab		überlebt

Land	Ankunft	Patient/in	Alter	Ansteckung	Therapie	Ergebnis
Italien						
Rom	25.11.14	Ital. Arzt (für Emergency)	50 m	Sierra Leone Freetown	ZMapp, Rekonvaleszentenplasma Melanocortin Invasive Beatmung	überlebt
Sardinien/ Rom	11.05.15*	Ital. Pfleger (für Emergency)	? m	Sierra Leone Freetown	monoklonale Antikörper	überlebt
Niederlande						
Utrecht	06.12.14	UNMIL-Soldat aus Nigeria	? m	Liberia Monrovia	? keine Intensivbehandlung	überlebt

*Tag der Diagnose

Diagnose außerhalb von Westafrika

Infektion außerhalb von Westafrika

Antikörpertherapien sind ZMapp, ZMab, Mil 77

Die Tabelle wurde (ohne Anspruch auf Vollständigkeit) aus diversen Quellen inklusive Zeitungsberichten zusammengestellt.

Tab. 51: Behandlungen von Ebolaerkrankungen außerhalb von Westafrika bis Mai 2015

2016

Januar 2016
Westafrika erreicht die «Null» – und wieder ein Rückschlag

Offizielle Zahlen

	Klinische Fälle/Tote	Gesicherte Fälle/Tote	Klinische Fälle/Tote	Gesicherte Fälle/Tote
Daten bis	03.01.2016		17.01.2016	
Guinea/Liberia/ Sierra Leone gesamt	28.601/11.300	15.215/?	28.602/11.301	15.216/?
Guinea	3.804/2.536	3.351/2.083	3.804/2.536	3.351/2.083
Liberia	10.675/4.809	3.160/?	10.675/4.809	3.160/?
Sierra Leone	14.122/3.955	8.704/3.589	14.123/3.956	8.705/3.590

Tab. 52: Klinische Fälle/Tote und gesicherte Fälle/Tote im Januar 2016 in Guinea, Liberia und Sierra Leone (nach 17)

Am 14. Januar 2016 erklärt die WHO Liberia zum dritten Mal für ebolafrei. Sierra Leone wurde bereits am 7. November 2015 und Guinea am 29. Dezember 2015 für ebolafrei erklärt. Damit sind in allen drei Ländern zum ersten Mal seit Beginn des Ausbruchs in den letzten 42 Tagen keine neuen Fälle gemeldet worden. Alle Übertragungsketten sind unterbrochen. «West Africa is at zero» («Westafrika steht bei null»).

Gleichzeitig warnt die WHO aber auch, dass mit einem Aufflackern von Infektionen zu rechnen ist (450).

Nur wenige Stunden später kommt die Meldung aus Sierra Leone: Es gibt einen neuen Fall. Die Lage ist brenzlig. Die 22-jährige Studentin Mariatu Jalloh aus Port Loko ist am 12. Januar 2016 bei ihrer Familie in Magburaka im Distrikt Tonkolili gestorben (siehe Abb. 163). Nach ihrem Tod wird gemäß den nationalen Vorgaben ein Abstrich für die Eboladiagnostik entnommen und erst so die Diagnose Ebola gestellt. Zum Zeitpunkt der Diagnosestellung ist die Patientin bereits traditionell beerdigt worden, Leichnam und Kleidung wurden gewaschen.

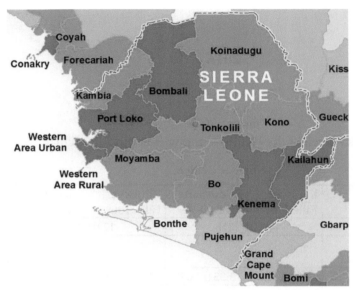

Abb. 163: Neu aufgetretener Ebolafall in Tonkolili, Ansteckung in Kambia, Sierra Leone, im Januar 2016 (WHO, Ausschnitt aus 448)

Sie soll sich während eines Urlaubs bei Verwandten in Barmoi Luma im Distrikt Kambia (Grenzgebiet zu Guinea) angesteckt haben und am 3. Januar erkrankt sein. Auf dem Landweg reist sie am 7. Januar über Bombali nach Magburaka im Distrikt Tonkolili zu ihrem Elternhaus und sucht in Tonkolili am 7. Januar einen traditionellen Heiler auf. Am 9. Januar wird sie ambulant im Regierungskrankenhaus in Magburaka untersucht, eine Testung auf Ebola erfolgt jedoch nicht. Sie fährt weiter nach Bombali und sucht dort Hilfe bei einem anderen traditionellen Heiler. Am nächsten Tag kehrt sie nach Tonkolili zurück und wendet sich am 11. Januar, einen Tag vor ihrem Tod, erfolglos zum zweiten Mal an den traditionellen Heiler dort.

Gefährdet ist nun besonders ihre Familie. 22 Personen sollen mit ihr im Haus gewohnt haben. Insgesamt gibt mehr als 50 Hochrisikokontakte unter den mehr als 150 Kontaktpersonen. Darunter befinden sich auch Healthcare Worker, die die Erkankte ohne Schutzkleidung untersucht haben. Es wird umgehend mit Ringimpfungen von Kontakten und Kontakten der Kontakte begonnen. Einige Kontakte begeben sich freiwillig in eine Quarantäneeinrichtung. Dort erkrankt am 19. Januar eine Tante, die die Patientin gepflegt hat. Sie wird in ein Ebolabehandlungszentrum in Freetown gebracht und überlebt (448, 451–455).

Es ist tragisch, wie die junge Patientin Hilfe suchend von einer Stelle zur anderen läuft und niemand zu ihren Lebzeiten die Diagnose Ebola stellt. Auf der anderen Seite ist es ein Erfolg, dass durch die routinemäßige Untersuchung eines

Abstriches bei einer Toten durch einen vor Ort trainierten Wissenschaftler doch noch die richtige Diagnose gestellt wird und abgesehen von einer einzigen Ansteckung eine weitere Ausbreitung verhindert werden kann.

Die Verantwortung für die Durchführung der Maßnahmen liegt nach der Übergabe von NERC (National Ebola Response Center) und DERCs (District Ebola Response Centers) seit dem 1. Januar 2016 beim Gesundheitsministerium Sierra Leones (Sierra Leone Ministry of Health and Sanitation; 453).

Die Genomsequenzierung des bei der Stundentin gefundenen Ebolavirus ergibt eine große Ähnlichkeit mit zwei viralen Genomen aus Western Area in Sierra Leone von November 2014. Die Ansteckung an einem Überlebenden mit Ebolaviruspersistenz ist anzunehmen, es können jedoch keine Ebolaüberlebenden überzeugend mit ihr in Verbindung gebracht werden (453).

Februar 2016
Keine neuen Fälle, aber Alarmbereitschaft

Offizielle Zahlen

	Klinische Fälle/Tote	Gesicherte Fälle/Tote	Klinische Fälle/Tote	Gesicherte Fälle/Tote
Daten bis	31.01.2016		14.02.2016	
Guinea/Liberia/ Sierra Leone gesamt	28.603/11.301	15.217/?	28.603/11.301	15.217/?
Guinea	3.804/2.536	3.351/2.083	3.804/2.536	3.351/2.083
Liberia	10.675/4.809	3.160/?	10.675/4.809	3.160/?
Sierra Leone	14.124/3.956	8.706/3.590	14.124/3.956	8.706/3.590

Tab. 53: Klinische Fälle/Tote und gesicherte Fälle/Tote im Februar 2016 in Guinea, Liberia und Sierra Leone (nach 17)

Die Mehrheit der 28.603 bestätigten, wahrscheinlichen und Verdachtsfälle mit 11.301 Toten in Guinea, Liberia und Sierra Leone ist zwischen August und Dezember 2014 aufgetreten. Der dann einsetzende Rückgang der Fallzahlen wird auf den schnellen Aufbau von Kapazitäten für Behandlung, Isolation und sicheren Beerdigungen (Phase 1 der Reaktion der WHO) zurückgeführt.

Im Anschluss folgten die Verbesserung von Überwachung (Surveillance), Kontaktnachverfolgung und Einbindung der Gemeinden in der sogenannten Phase 2 von Januar bis Juli 2015, wodurch ab Ende Juli 2015 nur noch fünf Fälle pro Woche oder weniger auftraten. Die Übertragungen waren dann begrenzt und ereigneten sich in geografisch kleinen Gebieten. Darüber hinaus beachtenswert ist das zwar geringe, aber mit erheblichen Konsequenzen verbundene Risiko des Auftretens neuer Fälle durch Ansteckung an Überlebenden mit Viruspersistenz, dem man in der Phase 3 durch Aufklärung und Betreuung der Überlebenden Rechnung trägt (456).

Guinea, Liberia und Sierra Leone haben jeweils mindestens ein nationales schnelles Reaktionsteam (Rapid-Response Team) und die Entsendung des Teams bei Entdeckung eines neuen Falles ist ein Grundpfeiler der Ebolabekämpfungs-strategie (456).

Ein weiteres wichtiges Element ist die fortgesetzte Überwachung (Surveil-lance) bei Auftreten von Krankheitssymptomen oder suspekten Todesfällen (siehe Tabelle 54).

	Zahl der Alarme/ davon bei Lebenden	Alarme aus	Zahl der Test/davon bei Lebenden	Anzahl Labore
Guinea	1474/7	allen 34 Präfekturen	392/14	9
Liberia	1062/925	allen 15 Counties	815/675	5
Sierra Leone	1865/386	allen 14 Distrikten	1114/34	7

Tab. 54: Alarme und Laboruntersuchungen auf das Ebolavirus in der Woche bis zum 28.02.2016 im Ländervergleich (nach 457)

Die Alarme («Alerts») und Laboruntersuchungen in Guinea und Sierra Leone betrafen vor allem Todesfälle in den Gemeinden. In Liberia wurden vor allem Verdachtsfälle von Erkrankungen gemeldet. Das schlägt sich auch in der im Ver-gleich hohen Anzahl von Laboruntersuchungen auf das Ebolavirus bei Lebenden in Liberia nieder. In Guinea, das noch neun einsatzbereite Labore für die Ebola-diagnostik aufweist, wurde vergleichsweise wenig getestet.

März 2016
Die Aufhebung des Gesundheitsnotstandes
von internationaler Tragweite.
Erfolg in Sierra Leone und ein Rückschlag in Guinea

Offizielle Zahlen

	Klinische Fälle/Tote	Gesicherte Fälle/Tote	Klinische Fälle/Tote	Gesicherte Fälle/Tote
Daten bis	28.02.2016		27.03.2016	
Guinea/Liberia/ Sierra Leone gesamt	28.603/11.301	15.217/?	28.610/11.308	15.221/?
Guinea	3.804/2.536	3.351/2.083	3.811/2.543	3.355/2.087
Liberia	10.675/4.809	3.160/?	10.675/4.809	3.160/?
Sierra Leone	14.124/3.956	8.706/3.590	14.124/3.956	8.706/3.590

Tab. 55: Klinische Fälle/Tote und gesicherte Fälle/Tote im März 2016 in Guinea, Liberia und Sierra Leone (nach 17)

Am 29. März 2016 hebt die Generaldirektorin der WHO den gesundheitlichen Notfall von internationaler Tragweite (Public Health Emergency of International Concern) durch den Ebolaausbruch in Westafrika auf. Zuvor hat das neunte Treffen des Notfallkomitees «Ebolaausbruch in Westafrika» stattgefunden. Dabei wird festgehalten, dass in allen drei Ländern Guinea, Liberia und Sierra Leone die ursprünglichen Übertragungsketten unterbrochen sind und Cluster der Erkrankung, die Ende März vorliegen, erkannt und zügig angegangen sind (438).

Sierra Leone wird am 17. März 2016 von der WHO zum zweiten Mal für ebolafrei erklärt. Am selben Tag wird ein Rückschlag in Guinea öffentlich gemacht. In der Subpräfektur Koropara, in Nzérékoré im Südosten des Landes in Waldguinea, sterben zwischen dem 27. Februar und dem 15. März drei Mitglieder einer Familie, ein Mann und seine zwei Frauen, aus ungeklärter Ursache und werden nicht sicher beerdigt. Das alarmiert lokale Behörden und das Rote Kreuz, die weitergehende Untersuchungen veranlassen. In der Folge werden am 17. März zwei Menschen mit Krankheitssymptomen im Ebolabehandlungszentrum von Nzérékoré positiv auf Ebola getestet (459).

Am 21., 26. und 28. März kommen drei weitere bestätigte Fälle hinzu. Alle fünf bestätigten Fälle weisen epidemiologische Verbindungen auf zu den drei Verstorbenen, die als wahrscheinliche Ebolafälle eingestuft werden müssen.

Als Indexfall wird eine 37-Jährige angesehen, die am 15. Februar erkrankte und am 27. Februar ohne gesicherte Diagnose starb. Sie hat sich wahrscheinlich an einem Ebolaüberlebenden angesteckt.

Die Genomuntersuchung des Ebolavirus eines im März Erkankten ergibt eine Übereinstimmung mit dem Ebolavirus, das im November 2014 im Südosten Guineas zirkulierte. Bei dem am 21. März bestätigten Fall handelt es sich um einen Verwandten, der in Panik mit Ehefrau und Schwester 200 Kilometer in die benachbarte Präfektur Macenta flieht und Hilfe bei einem Heiler sucht. Seine Infektion wird erst nach seinem Tod in einer Gesundheitseinrichtung in Macenta durch einen Wangenabstrich gesichert.

Mit Bekanntwerden der Fälle werden sofort die Notfallmechanismen aktiviert und Epidemiologen, Überwachungsexperten («Surveillance Experts»), Kontaktnachverfolgende («Contact Tracers»), Impfteams, Aufklärer («Social Mobilisers», «Health Promoters») und Spezialisten der Infektionsprävention und -kontrolle an den Ort des Geschehens entsandt.

Bis Ende März werden 1.033 Kontakte identifiziert, die bis auf zehn alle nachverfolgt werden können. Die Bewohner von vier Dörfern werden regelmäßig untersucht und dürfen ihre Dörfer nicht verlassen. Ringimpfungen von Kontaktpersonen und Kontakten der Kontakte werden am 22. März durchgeführt (458–461).

April 2016
Die Epidemie endet, wie sie begann

Offizielle Zahlen

	Klinische Fälle/Tote
Daten bis	24.04.2016
Guinea/Liberia/ Sierra Leone gesamt	28.616/11.310
Guinea	3.814/2.544
Liberia	10.678/4.810
Sierra Leone	14.124/3.956

Tab. 56: Klinische Fälle/Tote im April 2016 in Guinea, Liberia und Sierra Leone (nach 17)

Insgesamt werden in Guinea zwischen dem 17. März und dem 6. April sieben Ebolainfektionen bestätigt, fünf Menschen sterben. Zusammen mit den drei wahrscheinlichen Fällen erhöht sich die Zahl der Infektionen auf zehn und die Zahl der Toten auf acht. Am 19. April verlässt der letzte Ebolapatient, ein 70-jähriger Mann, nach einem zweiten negativen Test die Ebolabehandlungseinheit. Es beginnt nun in Guinea wieder die 42-tägige Nachbeobachtung (zweimal längste Inkubationszeit von 21 Tagen) bis zum 31. Mai, bis das Land erneut für ebolafrei erklärt werden kann (461, 462).

Mehr als 1.500 Kontaktpersonen werden in Guinea ab dem 22. März geimpft. Doch nicht überall kooperieren die Menschen. Die 30-jährige Ehefrau des in Macenta gestorbenen Mannes flieht mit ihren drei Söhnen in das ebolafreie Liberia nach Montserrado zu Verwandten. Dort wird sie krank und stirbt am 31. März in Monrovia. Zwei der Söhne erkranken, sie überleben. Es wird im ganzen Land gefeiert, als der Zweijährige, der am 28. April zum zweiten Mal negativ getestet wird, gemeinsam mit seinem fünfjährigen Bruder das Ebolabehandlungszentrum verlassen kann. Die 42-tägige Nachbeobachtungszeit in Liberia endet am 9. Juni (462, 463).

So endet die Epidemie, wie sie begonnen hat. Mit Kranken im Südosten Guineas, dem Aufsuchen eines Heilers, der Verschleppung in ein Nachbarland und einem zweijährigen Patienten.

Juni 2016
Westafrika ist ebolafrei.
Eine Bilanz und Erkenntnisse

Am 9. Juni 2016 ist ganz Westafrika frei von Ebola. Der Ausbruch ist beendet. Nie hat es so viele Infizierte, Tote und Überlebende gegeben.

	Klinische Fälle/Tote	Gesicherte Fälle/Tote
Daten bis	zum Ende der Epidemie	
Guinea/Liberia/ Sierra Leone gesamt	28.616/11.310	15.227/?
Guinea	3.814/2.544	3.358/2.088
Liberia	10.678/4.810	3.163/?
Sierra Leone	14.124/3.956	8.706/3.590

Tab. 57: Klinische Fälle/Tote und gesicherte Fälle/Tote zum Ende der Epidemie in Guinea, Liberia und Sierra Leone (nach 17) ohne Dunkelziffer

Betrachtet man allein die offizielle Zahl der Infizierten (28.616) und die der Verstorbenen (11.310), so muss von weit mehr als 17.000 Ebolaüberlebenden ausgegangen werden. Die hauptsächlich betroffenen Länder wurden von der WHO mehrfach für ebolafrei erklärt (siehe Tabelle 58).

	1. Fall	ebolafrei	ebolafrei	ebolafrei	ebolafrei
Guinea	Dez. 13			29.12.15	01.06.16
Liberia	März 14	09.05.15	03.09.15	14.01.16	09.06.16
Sierra Leone	Mai 14			07.11.15	17.03.16
Nigeria	06.07.14*	20.10.14			
Senegal	29.08.14⁺	17.10.14			
Mali	24.10.14⁺	18.01.15			

* Eingeschleppt aus Liberia
⁺ Eingeschleppt aus Guinea
An den grün markierten Daten endet die ausgeprägte Transmission im Land. In der Folge kommt es zu Rückfällen durch unterschiedliche Mechanismen.

Tab. 58: Ebolafälle in sechs Ländern Westafrikas, Zeitpunkt des ersten Falls und Datum der Erklärung des Landes für ebolafrei durch die WHO

Am häufigsten kommt es wahrscheinlich zu neuen Ebolainfektionen unabhängig von bekannten Übertragungsketten durch sexuelle Übertragung des Virus im Sperma von männlichen Ebolaüberlebenden.

Die Ansteckung eines Kindes durch Ebolaviren in Muttermilch einer Ebolaüberlebenden, wie im August 2015 in Guinea beobachtet, ist ein weiterer Übertragungsweg.

2018 erscheint eine Arbeit, in der acht «Flare-ups» (Wiederaufflackern von Ebola) durch Ansteckung an Ebolaüberlebenden nach dem Höhepunkt des Ausbruchs ab Januar 2015 zusammengetragen sind. Neben den oben genannten Mechanismen wird in zwei Fällen die Übertragung durch infektiöse Körperflüssigkeit angegeben. Bei zwei Ansteckungen konnte der Übertragungsweg nicht geklärt werden (464). In Sierra Leone gab es mehr gesicherte Fälle als in Liberia und in Guinea zusammen. Es ist aber zu bedenken, dass in Sierra Leone die aktive Transmission sehr viel länger bestand als in Liberia. Je länger die Epidemie dauerte, desto besser wurden Erfassung und Dokumentation. Am Anfang der Epidemie und am Höhepunkt konnten die Kranken kaum gezählt, geschweige denn in einem Datenverarbeitungssystem erfasst werden. Vor allem in Liberia ist deshalb von einer sehr viel höheren Zahl von Ebolainfizierten auszugehen. Das gilt insbesondere für Statistiken, die nur bestätigte Fälle erfassen, weil gerade in Liberia lange Zeit keine ausreichenden Laborkapazitäten bereitstanden.

Die regelmäßige Übertragung war in Liberia bereits im Mai 2015 beendet.

Den später noch auftretenden Fällen konnte durch gut etablierte Überwachungssysteme rasch begegnet werden.

Ausgehend von Infektionen in den drei Ländern in Westafrika wurde Ebola auch in andere Länder getragen und in einigen Fällen dort erst diagnostiziert (siehe Tabelle 59).

	Klinische Fälle/Tote	Bestätigte Fälle
Nigeria	20/8	19
Senegal	1/0	1
Mali	8/6	7
USA	4/1	4
Spanien	1/0	1
Schottland	1/0	1
Italien	1/0	1
gesamt	36/15	34

Tab. 59: Ebolafälle im Zusammenhang mit dem Ausbruch in Westafrika, die in anderen Ländern diagnostiziert wurden

Infizierte wurden aus Westafrika aber auch gezielt zur Behandlung in die USA oder nach Europa gebracht. In den USA wurden insgesamt elf Menschen mit Ebolainfektionen behandelt, in Deutschland und in England jeweils drei.

Erkenntnisse aus der Epidemie

Geografische Ausbreitung von Fällen/Hilferufe/Überforderung

- Ebola ist ein neues, ein unbekanntes Phänomen in Westafrika
- Schon vor der Epidemie schwache Gesundheitssysteme in den hauptsächlich betroffenen Ländern
- Verunsicherte und misstrauische Bevölkerung aufgrund erst kurz zurückliegender Bürgerkriege (Sierra Leone, Liberia) und politischer Instabilität (Guinea) → Gewalt gegen Ebolahelfer, Aufklärer und Behandlungseinrichtungen
- Erster Fall schon im Dezember 2013
- Diagnose Ebola wurde erst im März 2014 gestellt
- Schon im März 2014 sehr viele verschiedene Herde, eine gefährliche Konstellation, die das Eindämmen massiv erschwerte; in früheren Epidemien überschaubare Zahl von Herden in entlegenen Gebieten
- Großer Aufwand, alle Kranken zu erfassen, zu isolieren und zu behandeln
- Nachverfolgung von Kontakten schwierig

- Übergriff der Epidemie in Nachbarländer
- Häufiges Auftreten von Fällen an Verkehrsknotenpunkten, in Hauptstädten und dicht besiedelten Regionen
- Mobile Bevölkerungen
- Hilferufe durch Ärzte ohne Grenzen wurden viel zu spät gehört → Lage geriet außer Kontrolle; → Ruf nach Militär
- WHO: Späte Ausrufung eines Gesundheitsnotstandes von internationaler Tragweite; WHO überfordert → Umstrukturierung innerhalb der WHO als Konsequenz, Schaffung von Kapazität zur schnellen Reaktion
- Hilfe durch andere Staaten und internationale Staatengemeinschaft (UN)
- Ebola als Bedrohung der Internationalen Sicherheit → Einrichtung von UNMEER

Schnelles Auffinden der Kranken/Behandlungskapazität von Kranken

- Früher war die rasche Isolation von Kranken das primäre Ziel, um eine Ausbreitung zu verhindern
- Konzept der Behandlung zumindest supportiv zusätzlich zur Isolation, um dem Einzelnen zu helfen und die Akzeptanz der Behandlungszentren zu verbessern
- In dieser Epidemie vor allem zu Beginn Wahrnehmung von Ebolabehandlungseinrichtungen als Orte, in denen man stirbt
- Angehörige informieren über Verbleib der Kranken und Ausgang
- Idealerweise (Sicht-)Kontakt mit Kranken ermöglichen
- Ausreichend Bettenkapazität sicherstellen; Patienten mussten aus Kapazitätsgründen abgewiesen werden
- Kleinere Behandlungszentren sind sicherer und schneller zu etablieren
- Lange Transportzeiten für Patienten/große Distanzen zur Behandlungseinrichtung vermeiden
- Trennung Gesunder von Kranken («Kenemazelt»)
- Ausreichend Transportkapazitäten erforderlich (für Patienten, Laborproben, Tote)

Laboruntersuchungen

- Laborkapazität für PCR-Diagnostik musste erst aufgebaut werden
- Einsatz von mobilen Laboren

Rasche Labordiagnostik erforderlich

- Bei *Lebenden* (Verdachtsfälle)
- Zur Therapie
- Zur Isolierung
- Zur Entlassung aus der Quarantäne/Isolation bei negativem Test (Ansteckungsgefahr)
- Bei *Toten* (Mundabstrich)
- Erfassung von Fällen → sichere Beerdigung
- Diagnose «nicht Ebola» für Angehörige wichtig (kein Stigma), keine Beerdigung unter «Ebolabedingungen»
- Des *Spermas* von Überlebenden zur Vermeidung von Ansteckung
- Der *Muttermilch* Überlebender vor dem Stillen (Routinescreening aller stillenden Mütter in einem Ebolagebiet?)

Wichtig: Erhalt der Laborkapazität/des Wissens in den betroffenen und anderen Ländern Westafrikas, um bei zukünftigen Ausbrüchen sofort reagieren zu können.

Ebolaschnelltests sind inzwischen zugelassen, spielten aber in dieser Epidemie keine nennenswerte Rolle. Für künftige Ausbrüche sind sie eine wichtige Ergänzung der PCR-Diagnostik.

Therapien/Impfungen

- Supportive Therapie wie Flüssigkeitsgabe wichtig; starker Flüssigkeitsverlust durch Durchfall
- Malariatherapie als Standard im Malariagebiet
- verschiedene **experimentelle Therapien** kamen zum Einsatz
- Zu Beginn des Ausbruchs nur wenige Dosen ZMapp (**Antikörper**cocktail) und Vorläufer ZMab verfügbar. Inzwischen gibt es zwei zugelassene Medikamente (Antikörper), auch für Neugeborene
- **Impfstoff** VSVΔG-ZEBOV-GP existierte (800 Dosen wurden der WHO 2014 durch die kanadische Regierung zur Verfügung gestellt), war aber noch nicht bei Menschen eingesetzt worden (mit einer Ausnahme) → **zügige Durchführung von Impfstoffstudien erfolgt**
- Impfstoff VSVΔG-ZEBOV-GP wurde zur Ringimpfung in Guinea und Sierra Leone eingesetzt (keine Ansteckung bei sofortiger Impfung von Kontakten), ist inzwischen zugelassen wie auch eine weitere Impfstoffkombination

Infektionsprävention/-kontrolle, Isolierung, Quarantäne, sichere Beerdigungen

- **Flächendeckende Aufklärung** über Erkrankung, Übertragungswege, und persönlichen Schutz und sichere Beerdigungen unter Einbeziehung lokaler Respektspersonen, Würdenträger, Chiefs, traditioneller Heiler (soziale Mobilisierung); glaubwürdige Boten schicken (→ bessere Akzeptanz, weniger Gewalt) und keine Fremden, die als bedrohlich erlebt werden; Ebola nicht «politisieren»; unbedingt Kultur, Traditionen und Geschichte beachten
- Möglichst weitreichend Desinfektionsbehälter/adäquate Chlorlösungen bereitstellen und Hygienekits für Schutz in Haushalten
- Durch die Vielzahl der Infizierten konnten auf dem Höhepunkt der Epidemie viele Kranke und viele Tote nicht zeitnah abgeholt werden (Fehlen von Krankenwagen, mangelnde Behandlungskapazität, Mangel an Personal)

Wünschenswert:
- Zeitnahe Isolierung/Behandlung von Kranken
- (Freiwillige) Quarantäne, Nachverfolgung und jetzt Impfung von **Kontakten**; Sicherstellung der Nahrung in der Quarantäne (erfolgte z.B. durch Welthungerhilfe und World Food Programme)
- Durchsetzung von Quarantäne und Abriegelung ganzer Stadtteile oder Regionen mit Gewalt erwies sich als problematisch
- Zeitnah Häuser von Erkrankten und Toten aussprühen
- Zeitnah Leichen abholen; Tote sind eine Hauptinfektionsquelle; Sterben außerhalb von Ebolabehandlungszentren und das Verstecken von Leichen traten lange auf
- Sichere und würdige Beerdigungen; wenn möglich Abschied von Angehörigen ermöglichen; durchsichtige Leichensäcke; Berücksichtigung kultureller Gepflogenheiten zur Verbesserung der Akzeptanz
- Leichenverbrennung nur als Ultima Ratio (traditionell nicht akzeptiert)

Schutz der Healthcare Worker

- Erkrankung und Tod von Healthworkern bei Ebolaepidemien und besonders stark in dieser Epidemie; die Ansteckung erfolgte in Krankenhäusern, aber auch zusätzlich im privaten Bereich, z.B. auch bei privater Pflege
- Sorgfältige Schulung von Personal (Infection Prevention Control [IPC] in allen Gesundheitseinrichtungen) wurde etabliert, dadurch Rückgang der Infektionen
- Ausreichend Schutzkleidung bereitstellen
- Überwachung durch Partner («Buddy Prinzip») beim An- und Ablegen der Schutzkleidung

- Schutz auch im privaten Bereich und bei Nebentätigkeiten wichtig (oder Nebentätigkeiten untersagen)
- Impfung von Healthcare Workern (z. B. STRIVE-Studie)

Für die Zukunft:
- Impfung von Healthcare Workern in potenziellen Ebolagebieten vor einem Ausbruch oder bei Auftreten eines Ausbruchs

Aufrechterhaltung der medizinischen Versorgung für andere Krankheiten

- In anderen Epidemien als Hauptmechanismus Ansteckung von Patienten und Verbreitung von Ebola in und durch Krankeneinrichtungen; auch in dieser Epidemie Ansteckung in Behandlungseinrichtungen, allerdings nicht als Hauptmechanismus der Verbreitung
- Medizinische Einrichtungen wurden aus Angst vor Ansteckung gemieden, dadurch hohe zusätzliche Sterblichkeit durch Unterversorgung von prinzipiell behandelbaren Krankheiten (Malaria, Lungenentzündung u.a.; vermehrt geburtshilfliche Probleme)
- Aussetzen von Impfkampagnen
- Verteilung von Malariamedikamenten und Hygienekits (z. B. durch MSF)
- Einrichtungen sind vielfach geschlossen worden, da Personal erkrankt war und starb oder Ebolapatienten zwischen die anderen Patienten gelangten
- Personal floh, um Ansteckung zu vermeiden; Streiks bei ausbleibender (Risiko-)Bezahlung

Wünschenswert:
- Gute Triage: durch rechtzeitiges Verlegen von Ebolapatienten
- Aufrechterhaltung anderer Versorgungsstrukturen
- Ergänzend SITTUs (Severe Infection Temporary Treatment Units) einrichten

Stärkung der Gesundheitseinrichtungen erforderlich

- Vollkommener Zusammenbruch der schon vorher eingeschränkten Gesundheitsversorgung in Liberia und Sierra Leone und sehr deutliche Einschränkung auch in Guinea
- Tod von zahlreichen Healthcare Workern

Stärkung der Gesundheitssysteme
- Mehr und bessere Kliniken länderweit mit besserer Ausstattung
- Ausbildung von Nachwuchs

Soziale Auswirkungen

Veränderung des (Sozial-)Verhaltens
- Kein Händeschütteln/keine Berührungen
- Kein Austausch von Handys oder anderen Gegenständen
- Ausgangssperren, Quarantänemaßnahmen, Sperren von Stränden verändern das Leben
- Vermeiden von Veranstaltungen
- Begrenzung der Passagierzahl in Kleinbussen und Taxis
- Keine Helme für Beifahrer auf Motorradtaxis (um diese nicht zu kontaminieren)
- Verändertes Verhalten bei Abschied von Toten (erst im Verlauf der Epidemie)
- Regelmäßiges Händedesinfizieren (z. B. vor Restaurants, Hotels, Privathäusern, Krankenhäusern) und Händewaschen (dadurch sehr viel weniger Cholera als sonst üblich)

Schulen monatelang geschlossen

Zunahme der Armut, z. B. durch Verlust von Arbeit, Stigmatisierung, verlorenen Ernten, erhöhten Preisen

Zerstörung ganzer Dörfer und Familienverbände durch Ebolainfektionen und Todesfälle

Überlebende

- In früheren Ausbrüchen gab es nur wenige Überlebende, da die Ausbrüche sehr viel kleiner waren; deshalb nur wenige Erkenntnisse zu Überlebenden
- In dieser Epidemie mehr als 17.000 Überlebende
- Post-Ebola-Syndrom (gesundheitliche Folgeerscheinungen) häufig

Behandlungsmöglichkeiten für Überlebende schaffen
- Überwindung der **Stigmatisierung** durch Aufklärung
- Hilfe bei Wiedereingliederung, z. B. auch materielle Unterstützung
- Psychologische Hilfe
- Somatische Hilfe wegen der zahlreichen Folgeerscheinungen (z. B. systematische Augenuntersuchungen),
- Aufklärung zur Vermeidung von Ansteckung durch männliche Überlebende (Laboruntersuchung Sperma); lange Viruspersistenz möglich (→ dadurch Ansteckung und neue Fälle)

- Übertragung durch Muttermilch möglich
- Rückfälle bei Ebolaüberlebenden mit hoher Viruslast, die in den USA bzw. Europa behandelt wurden (Infektion im Auge, Meningitis)

Ebolawaisen

- Mehr als 9.600 Kinder in dieser Epidemie, die mindestens ein Elternteil verloren haben, aber vergleichsweise geringe Zahl im Vergleich zur Gesamtzahl der Waisen (ca. 700.000) in Guinea, Liberia, Sierra Leone
- Erwachsene in dem Alter, in dem Kinder großgezogen werden, häufig von Ebola betroffen
- Unterbringung in der erweiterten Familie meist möglich
- Materielle Unterstützung und psychologische Unterstützung wichtig
- Stigmatisierung seltener als befürchtet

Schutz anderer Länder

- Viele Länder haben die Grenzen geschlossen und Einreiseverbote verhängt
- Viele Fluglininien stellten ihre Flüge von und nach Guinea, Liberia und Sierra Leone nach Einschleppung eines Falles in Nigeria ein
- Screening bei Ausreise aus den betroffenen Ländern von WHO empfohlen (Exit Screening); tatsächlicher Nutzen fraglich
- Screening bei Ankunft in anderen Ländern von vielen Ländern eingeführt (Entry Screening)
- In den USA nur noch Einreise über fünf Flughäfen möglich; Zwangsquarantäne bei Rückkehr in die USA wurde stark kritisiert und abgeschafft
- Auf einem Flug ist noch nie eine Ebolainfektion übertragen worden
- Am Flughafen Lagos steckte sich ein Mann an, der einen Kranken abholte

2017

Der lange Arm von Ebola

Einer der Menschen 2014 des *Time Magazine* ist die 26-jährige «Ebolakrankenschwester» und Ebolaüberlebende Salome Karwah in Liberia. Entschlossen und voller Kraft blickt sie vom Titelbild der Zeitschrift. Ihr Onkel, ein Pastor, infiziert sich mit Ebola und steckt ihren Vater, einen Arzt, an. Sie infiziert sich an ihrem Vater, dem sie Medikamente und Insulin gibt, dann erkranken ihre schwangere Schwester, ihre Mutter, ihre sechsjährige Nichte und ihr Verlobter. Der Vater stirbt am 21. August 2014, die Mutter drei Tage später. Ihr Baby ist ebolanegativ und wird bei einer Nachbarin abgegeben. Sie bringt es alle zwei Tage an den Zaun der Ebolabehandlungseinheit und Salome singt für das kleine Mädchen. Vier Wochen muss sie im Ebolabehandlungszentrum in Monrovia bleiben. Sie sagt, die Schwestern haben sie gerettet und die psychosoziale Hilfe war wichtig. Sie beschreibt ihre Symptome: «Ebola zu haben, ist sehr, sehr schrecklich. Es geht dir direkt ins Gehirn. Es macht, dass du nichts mehr erinnern kannst. Der Schmerz ist sehr schlimm … Der Kopfschmerz durch Ebola ist außerordentlich. Es tut so weh, als würde man deinen Kopf mit einer Axt zertrümmern …»

Die Klinik von MSF, in der sie gesund wurde, sucht Ebolaüberlebende, Salome Karwah meldet sich und macht es zu ihrer Aufgabe, Ebolainfizierte unermüdlich zu unterstützen. Sie sagt den Kranken: «Ich habe Ebola überlebt; wenn ich es geschafft habe, schaffst du es auch» (70).

Im Februar 2017 wird Salome Karwah von Ebola eingeholt. Eine Woche nach der Kaiserschnittentbindung ihres vierten Kindes stirbt sie, weil man sich nicht ausreichend und zu spät um sie kümmerte, als Komplikationen auftraten, wie ihr Ehemann und ihre Schwester aussagen. Nach dem Kaiserschnitt sei sie zu früh entlassen worden. Zu Hause traten Krampfanfälle auf, sie hatte Schaum vor dem Mund und man brachte sie zurück in die Klinik. Die Schwestern des Krankenhauses hätten Angst gehabt, sie zu berühren und mit Flüssigkeit in Kontakt zu kommen, weil sie wussten, dass sie eine Ebolaüberlebende war. Drei Stunden hätte sie im Auto auf dem Krankenhausparkplatz warten müssen, bevor ihr geholfen wurde. Am 21. Februar 2017 stirbt sie «an den Komplikationen der Geburt und dem nachklingenden Stigma, das viele Ebolaüberlebende erfahren», schreibt Aryn Baker, die sie 2014 für den Artikel im *Time Magazine* befragt hatte (465).

Eine letzte Reise nach Liberia

Im März 2017 besuche ich zum letzten Mal Monrovia. Wüsste man nicht, dass es in Liberia bis in den Frühling 2016 eine verheerende Seuche gegeben hätte, man würde es kaum ahnen. Vor dem Hotel treffe ich die Bilderverkäufer wieder. Die Palmen bewegen sich kaum. An der Rezeption kann man sich die Hände desinfizieren. Das Spray mit «verstärkter Rezeptur» ist effektiv «gegen Ebola und» – das ist fast prophetisch – «Coronaviren» (siehe Abb. 164).

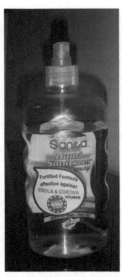

Abb. 164: Desinfektionsmittel gegen Ebola und Coronaviren

Plakate, die vor Ebola warnen, sind im Stadtbild selten geworden. Autos tragen jetzt andere Botschaften. Es stehen Wahlen an, für die man sich registrieren muss. Danach wird der Fingernagel des Daumens markiert.

Für das Träumen gibt es eine eigene Akademie. Die Menschen können sich wieder ungezwungen treffen und Sport treiben (siehe Abb. 165–167).

Von ELWA 3 gibt es noch ein Grundgerüst, die Verkaufsbuden davor sind weitergezogen. ELWA 2 ist abgebaut. ELWA, das eigentliche Missionskrankenhaus, ist jetzt ein wunderbarer Neubau mit modernen Stationen und einem im Aufbau befindlichen Garten. Noch verweist ein Schild am Stadion auf die Ebolabehandlungseinheit aus China (China ETU) (siehe Abb. 168).

Das Ebolabehandlungszentrum der Chinesen wurde innerhalb von vier Wochen erbaut und am 25. November 2014 eröffnet. Es bot Platz für 100 Patienten. Zwischen November 2014 und März 2015 wurden 180 Menschen aufgenommen.

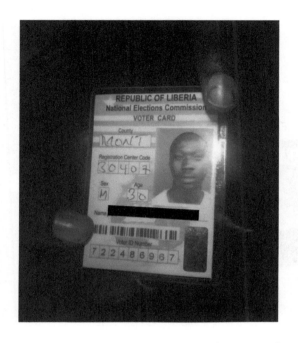

Abb. 165: Markierter Fingernagel und Wahlausweis in Liberia 2017

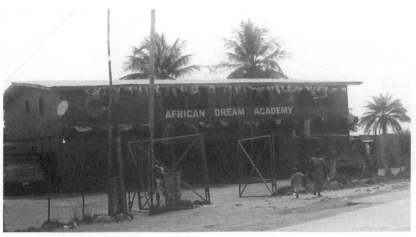

Abb. 166: Die Traumakademie

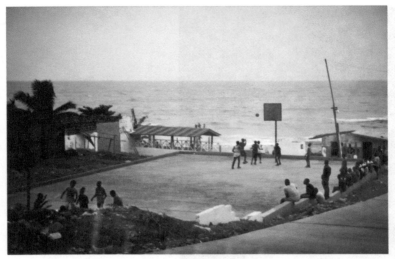

Abb. 167: Ein Sportplatz am Meer

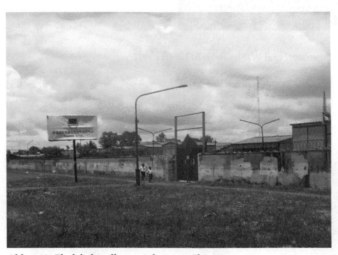

Abb. 168: Ebolabehandlungseinheit aus China

Die Diagnose Ebola wurde bei zehn Patienten gestellt, von denen sechs überlebten. Das 5.000 Quadratmeter große Behandlungszentrum wurde als solide Konstruktion mit 16 Gebäuden erstellt. Es verfügte über Klimatisierung, eine zentrale
Videoüberwachung, die auch die Arbeitsschritte der Healthcare Worker begleitete
und sicherer machte, und Sprechanlagen zu den Patientenzimmern. Diese verfüg-
ten über verstellbare Betten, eigene Bäder und UV-Desinfektionslampen.

Die Konstruktion der Stationen orientierte sich an den Standards eines Krankenhauses, das 2003 in Peking während des Ausbruchs des SARS-Coronavirus
(SARS-CoV-1) errichtet worden war. 160 Mitglieder der chinesischen Volks-
befreiungsarmee und 80 Liberianer waren im Einsatz. Es kam zu keiner Ansteckung unter dem Personal. Die Behandlungsmöglichkeiten schlossen die Anlage
von zentralen Venenkathetern, Dialyse und maschinelle Beatmung ein. Einmal
erfasste die zentrale Monitoranlage den Freudentanz eines Siebenjährigen, dessen
Entlassung anstand. Die Mitarbeiter kopierten das Video und schenkten es dem
Kind zum Abschied (466).

Am Firestone Hospital auf der Firestone-Plantage, das für sich die ersten Ebolafälle reklamiert, gibt es noch eine Isolationseinheit und einen Screeningraum
(siehe Abb. 169).

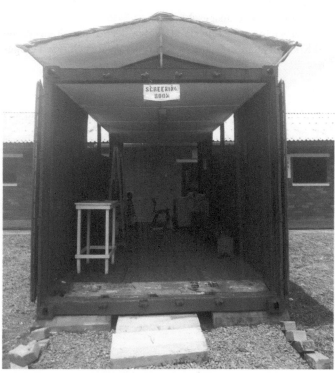

Abb. 169: Screeningraum am Firestone Hospital

Das Krematorium in Marshall außerhalb von Monrovia ist verwaist. Es gibt keine «Ebolabodies» («Ebolaleichen») mehr. Der Fahrer, der früher Leichen brachte, muss jetzt suchen, bis er das Krematorium findet. Kinder spielen auf den Nachbargrundstücken, die Menschen erobern das Gelände zurück (siehe Abb. 127).

Internationale Hilfe ist noch im Land, um das fragile Gesundheitswesen zu stützen und insbesondere die Mechanismen zu erhalten, die zu einer raschen Erkennung eines Krankheitsausbruchs erforderlich sind.

Im Frühjahr 2017 gibt es Unruhe. Ein elfjähriges Mädchen wird am 23. April in Sinoe County mit Erbrechen, Durchfall und Verwirrtheit im Krankenhaus aufgenommen, nachdem es am Tag zuvor an der Beerdigung eines religiösen Führers teilgenommen hatte. Innerhalb einer Stunde nach Aufnahme verstirbt das Kind. Zwischen dem 23. April und 7. Mai erkranken 31 Menschen, von denen 13 sterben in Sinoe, Grand Bassa und Montserrado. Bis auf zwei haben alle die Beerdigung besucht. Ebola als Ursache der mysteriösen Krankheit wird innerhalb von 24 Stunden ausgeschlossen. Am 8. Mai wird die Diagnose gestellt: ein Ausbruch durch Meningokokken der Serogruppe C.

Eine zusätzliche Vergiftung wird ausgeschlossen.

Dank der guten Überwachung in Liberia als Folge der Ebolaepidemie, die aktive Fallfindung und Kontaktsuche einschließt, kann der Ausbruch rasch eingedämmt werden (467).

Die Plakate verblassen.

Ebola muss gehen.
Ebola zu stoppen, ist die Angelegenheit von allen.
Liebe und verehre die Toten, ohne sie zu berühren.
Du kannst Ebola überleben.
Lass dich in einem Ebolabehandlungszentrum behandeln.

Ebola is gone. Ebola ist verschwunden.

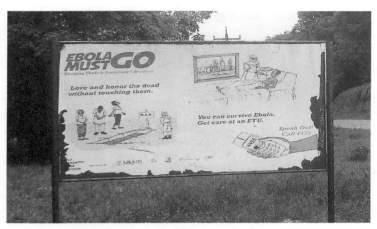

Abb. 170: «Ebola must go»-Plakat in Liberia 2017

Nachwort

Obwohl es inzwischen Medikamente und Impfstoffe gibt, ist die Ebolaviruserkrankung immer noch sehr gefährlich und mit einer hohen Sterblichkeit verbunden.

Am 15. Januar 2021 erkrankt eine 51-jährige Krankenschwester, die sich zuvor um ihre kranke Mutter gekümmert haben soll, im Südosten Guineas, in der Präfektur Nzérékoré. Mit Kopfschmerzen, Schwäche, Übelkeit, Schwindel und Bauchschmerzen wird sie für zweiTage stationär in Gouécké aufgenommen. Die Diagnosen lauten Malaria und Typhus. Anschließend sucht sie ein privates Krankenhaus im 40 Kilometer entfernten Nzérékoré auf und am 24. Januar einen traditionellen Heiler, sie stirbt jedoch am 28. Januar.

Ihre Beisetzung am 1. Februar 2021 erfüllt nicht die Kriterien einer «sicheren und würdigen Beerdigung». In der Folge erkranken fünf Familienmitglieder und der traditionelle Heiler, vier Menschen sterben. Diese Fälle werden am 11. Februar vom nationalen Epidemiewarnsystem als Verdachtsfälle gemeldet. Von den beiden lebenden Patienten, die in Nzérékoré im Krankenhaus behandelt werden, wird Blut abgenommen und am 13. Februar mit PCR in Guéckédou die Diagnose Ebola bestätigt. Das Gesundheitsministerium Guineas erklärt am 14. Februar 2021 einen neuen Ebolaausbruch. In vier Subpräfekturen der Präfektur Nzérékoré werden bis zum 3. April 16 Fälle bestätigt, sieben weitere gelten als wahrscheinlich. Unter den insgesamt 23 Fällen sind einschließlich dem traditionellen Heiler sechs Healthcare Worker. Zwölf Menschen sterben in diesem Ausbruch, der am 19. Juni 2021 für beendet erklärt wird (468–471).

Das nach der großen Ebolaepidemie etablierte Überwachungssystem funktioniert sehr gut. 96 Prozent der fast 10.100 Alarme werden überprüft und 1.031 der 1.110 Kontakte von bestätigten und wahrscheinlichen Fällen werden täglich nachverfolgt. Bis Ende Mai erhalten 10.873 Menschen Impfungen, darunter 885 Kontakte und 2.779 «Frontline Workers» (468).

Das Ergebnis der Virussequenzierungen der 2021 bestätigten Fälle ist eine Sensation und ein Schock. Es zeigt sich eine enge genetische Übereinstimmung mit dem Ebolavirus Zaire vom Stamm Makona, das im August 2014 in der gleichen Region in Guinea nachgewiesen wurde.

Der Ausbruch 2021 wurde fünf Jahre nach dem Ende der Epidemie 2016 durch Ansteckung an einem Ebolaüberlebenden hervorgerufen, der sich in dem Ausbruch von 2013 bis 2016 angesteckt und das Virus jahrelang in sich getragen hat (470, 471, 472).

Anhang

Glossar

Bushmeat
Rohes oder wenig verarbeitetes Fleisch wilder Tiere.

Endemie
Regelmäßiges Auftreten einer Krankheit in einem bestimmten Gebiet mit relativ gleichbleibender Fallzahl (Lassafieber ist z. B. in Sierra Leone endemisch)

Epidemie (großer Ausbruch)
Deutlich gehäuftes Auftreten einer Erkrankung in einem bestimmten Gebiet für eine begrenzte Zeit

Healthcare Worker
Menschen, die im Gesundheitssektor arbeiten, einschließlich Fahrer, Reiniger, Beerdigungsteams, Menschen in den Gemeinden mit ebolabezogenen Aufgaben u. a.

Holding Unit (englisch *to hold* = halten, festhalten)
Einrichtung zum Isolieren von Patienten, zum Screening, zur Abnahme von Tests, zur Weiterleitung der Patienten an Behandlungseinrichtungen bei positivem Test. Basale medizinische Versorgung ist möglich

Indexfall
Erster Fall in einer Übertragungskette

Isolierung
Absonderung kranker Personen, die ein Infektionsrisiko für andere darstellen

Quarantäne
Absonderung gesunder Personen, die Kontakt zu Kranken hatten, für die Dauer der Inkubationszeit

Screening
Maßnahmen zum frühen Feststellen einer Erkrankung

Survivor
Mensch, der eine Ebolainfektion überlebt hat

Abkürzungen

Abkürzung	Bedeutung	Erklärung
BNI(TM)	Bernhard-Nocht-Institut für Tropenmedizin	Forschungseinrichtung in Hamburg auf dem Gebiet tropentypischer Erkrankungen und neu auftretender Infektionskrankheiten
CCC	Community Care Center	Ebolaisolationseinheit in einer Gemeinde für maximal 15 Patienten mit basaler medizinischer Versorgung, z.B. in Sierra Leone ab November 2014
CDC	Centers for Disease Control and Prevention/ Zentrum für Krankheitskontrolle und Prävention (der USA)	Behörde des US-amerikanischen Gesundheitsministeriums zum Schutz der Gesundheit der Nation
EMC	Ebola Management Center	Wird in diesem Buch synonym mit Ebolabehandlungseinrichtung verwendet
ETU/ETC	Ebola Treatment Unit/ Center	Ebolabehandlungseinrichtung
GIZ	Deutsche Gesellschaft für Internationale Zusammenarbeit	Bundesunternehmen, das als Dienstleister der internationalen Zusammenarbeit für nachhaltige Entwicklung und internationale Bildungsarbeit fungiert
MSF	Médecins sans Frontières/ Ärzte ohne Grenzen	Größte unabhängige private Organisation für medizinische Nothilfe in Krisen- und Kriegsgebieten
NGO	non-governmental organization/Nichtregierungsorganisation	Vom Staat unabhängige Organisationen mit idealistischer Zielsetzung; oft auch als Nonprofitorganisation bezeichnet
PCR	Polymerase Chain Reaction/Polymerase-Kettenreaktion	Verfahren zur Vermehrung und dem Nachweis von genetischem Material, z.B. des Ebolavirus
PPE	Personal Protective Equipment Persönliche Schutzausrüstung zum Schutz vor Ansteckung	z. B. Schutzkittel/Coverall, Schutzbrille, Gesichtsmaske, Handschuhe, Gummistiefel

RNA/RNS	Ribonucleic Acid/Ribonukleinsäure	das Ebolavirus ist ein RNA-Virus, d. h., sein Erbgut besteht aus Ribonukleinsäure
RKI	Robert Koch-Institut	zentrale Einrichtung der Bundesregierung auf dem Gebiet der Krankheitsüberwachung und -prävention in Berlin
SITTU	Severe Infection Temporary Treatment Unit	Behandlungseinrichtung für Patienten mit schweren Infektionen (kein Ebola)
UN	United Nations/ Vereinte Nationen	Globale internationale Organisation aus 193 Staaten
UNICEF	United Nations Children's Fund	Kinderhilfswerk der Vereinten Nationen
UNMEER	UN Mission for Ebola Emergency Response	Erste UN-Mission zur Hilfe bei einem gesundheitlichen Notfall (19.09.2014– 31.07.2015)
WFP	World Food Programme	Welternährungsprogramm der Vereinten Nationen
WHH	Deutsche Welthungerhilfe e. V.	Deutsche Hilfsorganisation der Entwicklungszusammenarbeit
WHO	World Health Organization/Weltgesundheitsorganisation	Sonderorganisation der Vereinten Nationen zur Koordinierung des internationalen öffentlichen Gesundheitswesens

Literaturverzeichnis

(1)   Baize S, Pannetier D, Oestereich L et al. (2014), Emergence of Zaire Ebola Virus
       Disease in Guinea. *The New England Journal of Medicine*, 2014, 371, S. 1418–1425.
       Letzter Aufruf: 09.09.2021

(2)   Scientists Discover Ebola Virus in West African Bat (2019), Columbia Mailman
       School of Public Health, *Infectious Disease*, 24.01.2019; https://www.publichealth.
       columbia.edu/public-health-now/news/scientists-discover-ebola-virus-west-
       african-bat. Letzter Aufruf: 09.09.2021

(3)   Samasumo P (2014), St. Joseph's Catholic hospital of Monrovia, Liberia Reopens,
       Vatican Radio 10.12.2014; http://www.archivioradiovaticana.va/storico/2014/12/10/
       st_joseph%E2%80%99s_catholic_hospital_of_monrovia,_liberia_reopens_/en-
       1114297. Letzter Aufruf: 09.09.2021

(4)   Ground zero in Guinea: The Ebola outbreak smoulders – undetected – for more than
       3 months (2015), WHO, 04.09.2015; https://www.who.int/news/item/04-09-2015-
       ground-zero-in-guinea-the-ebola-outbreak-smoulders-undetected-for-more-than-
       3-months. Letzter Aufruf: 09.09.2021

(5)   Blessing F, Blessing K, Herbeck H, Blessing H (2015), Aktuelles Wissen über das
       Ebolavirus. Eigenschaften des Erregers und weiterer Filoviren: Flugmedizin · Tro-
       penmedizin · Reisemedizin – FTR 2015; 22 (2): S. 68–72; DOI: 10.1055/s-0035-155
       2591. Letzter Aufruf: 09.09.2021

(6)   Ebola Hemorrhagic Fever in Guinea (Situation as of 22 March 2014), WHO,
       22.03.2014; https://www.who.int/hac/guinea_ebola_snapshot_22march2014.pdf?
       ua=1. Letzter Aufruf: 09.09.2021

(7)   Rapid risk assessment: Outbreak of Ebola haemorrhagic fever in Guinea (2014),
       European Centre for Disease Prevention and Control (ECDC), 24.03.2014; https://
       www.ecdc.europa.eu/en/publications-data/rapid-risk-assessment-outbreak-ebola-
       haemorrhagic-fever-guinea; Letzter Aufruf: 09.09.2021

(8)   Situation Report 1 Ebola virus disease, Guinea, 28 March 2014 (2014), WHO,
       28.03.2014; https://reliefweb.int/report/guinea/situation-report-1-ebola-virus-
       disease-guinea-28-march-2014. Letzter Aufruf: 21.07.2021

(9)   Goldstein T, Anthony SJ, Gbakima A et al. (2018), Discovery of a new ebolavirus
       (Bombali virus) in molossid bats in Sierra Leone, *Nature Microbiology*, Oktober 2018,
       3 (10), S. 1084–1089; https://www.ncbi.nlm.nih.gov/pmc/articles/PMC6557442.
       Letzter Aufruf: 03.07.2021

(10)   Ebola Virus Disease (2021), WHO, 23.02.2021; https://www.who.int/news-room/
       fact-sheets/detail/ebola-virus-disease. Letzter Aufruf: 15.09.2021

(11)   Ebola haemorrhagic fever in Zaire 1976, Report of an international Commission,
       Bulletin of the World Health Organization, 1978, 56 (2), S. 271–293; https://www.
       ncbi.nlm.nih.gov/pmc/articles/PMC2395567. Letzter Aufruf: 15.09.2021

(12)   Piot P (2013), «No Time To Lose, A Life in Pursuit of Deadly Viruses», Norton W. W.
       & Company Inc, 2013; ISBN: 978-0-393-34551-3

(13)   Robert-Koch-Medaille für Ebola-Entdecker, Der Virenjäger, *Der Tagesspiegel*,
       08.11.2015; https://www.tagesspiegel.de/wissen/robert-koch-medaille-fuer-ebola-
       entdecker-der-virenjaeger/12558260.html. Letzter Aufruf: 02.09.2021

(14)   Ebola haemorrhagic fever in Liberia (30 March 2014), Relief Web, Quelle WHO,
       30.03.2014; https://reliefweb.int/report/liberia/ebola-haemorrhagic-fever-liberia-
       30-march-2014. Letzter Aufruf: 21.07.2021

(15) Ladner JT, Wiley MR, Mate S et al. (2015), Evolution and spread of Ebola virus in Liberia, 2014–2015, *Cell Host & Microbe*, 09.12.2015, 18 (6), S. 659–669; DOI: 10.1016/j.chom.2015.11.008; https://www.ncbi.nlm.nih.gov/pmc/articles/PMC4711363. Letzter Aufruf: 26.09.2021

(16) Guinea, Mobilisation against an unprecedented Ebola epidemic (2014), Médecins Sans Frontières, 31.03.2014; https://www.msf.org/guinea-mobilisation-against-unprecedented-ebola-epidemic. Letzter Aufruf: 15.09.2021

(17) Quellen der WHO beruhend auf Angaben der Gesundheitsministerien der Länder; https://apps.who.int/ebola/ebola-situation-reports-archive. Letzter Aufruf: 23.07.2021. Am 20.09.2021 über https://apps.who.int/iris/handle aufrufbar

(18) Ebola outbreak «limited geographically», WHO (2014), *BBC News*, 01.04.2014; https://www.bbc.com/news/world-africa-26838885. Letzter Aufruf: 15.09.2021

(19) Samb S (2014), WHO says Guinea Ebola outbreak small as MSF slams international response, Reuters, 01.04.2014; https://www.reuters.com/article/us-guinea-ebola-idINBREA301X120140401. Letzter Aufruf: 15.09.2021

(20) Ebola outbreak Guinea presser, 08 April 2014 (2014), WHO; https://www.who.int/mediacentre/multimedia/Ebola_outbreak_Guinea_transcript_08APR2014.pdf. Letzter Aufruf: 15.09.2021

(21) Deutscher Bundestag, 18. Wahlperiode, Drucksache 18/2832, 10.10.2014 (2014), Schriftliche Fragen mit den in der Woche vom 6. Oktober 2014 eingegangenen Antworten der Bundesregierung (Punkt 33); dip21.bundestag.de/dip21/btd/18/028/1802832.pdf (Punkt 33). Letzter Aufruf: 15.09.2021

(22) Kuhn JH, Andersen KG, Baize S et al. (2014), Nomenclature- and database-compatible names for the two Ebola virus variants that emerged in Guinea and the Democratic Republic of the Congo in 2014, *Viruses*, 24. November 2014, 6 (11), S. 4760–4799; DOI: 10.3390/v6114760. Letzter Aufruf: 09.10.2021

(23) Knobloch, J, Albiez, EJ, Schmitz, H (1982), A serological survey on viral hemorrhagic fevers in Liberia, *Annales de l'Institut Pasteur Virology*, 1982, 131E, S. 125–128; https://www.sciencedirect.com/science/article/abs/pii/S0769261782800282. Letzter Aufruf: 15.09.2021

(24) Badenschier, F. (2015), Ebola ist nicht neu in Westafrika, Deutschlandfunk vom 04.05.2015; https://www.deutschlandfunk.de/virusinfektion-ebola-ist-nicht-neu-in-westafrika.676.de.html?dram:article_id=318874. Letzter Aufruf: 03.07.2021

(25) Dahn B, Mussah V, Nutt C (2015), Yes, we were warned about Ebola, *The New York Times*, 07.04.2015; https://www.nytimes.com/2015/04/08/opinion/yes-we-were-warned-about-ebola.html. Letzter Aufruf: 03.07.2021

(26) Formenty P, Hatz C, Le Guenno, B et al. (1999), Human infection due to Ebola virus, subtype Côte d'Ivoire: clinical and biologic presentation, *The Journal of Infectious Diseases.*, Feburar 1999, 179 Supplement 1, S 48–53; PMID: 9988164, DOI: 10.1086/514285; https://academic.oup.com/jid/article/179/Supplement_1/S48/882283. Letzter Aufruf: 15.09.2021

(27) Dowell SF, Mukunu R, Ksiazek TG et al. (1995), Transmission of Ebola Hemorrhagic Fever: A Study of Risk Factors in Family Members, Kikwit, Democratic Republic of the Congo, 1995; https://academic.oup.com/jid/article/179/Supplement_1/S87/882673. Letzter Aufruf: 25.08.2021

(28) Towner JS, Rollin PE, Bausch DG et al. (2004), Rapid Diagnosis of Ebola Hemorrhagic Fever by Reverse Transcription-PCR in an Outbreak Setting and Assessment of Patient Viral Load as a Predictor of Outcome, *Journal of Virology*, April 2004, 78

(8), S. 4330–4341; DOI: 10.1128/JVI.78.8.4330-4341.2004, https://www.ncbi.nlm. nih.gov/pmc/articles/PMC374287/. Letzter Aufruf: 25.08.2021

(29) Ebola virus disease, West Africa (Situation as of 27 May 2014) (2014), Reliefweb, Quelle: WHO, 27.05.2014; https://reliefweb.int/sites/reliefweb.int/files/resources/ Ebola%20Virus%20Disease%20in%20West%20Africa%20Situation%20as%20 of%2027%20May%202014.pdf. Letzter Aufruf: 16.09.2021

(30) Sierra Leone, Ebola virus disease, West Africa (Update of 26 May 2014) (2014), Reliefweb, Quelle: WHO, 26.05.2014; https://reliefweb.int/report/sierra-leone/ ebola-virus-disease-west-africa-update-26-may-2014. Letzter Aufruf: 16.09.2021

(31) Ebola in Sierra Leone: A slow start to an outbreak that eventually outpaced all others (2015), One year into the Ebola epidemic. January 2015, WHO; https://www.who. int/news-room/spotlight/one-year-into-the-ebola-epidemic/ebola-in-sierra-leone- a-slow-start-to-an-outbreak-that-eventually-outpaced-all-others. Letzter Aufruf: 21.07.2021

(32) UNICEF Liberia Ebola Outbreak Weekly Situation Report #22, 2 June 2014 (2014), Reliefweb, 02.05.2014; https://m.reliefweb.int/report/664634. Letzter Aufruf: 16.09.2021

(33) Sack K et al. (2014), How Ebola Roared Back, *The New York Times*, 29.12.2014; https://www.nytimes.com/2014/12/30/health/how-ebola-roared-back.html. Letzter Aufruf: 04.07.2021

(34) Politik/Hintergrund aktuell/Oktober 2011/Wahlen in Liberia (11.10.2011) (2011), Bundeszentrale für politische Bildung; https://www.bpb.de/politik/hintergrund- aktuell/68693/wahlen-in-liberia-11-10-2011. Letzter Aufruf: 04.07.2021

(35) Schabus, J (2018), Eine Erfolgsgeschichte? UN-Peacekeeping in Liberia – Deutsche Gesellschaft für die Vereinten Nationen e. V. (dgvn.de), 12.07.2018; https://dgvn. de/meldung/eine-erfolgsgeschichte-un-peacekeeping-in-liberia/. Letzter Aufruf: 04.07.2021

(36) Westphal, L (2020), Innerstaatliche Konflikte, Sierra Leone 07.07.2020, Bundes- zentrale für politische Bildung; https://www.bpb.de/internationales/weltweit/ innerstaatliche-konflikte/54806/sierra-leone. Letzter Aufruf: 04.07.2021

(37) McElroy A (2015), Understanding Bleeding in Ebola Virus Disease, *Clinical Advances in Hematology and Oncology*, Januar 2015, 13 (1), S. 29–31; PMCID: PMC4667727; NIHMSID: NIHMS739612; PMID: 25679971; https://www.ncbi.nlm.nih.gov/pmc/ articles/PMC4667727/. Letzter Aufruf: 17.09.2021

(38) Westafrika: Ärzte ohne Grenzen: Ebola-Epidemie «außer Kontrolle» (2014), *Frank- furter Allgemeine Zeitung*; aktualisiert am 23.06.2014, 20: 40; https://www.faz.net/ aktuell/gesellschaft/ungluecke/ebola-epidemie-ist-ausser-kontrolle-13006338.html. Letzter Aufruf: 04.07.2021

(39) Warnung von Ärzte ohne Grenzen Ebola-Epidemie in Westafrika «außer Kont- rolle» (2014), *Spiegel Wissenschaft*, 20.06.2014; https://www.spiegel.de/wissenschaft/ medizin/ebola-epidemie-in-westafrika-ausser-kontrolle-a-976535.html. Letzter Aufruf: 04.07.2021

(40) Zota S (2014), Liberia: Nurses Abandoned Redemption Hospital, 20 June 2014; https://allafrica.com/stories/201406200896.html. Letzter Aufruf: 04.07.2021

(41) MSF Ebola Transit Unit to support the safe re-opening of Redemption Hospital for regular service (2014), Médecins Sans Frontières, Project update, 05.12.2014; https:// www.msf.org/liberia-msf-ebola-transit-unit-support-safe-re-opening-redemption- hospital-regular-service. Letzter Aufruf: 23.07.2021

(42) Guilbert K (2016), Redemption in Liberia: a hospital's painful recovery from Ebola, Januar 26, 2016, Thomson Reuters Foundation; https://www.reuters.com/article/us-liberia-ebola-health-idUKKCN0V40IA. Letzter Aufruf: 04.07.2021

(43) Di Lorenzo S (2015), A Liberian Hospital After Ebola, *The Atlantic, Health*, 29 May 2015; https://www.theatlantic.com/health/archive/2015/05/a-liberian-hospital-after-ebola/394265/. Letzter Aufruf: 04.07.2021

(44) Awford J (2015), Woman who became the first to survive Ebola in Sierra Leone but lost 21 relatives to the disease gives birth to a baby boy, *Daily Mail*, 28.08.2015; https://www.dailymail.co.uk/news/article-3214664/Sierra-Leone-s-Ebola-survivor-gives-birth-baby-boy.html. Letzter Aufruf: 05.07.2021

(45) Hodari D (2015), Joy as Sierra Leone's first Ebola survivor gives birth to baby boy named Barnabas, *The Telegraph*, 28.08.2015; https://www.telegraph.co.uk/news/worldnews/africaandindianocean/sierraleone/11831760/Joy-as-Sierra-Leones-first-Ebola-survivor-gives-birth-to-baby-boy-named-Barnabas.html. Letzter Aufruf: 05.07.2021

(46) Sierra Leone's First Female Ebola Survivor Loses Baby (2015), Sierraloaded; https://sierraloaded.sl/news/sierra-leons-first-female-ebola-survivor-loses-baby/. Letzter Aufruf: 05.07.2021

(47) Keita AK, Vidal N, Toure A et al. (2019), A 40-Month Follow-Up of Ebola Virus Disease Survivors in Guinea (PostEbogui) Reveals Long-Term Detection of Ebola Viral Ribonucleic Acid in Semen and Breast Milk, *Open Forum Infectious Diseases*, Dezember 2019, 6 (12), ofz482; https://www.ncbi.nlm.nih.gov/pmc/articles/PMC7047953/. Letzter Aufruf: 05.07.2021

(48) Neue Leitlinien der WHO zum Management von schwangeren und stillenden Frauen im Kontext der Ebola Virus Erkrankung von Februar 2020 (2020), Guidelines for the management of pregnant and breastfeeding women in the context of Ebola virus disease. Geneva: World Health Organization; 2020. Licence: CCBY-NC-SA3.0; https://apps.who.int/iris/bitstream/handle/10665/330851/9789240001381-eng.pdf. Letzter Aufruf: 05.07.2021

(49) Schieffelin JS, Shaffer JG, Goba A et al. (2014), Clinical Illness and Outcomes in Patients with Ebola in Sierra Leone, *The New England Journal of Medicine*, 27.11.2014, 371, S. 2092–2100; DOI: 10.1056/NEJMoa1411680; https://www.sanidad.gob.es/profesionales/saludPublica/ccayes/alertasActual/ebola/docs/Schieffelin_JS_et_al_Clinical_Illness_and_Outcomes_in_Patients_with_Ebola_in_Sierra_Leone_NEJM_Oct.2014.pdf. Letzter Aufruf: 17.09.2021

(50) Senga M, Pringle K, Ramsay A et al. (2016), Factors Underlying Ebola Virus Infection Among Health Workers, Kenema, Sierra Leone, 2014–2015, *Clinical Infectious Diseases*, 15.08.2016, 63 (4), S. 454–459; DOI: 10.1093/cid/ciw327. Epub: 18. Mai 2016. Letzter Aufruf: 17.09.2021

(51) Alamba S. (2015), AP Investigation: WHO Ebola Effort Faltered in African City, *Premier News* 29.09.2015, S. 10

(52) Cheng, M, AP Investigation: Bungling by UN agency hurt Ebola response, AP, 21.09.2015; https://apnews.com/article/3ba4599fdd754cd28b93a31b7345ca8b. Letzter Aufruf: 17.09.2021

(53) WHO bungling of Ebola crisis in Africa revealed in e-mails (2015), CBC, *The Associated Press* · Posted: Sep 21, 2015 12:51 PM ET | Last Updated: 21.09.2015; https://www.cbc.ca/news/health/who-bungling-of-ebola-crisis-in-africa-revealed-in-e-mails-1.3236918. Letzter Aufruf: 17.09.2021

(54) Wolz, A (2014), Face to Face with Ebola – An Emergency Care Center in Sierra Leone, *New England Journal of Medicine*, 18.09.2014, 371, S. 1081–1083; DOI: 10.1056/NEJMp1410179. Letzter Aufruf: 06.07.2021

(55) Solomon BC (2014), Video: Burial Boys of Ebola, *The New York Times*, 23.08.2014; https://www.nytimes.com/video/world/africa/100000003071418/burial-boys-of-ebola.html. Letzter Aufruf: 06.07.2021

(56) Joint Declaration of Heads of State and Government of the Mano River Union for the Eradication of Ebola in West Africa (2014), 01.08.2014; www.emansion.gov.lr/doc/MRU_EBOLA_jOINT.pdf. Letzter Aufruf: 06.07.2021

(57) Qureshi AI, Chughtai M, Bah EI et al. (2015), High survival rates and associated factors among ebola virus disease patients hospitalized at donka national hospital, conakry, Guinea, *Journal of Vascular & Interventional Neurology*, Februar 2015, 8 (1.5), S4–S11; PMCID: PMC4434807; PMID: 25992182. Letzter Aufruf: 17.09.2021

(58) The Guinean town that overcame Ebola. October (2014), Reliefweb, Quelle: WHO, 06.10.2014; https://reliefweb.int/report/guinea/guinean-town-overcame-ebola. Letzter Aufruf: 17.09.2021

(59) Gbandia S (2014), Ebola Spreads to Sierra Leone Capital of Freetown as Deaths Rise, Bloomberg, 12.07.2014; https://www.bloomberg.com/news/articles/2014-07-12/ebola-spreads-to-sierra-leone-capital-of-freetown-as-deaths-rise. Letzter Aufruf: 08.07.2021

(60) Ji YJ, Duan XZ, Gao XD et al. (2016), Clinical presentations and outcomes of patients with Ebola virus disease in Freetown, Sierra Leone. *Infectious Diseases of Poverty* 5, 101 (2016); https://doi.org/10.1186/s40249-016-0195-9. Letzter Aufruf: 18.09.2021

(61) Lawal S (2020), The doctor who gave her life to stop Ebola in Nigeria, *Africa*, 11.05.2020; https://mg.co.za/coronavirus-essentials/2020-05-11-the-doctor-who-gave-her-life-to-stop-ebola-in-nigeria/. Letzter Aufruf: 09.07.2021

(62) Ross W (2014), Ebola crisis: How Nigeria's Dr Adadevoh fought the virus, *BBC News*, Lagos, 20.10.2014; https://www.bbc.com/news/world-africa-29696011. Letzter Aufruf: 18.09.2021

(63) Ibekwe N (2014), Video shows Liberian, Patrick Sawyer, was «terribly ill», possibly knew he had Ebola before traveling to Nigeria, *Premium Times*, 07.08.2014; https://www.premiumtimesng.com/news/166176-video-shows-liberian-patrick-sawyer-was-terribly-ill-possibly-knew-he-had-ebola-before-traveling-to-nigeria.html. Letzter Aufruf: 18.09.2021

(64) Shuaib F, Gunnala R, O Musa E et al. (2014), Ebola Virus Disease Outbreak – Nigeria, July–September 2014, *MMWR – Morbidity and Mortality Weekly Report*, 03.10.2014, 63 (39), S. 867–872; PMCID: PMC4584877; PMID: 25275332. Letzter Aufruf: 18.09.2021

(65) Ibekwe N (2014), Exclusive: How Liberian Govt Cleared Patrick Sawyer to Travel to Nigeria while under observation for Ebola, *Premium Times*, 12.08.2014; https://www.premiumtimesng.com/investigationspecial-reports/166560-exclusive-how-liberian-govt-cleared-patrick-sawyer-to-travel-to-nigeria-while-under-observation-for-ebola.html. Letzter Aufruf: 18.09.2021

(66) Molano ES (2014), El rastro de ébola de Patrick Sawyer, *ABC Sociedad*, aktualisiert am 19.08.2014; https://www.abc.es/sociedad/20140817/abci-ebola-contagio-nigeria-201408162156.html. Letzter Aufruf: 10.07.2021

(67) Mazen M (2014), How Nigeria Is Keeping Ebola at Bay, *Time*, 28.08.2014; https://time.com/3207026/nigeria-ebola-cdc-lagos. Letzter Aufruf: 10.07.2021

(68) Time Person of the Year (2014), The Doctors, The Ebola fighters in their own words, 10.12.2014; http://time.com/time-person-of-the-year-ebola-doctors. Letzter Aufruf: 12.07.2021

(69) WHO: If you can beat Ebola, you can beat anything (2015), Youtube-Video, 15.07.2015, No time to rest. Liberia, Ebola, and Recovery, Es sprechen u.a. Dr. Philip Ireland und seine Mutter; Szenen aus Liberia; https://www.youtube.com/watch?v=BpoMNQGZdpE. Letzter Aufruf: 11.07.2021

(70) Time Person of the Year (2014), The Caregivers, The Ebola fighters in their own words, 10.12.2014; https://time.com/time-person-of-the-year-ebola-caregivers/. Letzter Aufruf: 11.07.2021

(71) Nyenswah TG, Kateh F, Bawo L et al. (2016), Ebola and Its Control in Liberia, 2014–2015, *Emerging Infectious Diseases*, Februar 2016, 22 (2), S. 169–177; DOI: 10.3201/eid2202.151456; PMCID: PMC4734504; PMID: 26811980; https://www.ncbi.nlm.nih.gov/pmc/articles/PMC4734504/. Letzter Aufruf: 18.09.2021

(72) Hunderte Ivorer wegen Ebola an Grenze abgewiesen (2014), *Neue Züricher Zeitung*, dpa, 15.07.2014; https://www.nzz.ch/newsticker/elfenbeinkueste-weist-hunderte-ivorische-fluechtlinge-wegen-ebola-an-der-grenze-ab-1.18343759. Letzter Aufruf: 11.07.2021

(73) Ross E, Honwana Welch GH, Angelides P et al. (2017), Sierra Leone's Response to the Ebola Outbreak Management Strategies and Key Responder Experiences, Chatham House The Royal Institute of International Affairs, März 2017; https://www.chathamhouse.org/sites/default/files/publications/research/2017-03-31-sierra-leone-ebola-ross-welch-angelides-final.pdf. Letzter Aufruf: 18.09.2021

(74) Ross E (2017), Command and control of Sierra Leone's Ebola outbreak response: evolution of the response architecture, *Philosophical Transactions of the Royal Society B*, 26.05.2017, 372 (1721), S. 20160306; https://www.ncbi.nlm.nih.gov/pmc/articles/PMC5394644. Letzter Aufruf: 17.08.2021

(75) Barbash F (2014), Sierra Leone declares state of emergency in Ebola crisis, *The Washington Post*, 31.07.2014; https://www.washingtonpost.com/news/morning-mix/wp/2014/07/31/sierra-leone-declares-state-of-emergency-in-ebola-crisis/. Letzter Aufruf: 12.07.2021

(76) Fofana U (2014), Sierra Leone President Declares State Of Emergency Over Ebola, Reuters, 31.07.2014; https://www.businessinsider.com/r-sierra-leone-president-declares-state-of-emergency-over-ebola-2014-31?r=MX&IR=T. Letzter Aufruf: 18.09.2021

(77) Update 2 – Sierra Leone makes harbouring Ebola victims a crime (2014), Reuters, 23.08.2014; https://www.reuters.com/article/health-ebola-idCNL5N0QT0BZ20140823. Letzter Aufruf: 17.08.2021

(78) An Ebola Victim from Sierra Leone burried in Pita, 31.07.2014 (2014), Food and Agriculture Organization of the United Nations, *Veterinary Public Health E-Bulletin*, 11.08.2014; http://www.fao.org/ag/aga/e-bulletin/e-bulletins-home/preview/en/c/157/. Letzter Aufruf: 18.09.2021

(79) Maganga GD, Kapetshi J, Berthet, N et al. (2014), Ebola Virus Disease in the Democratic Republic of Congo, *The New England Journal of Medicine* 2014, 371, S. 2083–2091; DOI: 10.1056/NEJMoa1411099. Letzter Aufruf: 18.09.2014

(80) 2014 Ebola Outbreak in Democratic Republic of the Congo (2014), CDC, 21.11.2014; https://www.cdc.gov/vhf/ebola/outbreaks/drc/2014-august.html. Letzter Aufruf: 12.07.2021

(81)   WHO declares end of Ebola outbreak in the Democratic Republic of Congo (2014),
         WHO Statement, 21.11.2014; https://www.who.int/news/item/21-11-2014-who-
         declares-end-of-ebola-outbreak-in-the-democratic-republic-of-congo. Letzter Auf-
         ruf: 12.07.2021

(82)   Ebola crisis update – 23rd October 2014 (2014), Médecins Sans Frontières,
         23.10.2014 ; https://www.msf.org/ebola-crisis-update-23rd-october-2014. Letzter
         Aufruf: 12.07.2021

(83)   Cooper H (2015), They Helped Erase Ebola in Liberia. Now Liberia Is Erasing Them,
         The New York Times, 09.12.2015; https://www.nytimes.com/2015/12/10/world/
         africa/they-helped-erase-ebola-in-liberia-now-liberia-is-erasing-them.html. Letzter
         Aufruf: 13.07.2021

(84)   Ebola Outbreak: Infected American is «Glad to be Back» in the US, 03.08.2014 (2014);
         https://www.youtube.com/watch?v=OjuTokHZwu0. Letzter Aufruf: 13.07.2021

(85)   Qiu X, Audet J, Wong G et al. (2012), Successful Treatment of Ebola Virus–Infected
         Cynomolgus Macaques with Monoclonal Antibodies, *Science Translational Medi-
         cine*, 13.06.2012, 4, (138), S. 138–181; DOI: 10.1126/scitranslmed.3003876; https://
         researchexperts.utmb.edu/en/publications/successful-treatment-of-ebola-virus-
         infected-cynomolgus-macaques-. Letzter Aufruf: 18.09.2021

(86)   Mobula LM (2015), When Potentially Lifesaving Drugs are Both Experimental and
         in Very Short Supply: A Clinician's Story from the Front Lines of the Battle Against
         Ebola, *American Journal of Tropical Medicine and Hygiene*, 2015, 93 (2), S. 210–211;
         DOI:10.4269/ajmh.15-0302; https://in.booksc.eu/book/47627686/33aacf. Letzter
         Aufruf: 18.09.2021

(87)   Qiu X, Wong G, Audet J et al. (2014), Reversion of advanced Ebola virus disease
         in nonhuman primates with ZMapp, *Nature*, 02.102014, 514 (7520), S. 47–53;
         https://www.ncbi.nlm.nih.gov/pmc/articles/PMC4214273/. Letzter Aufruf:
         18.09.2021

(88)   Stockrahm S (2014), Ebola: Die Hoffnung heißt ZMapp, *Zeit online*, 29.08.2014;
         https://www.zeit.de/wissen/gesundheit/2014-08/ebola-zmapp-virus-medikament-
         heilung?utm_referrer=https%3A%2F%2Fwww.google.com%2F. Letzter Aufruf:
         15.07.2021

(89)   Cohen J (2014), Ebola survivor II, Nancy Writebol: «We just don't even have a clue
         what happened», *Science*, 02.10.2014 ; https://www.sciencemag.org/news/2014/10/
         ebola-survivor-ii-nancy-writebol-we-just-dont-even-have-clue-what-happened.
         Letzter Aufruf: 13.07.2021

(90)   Fofana U, Flynn D (2014), Sierra Leone «hero» doctor's death exposes slow Ebola res-
         ponse, *Reuters Health News*, 24.08.2014; https://www.reuters.com/article/us-health-
         ebola-khan-insight/sierra-leone-hero-doctors-death-exposes-slow-ebola-response-
         idUKKBN0GO07M20140824. Letzter Aufruf: 14.07.2021

(91)   Pollak, A (2014), Opting aginst Ebola Drug for ill African Doctor, *The New York
         Times*, 12.08.2014; https://www.nytimes.com/2014/08/13/world/africa/ebola.html.
         Letzter Aufruf: 14.07.2021

(92)   Crowe K (2014), Dying Sierra Leone Dr. Sheik Umar Khan never told Ebola drug
         was available, Just days later, same experimental drug given to U.S. doctor, missi-
         onary, *CBC News*, 18.08.2014; https://www.cbc.ca/news/health/dying-sierra-leone-
         dr-sheik-umar-khan-never-told-ebola-drug-was-available-1.2738163. Letzter Auf-
         ruf: 14.07.2021

(93) Enserink M (2014), How two U.S. patients changed the debate, *Science*, 07.08.2014; http://www.sciencemag.org/news/2014/08/how-two-us-patients-changed-debate-about-using-untested-ebola-drugs. Letzter Aufruf: 14.07.2021

(94) Ethical considerations for use of unregistered interventions for ebola virus disease (EVD) (2014), WHO, 12.08.2014, Summary of the panel discussion; https://www.who.int/news/item/12-08-2014-ethical-considerations-for-use-of-unregistered-interventions-for-ebola-virus-disease-(evd). Letzter Aufruf: 14.07.2021

(95) Monti-Masel J (2014), On the science and ethics of Ebola treatments, *Scintia Salon*, 14.08.2014; https://scientiasalon.wordpress.com/2014/08/14/on-the-science-and-ethics-of-ebola-treatments. Letzter Aufruf: 14.07.2021

(96) Kassam A (2014), Ebola: Spanish missionary dies of disease after being flown to Madrid, *The Guardian*, 12.08.2014; https://www.theguardian.com/world/2014/aug/12/ebola-spanish-missionary-dies-madrid-liberia. Letzter Aufruf: 18.09.2021

(97) Ebola outbreak: Experimental drug arrives in Liberia to treat doctors; questions raised over ethics, safety (2014), *ABC News*, Reuters, 14.08.2014; https://www.abc.net.au/news/2014-08-14/experimental-ebola-drug-zmapp-arrives-in-liberia/5669712. Letzter Aufruf: 14.07.2021

(98) Anecdotal evidence about experimental Ebola therapies (2014), WHO, Ebola situation assessment, 21.08.2014; https://apps.who.int/mediacentre/news/ebola/21-august-2014/en/index.html. Letzter Aufruf: 15.07.2021

(99) Liberian Doctor Who Received Ebola Drug Dies (2014), *VOA News (Voice of America)*, 25.08.2014; https://www.voanews.com/africa/liberian-doctor-who-received-ebola-drug-dies. Letzter Aufruf: 14.07.2021

(100) Burtness B (2014), Liberia's Only Internist dies of Ebola: Remembering Dr. Abraham Borbor, *Cancer Therapy Advisor*, 27.08.2014; https://www.cancertherapyadvisor.com/home/features/from-the-advisory-board/liberias-only-internist-dies-of-ebola-remembering-dr-abraham-borbor/. Letzter Aufruf: 14.07.2021

(101) Barriers to rapid containment of the Ebola outbreak (2014), WHO, Ebola situation assessment, 11.08.2014; https://apps.who.int/mediacentre/news/ebola/overview-august-2014/en/index.html. Letzter Aufruf: 15.07.2021

(102) Nossiter A (2014), Sierra Leone Again Loses a Top Doctor to Ebola, *The New York Times*, 13.08.2014; https://www.nytimes.com/2014/08/14/world/africa/ebola-claims-another-sierra-leone-doctor.html. Letzter Aufruf: 15.07.2021

(103) Ebola outbreak in West Africa declared a public health emergency of international concern (2014), World Health Organization, Regional Office for Europe, 08.08.2014; https://www.euro.who.int/en/health-topics/communicable-diseases/pages/news/news/2014/08/ebola-outbreak-in-west-africa-declared-a-public-health-emergency-of-international-concern. Letzter Aufruf: 17.07.2021

(104) Emergencies: International health regulations and emergency committees, 19. Dezember 2019 | Q&A (2019), WHO; https://www.who.int/news-room/q-a-detail/emergencies-international-health-regulations-and-emergency-committees. Letzter Aufruf: 17.07.2021

(105) Soghaier MA, Saeed KM, Zaman KK (2015), Public Health Emergency of International Concern (PHEIC) has Declared Twice in 2014; Polio and Ebola at the Top, *AIMS Public Health*, 05.062015, 2 (2), S. 218–222; DOI: 10.3934/publichealth.2015.2.218. Letzter Aufruf: 18.09.2021

(106)   Senguptajan S (2015), Effort on Ebola Hurt W.H.O. Chief, *The New York Times*, 07.01.2015; https://www.nytimes.com/2015/01/07/world/leader-of-world-health-organization-defends-ebola-response.html?_r=0. Letzter Aufruf: 17.07.2021

(107)   Lakoff A (2014), Two States of Emergency: Ebola 2014, *Limn*; (5), Ebola's Ecologies; https://limn.it/articles/two-states-of-emergency-ebola-2014/. Letzter Aufruf: 17.07.2021

(108)   Ebola Response Phase 1, WHO, 2014; http://www.who.int/csr/disease/ebola/response/phases/en/. Letzter Aufruf: 2017; am 22.08.2021 nicht mehr möglich

(109)   Ebola Response Phase 3, WHO, 2015, Framework for achieving and sustaining a resilient zero; https://apps.who.int/iris/bitstream/handle/10665/184693/ebola_resilientzero_eng.pdf?sequence=1. Letzter Aufruf: 05.09.2021

(110)   WHO Ebola news, 14. August 2014 (2014), Reliefweb, Quelle WHO, 14.08.2014; https://reliefweb.int/report/guinea/who-ebola-news-14-august-2014. Letzter Aufruf: 21.08.2021

(111)   Secretary-General's remarks at press encounter [full transcript] (2014), Reliefweb, Quelle UN SG, 14.08.2014; https://reliefweb.int/report/iraq/secretary-generals-remarks-press-encounter-full-transcript. Letzter Aufruf: 21.08.2021

(112)   Anderson MC (2014), Ebola: airlines cancel more flights to affected countries, *The Guardian*, 22.08.2014; https://www.theguardian.com/society/2014/aug/22/ebola-airlines-cancel-flights-guinea-liberia-sierra-leone. Letzter Aufruf: 19.09.2021

(113)   Marello P (2015), Air France Resumes Services to Freetown, Routes online, 13.05.2015; https://www.routesonline.com/news/29/breaking-news/248860/air-france-resumes-services-to-freetown/. Letzter Aufruf: 19.09.2015

(114)   Bogoch II, Creatore MI, Cetron MS (2015), Assessment of the potential for international dissemination of Ebola virus via commercial air travel during the 2014 west African outbreak, *The Lancet*, 03.01.2015, 385, (9962), S. 29–35, Open Access, publiziert am 20. Oktober 2014; DOI: 10.1016/S0140-6736(14)61828-6. Letzter Aufruf: 19.09.2021

(115)   Interim Guidance. WHO Interim Guidance for Ebola Virus Disease: Exit Screening at Airports, Ports and Land Crossings (2014), WHO, 06.11.2014; https://apps.who.int/iris/bitstream/handle/10665/139691/WHO_EVD_Guidance_PoE_14.2_eng.pdf;jsessionid=C336649892A5457FADF0152A8BD55767?sequence=1. Letzter Aufruf: 19.09.2021

(116)   European Centre for Disease Prevention and Control. Infection prevention and control measures for Ebola virus disease Entry and exit screening measures (2014), *ECDC Technical Report*, 12.10.2014; https://www.ecdc.europa.eu/sites/portal/files/media/en/publications/Publications/Ebola-outbreak-technicalreport-exit-entry-screening-13Oct2014.pdf. Letzter Aufruf: 19.09.2021

(117)   Ebola: Three athletes banned from Youth Olympics (2014), CNN, 15.08.2014; http://edition.cnn.com/2014/08/15/sport/youth-olympics-ebola/index.html. Letzter Aufruf: 19.09.2021

(118)   Sister Of Dead Ebola Doctor Escapes From Port Harcourt As 200 Are Quarantined In Rivers State (2014), SaharaReporters, New York, 29.08.2014; http://saharareporters.com/2014/08/29/sister-dead-ebola-doctor-escapes-port-harcourt-200-are-quarantined-rivers-state. Letzter Aufruf: 17.07.2021

(119)   Im Epizentrum, Virologen des RKI diagnostizieren Ebolafieber-Infektionen im Ausbruchsgebiet – im Europäischen Mobilen Labor (2015), Robert-Koch-Insti-

tut, 18.03.2015; https://www.rki.de/DE/Content/InfAZ/E/Ebola/Hilfseinsaetze_Westafrika/EM-Lab.html. Letzter Aufruf: 20.09.2021

(120) Ebola Kills ECOWAS Staff Member Who Assisted Patrick Sawyer In Lagos (2014), SaharaReporters, New York, 12.08.2014; http://saharareporters.com/2014/08/12/ebola-kills-ecowas-staff-member-who-assisted-patrick-sawyer-lagos. Letzter Aufruf: 17.07.2021

(121) Igonoh A (2014), Ebola: «I kept repeating to myself: I am a survivor. I am a survivor», Doctor who contracted Ebola while caring for Patrick Sawyer, the first patient diagnosed with the virus in Nigeria, gives a powerful account of her treatment and recovery, Guardian Africa Network, 14.11.2014; https://www.theguardian.com/world/2014/nov/14/-sp-ebola-survivor-nigeria-doctor-patrick-sawyer. Letzter Aufruf: 18.07.2021

(122) Murdock H (2014), Nigerians Threaten to Burn Ebola Units, VOA (Voice of Africa), 19.08.2014; https://www.voanews.com/a/nigeria-assures-residents-ebola-isolation-units-are-not-dangerous/2432320.html. Letzter Aufruf: 19.09.2021

(123) Cohen E (2014), Woman saves three relatives from Ebola, CNN Health, 26.09.2014; https://edition.cnn.com/2014/09/25/health/ebola-fatu-family/index.html. Letzter Aufruf: 17.07.2021

(124) Cohen E (2014), Woman who saved relatives from Ebola coming to U.S. for nursing school, CNN Health, 10.12.2014; https://edition.cnn.com/2014/12/10/health/ebola-fatu-family-update/index.html. Letzter Aufruf: 17.07.2021

(125) Kelland K (2014) «Collateral» death toll expected to soar in Africa's Ebola crisis, by Reuters, Thomson Reuters Foundation, 26.09.2014; https://news.trust.org/item/20140926093637-jy9g3. Letzter Aufruf: 19.09.2021

(126) Scheen T (2014), Ebola, der Tod kennt keine Grenzen, Frankfurter Allgemeine Zeitung, 06.08.2014; http://www.faz.net/aktuell/politik/ausland/afrika/ebola-der-tod-kennt-keine-grenzen-13084629.html. Letzter Aufruf: 18.08.2021

(127) International Response to West Africa Ebola Epidemic Dangerously Inadequate, Project Update, 15.08.2014, Médecins Sans Frontières (MSF), 15.08.2014; https://www.msf.org/international-response-west-africa-ebola-epidemic-dangerously-inadequate. Letzter Aufruf: 19.09.2021

(128) Ebola victims' bodies in street in Monrovia: «They both gave up and dropped dead on the ground» (2014), The Sydney Morning Herald, 04.08.2014, Reuters; https://www.smh.com.au/world/ebola-victims-bodies-in-street-in-monrovia-they-both-gave-up-and-dropped-dead-on-the-ground-20140804-1002ht.html. Letzter Aufruf: 19.08.2021

(129) Taylor A (2014), Liberia Battles Ebola Epidemic, 32 Photos (John Moore, Getty Images), The Atlantic, 19.08.2014; https://www.theatlantic.com/photo/2014/08/liberia-battles-ebola-epidemic/100795/. Letzter Aufruf: 20.09.2021

(130) Giahyue JH (2014), Liberia punishes soldiers involved in Ebola quarantine violence, Reuters Health News, 10.11.2014; https://www.reuters.com/article/us-health-ebola-liberia/liberia-punishes-soldiers-involved-in-ebola-quarantine-violence-idUKKCN0IU1GW20141110. Letzter Aufruf: 19.07.2021

(131) Ebola in Sierra Leone: In Freetown public hospitals have been brought to their knees with only Emergency NGO health facilities fully functional (2014), Reliefweb, Quelle: Emergency, 20.08.2014; https://reliefweb.int/report/sierra-leone/ebola-sierra-leone-freetown-public-hospitals-have-been-brought-their-knees-only. Letzter Aufruf: 19.09.2021

(132) Diarra B, Safronetz D, Sadio Sarro YD et al. (2016), Laboratory Response to 2014 Ebola Virus Outbreak in Mali, *The Journal of Infectious Diseases*, 15.10.2016, 214 (Supplement 3), S164–S168, online publiziert am 04.10.2016; DOI: 10.1093/infdis/jiw200; PMCID: PMC5050465. PMID: 27707892. Letzter Aufruf: 10.10.2021

(133) A Look Inside the Ebola Hot Zone (2014), Dr. Richard Besser up close, ABC News. com, 26.08.2014; https://www.youtube.com/watch?v=o4TfgJQvZNg. Letzter Aufruf: 19.09.2021

(134) Oxford to lead Ebola vaccine trial (2014), University of Oxford, 28.08.2014; https://www.ox.ac.uk/news/2014-08-28-oxford-lead-ebola-vaccine-trial. Letzter Aufruf: 19.07.2021

(135) Ebola Response Roadmap Situation Report 3 (2014), WHO, 12.09.2014; https://reliefweb.int/sites/reliefweb.int/files/resources/roadmapsitrep3_eng_.PDF. Letzter Aufruf: 20.09.2021

(136) Gallagher J (2014), Ebola nurse William Pooley returns to Sierra Leone, *BBC News*, 20.10.2014; https://www.bbc.com/news/health-29680400. Letzter Aufruf: 20.07.2021

(137) Kreuels B, Wichmann D, Emmerich P et al. (2014), A Case of Severe Ebola Virus Infection Complicated by Gram-Negative Septicemia, *The New England Journal of Medicine*, 2014, 371, S. 2394–2401; DOI: 10.1056/NEJMoa1411677. Letzter Aufruf: 19.09.2021

(138) Infusionen heilten Hamburger Ebola-Patient (2014), *Hannoversche Allgemeine*, dpa, 23.10.2014; https://www.haz.de/Nachrichten/Wissen/Uebersicht/Erkenntnisse-vom-UKE-fuer-Afrika-Infusionen-heilten-Hamburger-Ebola-Patient. Letzter Aufruf: 07.08.2021

(139) Lebensgefährliche Infektion. So wurde der Ebola-Patient in Hamburg wieder gesund (2014), *Spiegel Gesundheit*, 23.10.2014; https://www.spiegel.de/gesundheit/diagnose/ebola-so-erging-es-dem-patienten-in-hamburg-a-998773.html. Letzter Aufruf: 20.07.2021

(140) Kosten für Behandlung von Ebola-Patient deutlich höher? (2014), *Hamburger Abendblatt*, 19.10.2014; https://www.abendblatt.de/hamburg/article133441861/Kosten-fuer-Behandlung-von-Ebola-Patient-deutlich-hoeher.html. Letzter Aufruf: 20.07.2021

(141) WHO: Ebola Response Roadmap Situation Report 1. 29. August 2014 (2014), WHO, 29.08.2014; https://apps.who.int/iris/bitstream/handle/10665/131974/roadmapsitrep1_eng.pdf?sequence=1. Letzter Aufruf: 20.09.2021

(142) Ka D, Fall G, Cissé Diallo, V et al. (2017), Ebola Virus Imported from Guinea to Senegal, 2014, *Emerging Infectious Diseases*, 2017, 23 (6), S. 1026–1028; DOI:10.3201/eid2306.161092; https://wwwnc.cdc.gov/eid/article/23/6/16-1092_article. Letzter Aufruf: 20.09.2021

(143) WHO: Ebola Response Roadmap Situation Report 2. 5. September 2014 (2014), WHO, 05.09.2014; https://www.who.int/csr/disease/ebola/5-september-2014-en.pdf. Letzter Aufruf: 10.10.2021

(144) Ebola Outbreak: Scale-up Underway (2014), *Humanitarian Bulletin West and Central Africa*, OCHA, September 2014; https://reliefweb.int/sites/reliefweb.int/files/resources/HB%20Sept%20FINAL%2029.9.2014.pdf. Letzter Aufruf: 22.09.2021

(145) UK diplomat dies after «heart attack» in Lagos airport (2014), *BBC News*, 03.09.2014; https://www.bbc.com/news/uk-29048035. Letzter Aufruf: 23.07.2021

(146) Pollack A (2014), Stabbing With Syringe in Nigeria Raises Concerns of Ebola as Weapon, *The New York Times*, 10.09.2014; https://www.nytimes.com/2014/09/11/world/africa/stabbing-with-syringe-in-nigeria-raises-concerns-of-ebola-as-weapon.html. Letzter Aufruf: 23.07.2021

(147) FBI: Anthrax-Anschläge von 2001 sind aufgeklärt (2008), *Die Presse*, Außenpolitik, 07.08.2008; https://www.diepresse.com/404413/fbi-anthrax-wbranschlage-von-2001-sind-aufgeklart, Letzter Aufruf: 23.07.2021

(148) MSF International President United Nations Special Briefing on Ebola (2014), Médecins Sans Frontières, 02.09.2014; https://www.msf.org/msf-international-president-united-nations-special-briefing-ebola. Letzter Aufruf: 22.09.2021

(149) MSF calls for military medics to help tackle West Africa Ebola (2014), Médecins Sans Frontières, 02.09.2014; https://www.msf.org/reuters-msf-calls-military-medics-help-tackle-west-africa-ebola. Letzter Aufruf: 22.09.2021

(150) Branswell H (2014), MSF request for military help exposes severity of Ebola outbreak, Dr. Joanne Liu asks UN members to deploy response teams, *MacLean's*, 03.09.2014; https://www.macleans.ca/news/world/msf-request-for-military-help-exposes-severity-of-ebola-outbreak/. Letzter Aufruf: 22.09.2021

(151) Statement on the WHO Consultation on potential Ebola therapies and vaccines, (2014), WHO, 05.09.2014, https://apps.who.int/mediacentre/news/statements/2014/ebola-therapies-consultation/en/index.html. Letzter Aufruf: 24.07.2021

(152) New trial of TKM-Ebola treatment to start in Sierra Leone (2015), *TDR*, 12.03.2015; https://www.who.int/tdr/news/2015/trial-TKM-ebola-trmnt/en/. Letzter Aufruf: 22.09.2021

(153) President Barack Obama's Full Interview With NBC's Chuck Todd (2014), NBC News; Meet the Press Exclusive, 07.09.2014; https://www.nbcnews.com/meet-the-press/president-barack-obamas-full-interview-nbcs-chuck-todd-n197616. Letzter Aufruf: 24.07.2021

(154) Gallagher J (2014), Ebola: British military sent to tackle West Africa, *BBC News*, 08.09.2014; https://www.bbc.com/news/health-29113530. Letzter Aufruf: 24.07.2021

(155) Ebola-Tagebuch – Folge 5: Liebe Kanzlerin Merkel!, Das Schreiben der liberianischen Präsidentin an die Bundeskanzlerin (zur Verfügung gestellt vom liberianischen Präsidialamt übersetzt aus dem Englischen von Dominic Johnson) (2014), *TAZ*, 15.09.2014; https://taz.de/Ebola-Tagebuch--Folge-5/!5033201. Letzter Aufruf: 22.09.2021

(156) Liberia bittet Bundesregierung um Hilfe im Kampf gegen Ebola (2014), *Ärzteblatt*, 15.09.2014; https://www.aerzteblatt.de/nachrichten/60102/Liberia-bittet-Bundesregierung-um-Hilfe-im-Kampf-gegen-Ebola. Letzter Aufruf: 24.07.2021

(157) «Situation komplett außer Kontrolle». Seuche nicht zu stoppen: Muss jetzt die Bundeswehr in Afrika gegen Ebola kämpfen? (2014), *Focus online*, 17.09.2014; https://www.focus.de/gesundheit/ratgeber/reisemedizin/ebola/toedlicher-virus-in-westafrika-merkel-bietet-liberia-mehr-hilfe-gegen-ebola-an_id_4140204.html. Letzter Aufruf: 24.07.2021

(158) Offener Brief. Ebola: Die Bundesregierung muss endlich auf den Ausbruch in Westafrika reagieren (2014), Médecins Sans Frontières, 17.09.2014; https://www.aerzte-ohne-grenzen.de/sites/default/files/attachments/aerzteohnegrenzen-brief-merkel-ebola_1.pdf. Letzter Aufruf: 22.09.2021

(159) Reaktion des deutschen Geschäftsführers auf Hilfsankündigungen der Bundesregierung (2014), Médecins Sans Frontières, 18.09.2014; https://www.aerzte-

ohne-grenzen.de/sites/default/files/attachments/aerzteohnegrenzen-reaktion-hilfsankuendingung-bundesregierung_0.pdf. Letzter Aufruf: 22.09.2021

(160) Steinmeyer F-W, Bundesminister des Auswärtigen, Ein Bündnis gegen Ebola (2014), *Welt*, 21.09.2014; https://www.welt.de/print/wams/debatte/article132450882/Ein-Buendnis-gegen-Ebola.html. Letzter Aufruf: 25.07.2021

(161) Bundeswehr, 500 Freiwillige melden sich für Ebola-Einsatz (2014), *Spiegel online*, 23.09.2014; https://www.spiegel.de/gesundheit/diagnose/ebola-500-freiwillige-melden-sich-fuer-bundeswehr-einsatz-in-afrika-a-993317.html. Letzter Aufruf: 25.07.2021

(162) Bundeswehr, 2000 Freiwillige wollen gegen Ebola kämpfen (2014), *ÄrzteZeitung*, 24.09.2014; https://www.aerztezeitung.de/Medizin/2000-Freiwillige-wollen-gegen-Ebola-kaempfen-233640.html. Letzter Aufruf: 25.07.2021

(163) Deutsche Ebola-Helfer erst in Wochen in Westafrika erwartet (2014), *Süddeutsche*, 26.09.2014; https://www.sueddeutsche.de/gesundheit/gesundheit-deutsche-ebola-helfer-erst-in-wochen-in-westafrika-erwartet-dpa.urn-newsml-dpa-com-20090101-140926-99-09368. Letzter Aufruf: 25.07.2021

(164) Grätzel von Grätz P (2014), Ebola-Hilfseinsatz, Gröhe appelliert an Ärzte, *Ärzte-Zeitung*, 25.09.2014; https://www.aerztezeitung.de/Medizin/Groehe-appelliert-an-Aerzte-238925.html. Letzter Aufruf: 25.07.2021

(165) Ärzte ohne Grenzen zu deutscher Ebola-Hilfe. «Es geht um Stunden und Tage», Interview mit Tankred Stöbe, deutscher Präsident von Ärzte ohne Grenzen (2014), *Spiegel online*, 24.09.2014; https://www.spiegel.de/politik/deutschland/ebola-aerzte-ohne-grenzen-fordern-mehr-unterstuetzung-aus-der-politik-a-993231.html. Letzter Aufruf: 25.07.2021

(166) President Sirleaf Meets with Ghanaian President Mahama during a One-Day Solidarity Visit (2014), Executive Mansion, 15.09.2014; https://www.emansion.gov.lr/2press.php?news_id=3084&related=7&pg=sp. Letzter Aufruf: 10.10.2021

(167) Politbarometer September II 2014; https://www.forschungsgruppe.de/Umfragen/Politbarometer/Archiv/Politbarometer_2014/September_II_2014/. Letzter Aufruf: 25.07.2021

(168) Address by Dr Margaret Chan, Director-General of WHO (2014), WHO, 16.09.2014; https://www.euro.who.int/en/about-us/governance/regional-committee-for-europe/past-sessions/64th-session/speeches-and-presentations/address-by-dr-margaret-chan-director-general-of-who. Letzter Aufruf: 22.09.2021

(169) Ebola at 6 months. What this the largest ebola outbreak in history tells the world. Deadly pathogens exploit weak health systems (2014), WHO, 01.09.2014; https://www.who.int/news/item/01-09-2015-what-this-the-largest-ebola-outbreak-in-history-tells-the-world. Letzter Aufruf: 22.09.2021 (ursprünglich https://www.who.int/csr/disease/ebola/ebola-6-months/lessons/en/. Am 25.07.2021 nicht mehr aufrufbar)

(170) Trbovic P (2014), Ebola. Impossible Choices in Liberia, Médecins Sans Frontières, 10.09.2014; https://www.doctorswithoutborders.org/what-we-do/news-stories/story/ebola-impossible-choices-liberia; Letzter Aufruf: 25.07.2021

(171) Situation Report No. 6, Monrovia, Liberia (2014), International Medical Corps, 16.09.2014; https://reliefweb.int/sites/reliefweb.int/files/resources/Liberia%20Ebola%20Situation%20Report%2006%20.pdf. Letzter Aufruf: 25.07.2021

(172) Liberian clinic for Ebola gives rural victims hope (2014), *News from Finland, Helsinki Times, World*, 19.09.2014, zitiert du Cille M und Bernstein L, *The Washington*

Post; https://www.helsinkitimes.fi/world-int/12084-liberian-clinic-for-ebola-gives-rural-victims-hope.html. Letzter Aufruf: 25.07.2021

(173) UNICEF – Liberia Ebola Virus Disease: SitRep #51, 10. September 2014 (2014), Ocha Services, Humanitarian Response; https://www.humanitarianresponse.info/es/operations/liberia/document/unicef-liberia-ebola-virus-disease-sitrep-51-10-september-2014. Letzter Aufruf: 25.07.2021

(174) Nichols M (2014), Ebola seriously threatens Liberia's national existence: minister, Reuters, 09.09.2014; https://www.reuters.com/article/health-ebola-un-idINKBN0H421B20140909. Letzter Aufruf: 25.07.2021

(175) A French MSF staff member infected in Liberia (2014), Médecins Sans Frontières, 17.09.2014 ; https://www.msf.org/ebola-french-msf-staff-member-infected-liberia. Letzter Aufruf: 25.07.2021

(176) Cooper C, Fisher D, Gupta N et al. (2016), Infection prevention and control of the Ebola outbreak in Liberia, 2014–2015: key challenges and successes, *BMC Medicine* (2016) 14:2; DOI: 10.1186/s12916-015-0548-4. Letzter Aufruf: 10.10.2021

(177) West Africa: Ebola outbreak puts harvests at risk, sends food prices shooting up, FAO Food and Agricultural Organization of the United Nations, 02.09.2014; http://www.fao.org/news/story/en/item/242177/icode/. Letzter Aufruf: 25.07.2021

(178) Ebola in Westafrika Sierra Leone verhängt dreitägige Ausgangssperre (2014), *Spiegel online*, 18.09.2014; https://www.spiegel.de/politik/ausland/ebola-sierra-leone-verhaengt-ausgangssperre-fuer-drei-tage-a-992420.html. Letzter Aufruf: 22.09.2021

(179) Dunlop J (2014), Ebola: leaving children orphaned in Sierra Leone, UNICEF, 30.09.2014; https://blogs.unicef.org/blog/ebola-leaving-children-orphaned-in-sierra-leone. Letzter Aufruf: 25.07.2021

(180) 3-day «OSE-TO-OSE EBOLA TOK» Campaign, President Ernest Bai Koroma Addresses the Nation of Sierra Leone (2014), *African Perspectives*, 19.09.2014; https://africanperspectivesblog.wordpress.com/2014/09/19/ose-to-ose-ebola-tok/. Letzter Aufruf: 27.08.2021

(181) Ebola Virus Disease Weekly update (08.–14.09.2014) (2014), UNICEF Sierra Leone, 14.09.2014; https://reliefweb.int/sites/reliefweb.int/files/resources/UNICEF%20Sierra%20Leone%20Ebola%20Weekly%20SITREP%2014%20September%202014%20%281%29.pdf. Letzter Aufruf: 22.09.2021

(182) Sierra Leone hebt Ausgangssperre auf (2014), *Frankfurter Rundschau*, 22.09.2014; https://www.fr.de/panorama/sierra-leone-hebt-ausgangssperre-11249196.html. Letzter Aufruf: 29.08.2021

(183) Bajekal N (2014), Ebola Lockdown in Sierra Leone Finds 150 New Cases, *Time*, 22.09.2014; https://time.com/3417907/ebola-sierra-leone-lockdown/. Letzter Aufruf: 29.08.2021

(184) Adele F (2014), Extraordinary measures in extraordinary times, *E + Z, Entwicklung und Zusammenarbeit*, 03.10.2014; https://www.dandc.eu/de/node/1912. Letzter Aufruf: 22.09.2021

(185) Ebola burial team attacked in Sierra Leone (2014), Deutsche Welle, 20.09.2014; https://www.dw.com/en/ebola-burial-team-attacked-in-sierra-leone/a-17937340. Letzter Aufruf: 29.08.2021

(186) O'Carroll L (2014), Ebola epidemic: house-to-house search in Sierra Leone reveals 358 new cases, *The Guardian*, 24.09.2014 (zuletzt geändert am 30.11.2017); https://www.theguardian.com/world/2014/sep/24/ebola-sierra-leone-curfew. Letzter Aufruf: 27.07.2021

(187) O'Carroll L (2014), Ebola epidemic: Sierra Leone quarantines a million people, *The Guardian*, 25.09.2014; https://www.theguardian.com/world/2014/sep/25/ebola-epidemic-sierra-leone-quarantine-un-united-nations. Letzter Aufruf: 28.08.2021

(188) Epidemie in Westafrika, Sieben Helfer einer Ebola-Aufklärungskampagne getötet (2014), *Spiegel*, 19.09.2014; https://www.spiegel.de/gesundheit/diagnose/ebola-sieben-helfer-einer-aufklaerungskampagne-in-guinea-ermordet-a-992497.html. Letzter Aufruf: 27.07.2021

(189) Wilkinson A, Fairhead J (2017), Comparison of social resistance to Ebola response in Sierra Leone and Guinea suggests explanations lie in political configurations not culture, *Critical Public Health*. 01.01.2017, 27 (1), S. 14–27, online publiziert am 09.11.2016; DOI: 10.1080/09581596.2016.1252034; https://www.ncbi.nlm.nih.gov/pmc/articles/PMC5351787/. Letzter Aufruf: 27.07.2021

(190) The role of WHO within the United Nations Mission for Ebola Emergency Response, Report of the Secretariat (2014), WHO; https://www.who.int/csr/resources/publications/ebola/who-unmeer.pdf?ua=1. Letzter Aufruf: 22.09.2021

(191) Emergency Response (UNMEER) (2014), UN Global Ebola Response; https://ebolaresponse.un.org/un-mission-ebola-emergency-response-unmeer. Letzter Aufruf: 27.07.2021

(192) Remarks by Dr. Joanne Liu, international president, Médecins Sans Frontières (2014), Medecins sans Frontieres, 25.09.2014, Remarks by Dr. Joanne Liu, international president, Médecins Sans Frontières; https://www.msf.org/msf-president-urges-un-general-assembly-act-now. Letzter Aufruf: 02.08.2021

(193) Person of the Year, The Directors, The Ebola fighters in their own words, Dr. Joanne Liu, 49, International president of Doctors Without Borders/Médecins Sans Frontières (MSF) (2014), *Time*, 10.12.2014; https://time.com/time-person-of-the-year-ebola-directors. Letzter Aufruf: 01.08.2021

(194) Spanish priest with Ebola in serious condition (2014), Reuters, 22.09.2021; https://www.reuters.com/article/us-health-ebola-spain/spanish-priest-with-ebola-in-serious-condition-idUKKCN0HH1JX20140922. Letzter Aufruf: 22.09.2021

(195) Seuche. Missionar in Spanien wird wegen Ebola behandelt (2014), *Der Tagesspiegel*, 22.09.21; https://www.tagesspiegel.de/politik/seuche-missionar-in-spanien-wird-wegen-ebola-behandelt/10736822.html. Letzter Aufruf: 01.08.2021

(196) Mora-Rillo M, Arsuaga M, Ramíres-Olivencia G et al. (2015), Acute respiratory distress syndrome after convalescent plasma use: treatment of a patient with Ebola virus disease contracted in Madrid, Spain, *The Lancet Respirratory Medicine*, 2015, 3, S. 554–562; DOI: 10.1016/S2213-2600(15)00180-0 Letzter Aufruf: 22.09.2021

(197) Spanish Woman Touched Face With Ebola-Tainted Glove, Doctor Says (2014), *Huffpost*, 08.10.2014; https://www.huffpost.com/entry/spanish-woman-ebola-glove_n_5952088. Letzter Aufruf: 22.09.2021

(198) Allela L, Boury O, Pouillot R et al. (2005), Ebola virus antibody prevalence in dogs and human risk, *Emerging Infectious Diseases*, März 2005; 11 (3), S. 385–390; DOI: 10.3201/eid1103.040981; https://pubmed.ncbi.nlm.nih.gov/15757552. Letzter Aufruf: 22.09.2021

(199) Igendaay P (2014), Ebola-Infektion in Madrid: Was soll die Welt nur von uns denken?, Am Ende erwischt es den Hund, *Frankfurter Allgemeine Zeitung*, 13.10.2014; https://www.faz.net/aktuell/feuilleton/debatten/ebola-infektion-in-madrid-was-soll-die-welt-nur-von-uns-denken-13206218-p2.html. Letzter Aufruf: 01.08.2021

(200) Buchanan L et al. (2014), Retracing the Steps of the Dallas Ebola Patient, *The New York Times*, 08.10.2014; https://www.nytimes.com/interactive/2014/10/01/us/retracing-the-steps-of-the-dallas-ebola-patient.html. Letzter Aufruf: 01.08.2021

(201) Wilson J, Shoichet CE and Yan H (2014), Ebola patient's leaving Liberia was «unpardonable», its President says, CNN, 03.10.2014; https://edition.cnn.com/2014/10/02/health/ebola-us/index.html. Letzter Aufruf: 01.08.2021

(202) Liberia's Ellen Johnson Sirleaf says Ebola was like «unknown enemy». CBC World Video (2014), *CBC News*, 02.10.2014; https://www.cbc.ca/news/world/liberia-s-ellen-johnson-sirleaf-says-ebola-was-like-unknown-enemy-1.2785503. Letzter Aufruf: 01.08.2021

(203) Kraft A (2014), Erster Ebola-Toter in den USA Der unglaubliche Fall des Thomas Eric Duncan, *Der Stern*, 08.10.2014; http://www.stern.de/gesundheit/thomas-eric-duncan--erster-ebola-toter-in-den-usa-3826238.html. Letzter Aufruf: 01.08.2021

(204) Courage KH (2014), How Did a Dallas Nurse Catch Ebola? Health authorities scramble to figure out what went wrong with containment, Scientific American, 15.10.2014; https://www.scientificamerican.com/article/how-did-a-dallas-nurse-catch-ebola/. Letzter Aufruf: 01.08.2021

(205) Hund von Ebola-Patientin in Dallas negativ getestet (2014), Welt, 23.10.2014; https://www.welt.de/vermischtes/article133579765/Hund-von-Ebola-Patientin-in-Dallas-negativ-getestet.html. Letzter Aufruf: 01.08.2021

(206) First nurse to contract Ebola in Dallas being flown to Maryland (2014), PBS, Nation 16.10.2014; https://www.pbs.org/newshour/nation/u-s-steps-response-ebola-worries-grow. Letzter Aufruf: 01.08.2021

(207) Fernandez M (2014), 2nd Ebola Case in U.S. Stokes Fears of Health Care Workers, *The New York Times*, 12.10.2014; https://www.nytimes.com/2014/10/13/us/texas-health-worker-tests-positive-for-ebola.html. Letzter Aufruf: 01.08.2021

(208) Neuman S, Peralta E (2014), CDC: Second Dallas Nurse «Should Not Have Traveled» NPR, 15.10.2014; https://www.npr.org/sections/thetwo-way/2014/10/15/356334870/second-health-worker-tests-positive-for-ebola-at-dallas-hospital. Letzter Aufruf: 01.08.2021

(209) Cardona CZ (2016), Ohio bridal shop that closed after visit from Ebola nurse seeks $1M from Dallas hospital, *The Dallas Morning News*, 05.10.2016; https://www.dallasnews.com/news/courts/2016/10/05/ohio-bridal-shop-that-closed-after-visit-from-ebola-nurse-seeks-1m-from-dallas-hospital/. Letzter Aufruf: 01.08.2021

(210) Keneally M (2014), Ebola Scare Sends Caribbean Cruise Ship Back Home. Passenger fears ship has become a «floating petri dish». abcNews, 17.10.2014; https://abcnews.go.com/Health/ebola-scare-sends-caribbean-cruise-ship-back-home/story?id=26276019. Letzter Aufruf: 01.08.2021

(211) Spencer C (2015), Having and fighting Ebola – public health lessons from a clinician turned patient, *The New England Journal of Medicine*, 19.03.2015, 372 (12), S. 1089–1091; DOI: 10.1056/NEJMp1501355; Epub 25.02.2015; https://pubmed.ncbi.nlm.nih.gov/25714039. Letzter Aufruf: 02.08.2021

(212) Two US states impose mandatory Ebola quarantine on returning medical personnel (2014), DW News, 25.10.2014; https://www.dw.com/en/two-us-states-impose-mandatory-ebola-quarantine-on-returning-medical-personnel/a-18020686. Letzter Aufruf: 22.09.2021

(213) Santora M (2017), New Jersey Accepts Rights for People in Quarantine to End Ebola Suit, *The New York Times*, 27.07.2017; https://www.nytimes.com/2017/07/27/

nyregion/new-jersey-accepts-rights-for-people-in-quarantine-to-end-ebola-suit.
html. Letzter Aufruf: 02.08.2021

(214) Washburn L (2017), Quarantined Ebola nurse settles case against Gov. Christie,
NorthJersey.com 28.07.2017; https://www.northjersey.com/story/news/health/
2017/07/28/quarantine-ebola-patients-bill-of-rights/520480001/. Letzter Aufruf:
02.08.2021

(215) Somanader T (2014), CDC: Monitoring Symptoms and Controlling Movement to Stop
the Spread of Ebola the White House President Barack Obama, 27.10.2014; https://
obamawhitehouse.archives.gov/blog/2014/10/27/cdc-monitoring-symptoms-and-
controlling-movement-stop-spread-ebola. Letzter Aufruf: 10.10.2021

(216) Stehling-Ariza T, Fisher E, Vagi S et al. (2015), Monitoring of Persons with Risk
for Exposure to Ebola Virus Disease, United States, 03.11.2014–08.03.2015, CDC,
MMWR – Morbidity and Mortality Weekly Report, 3.07.2015, 64 (25), S. 685–689;
Letzter Aufruf: 10.10.2021

(217) Ebola in Afrika: Helfer aus Kuba stirbt an Malaria (2014), Latinapress, 27.10.2014;
https://latina-press.com/news/187984-ebola-in-afrika-helfer-aus-kuba-stirbt-an-
malaria. Letzter Aufruf: 22.09.2021

(218) Falleció en Sierra Leona por paludismo con complicación cerebral el colaborador
Reinaldo Villafranca Antigua, Organización Panamerica de Salud; https://cuba.
campusvirtualsp.org/fallecio-en-sierra-leona-por-paludismo-con-complicacion-
cerebral-el-colaborador-reinaldo-villafranca. Letzter Aufruf: 22.09.2021

(219) SteelFisher GK, Blendon RJ, Lasala-Blanco N (2015), Perspective, Ebola in the
United States – Public Reactions and Implications, The *New England Journal of
Medicine*, 2015, 373, S. 789–791; htps://www.nejm.org/doi/full/10.1056/NEJMp15
06290?af=R&rss=currentIssue&keepThis=true&height=600&width=800&caption
=Massachusetts+Medical+Society%3A+New+England+Journal+of+Medicine%3
A+Table+of+Contents; DOI: 10.1056/NEJMp1506290. Letzter Aufruf: 22.09.2021

(220) WHO: Ebola Response Roadmap Situation Report, 22 October 2014 (2014), Reliefweb, Quelle WHO, 22.10.2014; https://reliefweb.int/report/liberia/who-ebola-
response-roadmap-situation-report-22-october-2014. Letzter Aufruf: 22.09.2021

(221) WHO: Ebola Response Roadmap Situation Report, 15 October 2014 (2014),
WHO, 15.10.2014; https://apps.who.int/iris/bitstream/handle/10665/136508/
roadmapsitrep15Oct2014.pdf?sequence=1. Letzter Aufruf: 10.10.2021

(222) WHO: Ebola response roadmap situation report, 8 October 2014, WHO, 08.10.2014;
https://apps.who.int/iris/handle/10665/136020. Letzter Aufruf: 10.10.2021

(223) ChildFund International opens first Interim Care Center for children orphaned
by Ebola (2014), Reliefweb, Quelle Childfund international, 06.10.2014; https://
reliefweb.int/report/liberia/childfund-international-opens-first-interim-care-
center-children-orphaned-ebola. Letzter Aufruf: 03.08.2021

(224) Sandler M (2014), Ebola. Homes and Hugs for West Africa's Ebola Orphans, UNICEF
USA, 17.12.2014; https://www.unicefusa.org/stories/homes-and-hugs-west-africas-
ebola-orphans/20971. Letzter Aufruf: 03.08.2021

(225) Speth A (2014), Ebola. Frankfurter Ebola-Patient auf dem Weg der Besserung, *Ärzte-
Zeitung*, 05.11.2014; https://www.aerztezeitung.de/Medizin/Frankfurter-Ebola-
Patient-auf-dem-Weg-der-Besserung-232561.html. Letzter Aufruf: 03.08.2021

(226) Wolf T, Kann G, Becker S et al. (2015), Severe Ebola virus disease with vascular
leakage and multiorgan failure: treatment of a patient in intensive care, The Lancet, 11.04.2015, 385, (9976), S. 1428–1435; https://www.sciencedirect.com/science/

article/pii/S0140673614623849; DOI: 10.1016/S0140-6736(14)62384-9. Letzter Aufruf: 22.09.2021

(227) Behandlungszentren. Nur zehn Betten für Ebola-Patienten in Deutschland (2014), *ÄrzteZeitung*, 24.10.2014; https://www.aerztezeitung.de/Medizin/Nur-zehn-Betten-fuer-Ebola-Patienten-in-Deutschland-234269.html. Letzter Aufruf: 03.08.2021

(228) Informationen zum Ebolafieber-Ausbruch in Westafrika 2014/2015, Robert Koch Institut (RKI); https://www.rki.de/DE/Content/InfAZ/E/Ebola/Kurzinformation_Ebola_in_Westafrika.html. Letzter Aufruf: 03.08.2021

(229) Smale A (2014), Ebola Patient Dies in German Hospital, *The New York Times*, 14.10.2014; https://www.nytimes.com/2014/10/15/world/europe/ebola-patient-dies-in-german-hospital.html. Letzter Aufruf: 22.09.2021

(230) Harker J (2014), Why are western health workers with Ebola flown out, but locals left to die?; https://www.theguardian.com/commentisfree/2014/sep/15/ebola-doctor-death-olivet-buck-sierra-leone. Letzter Aufruf: 06.08.2021

(231) Ebolabox.org; https://www.medbox.org/4A106O05/toolbox/ebola. Letzter Aufruf: 06.08.2021

(232) Douglas S (2014), Ebola: Sierra Leone is fighting a war against an unseen, proliferating virus, *The Guardian*, 12.10.2014; https://www.theguardian.com/commentisfree/2014/oct/12/ebola-sierra-leone-fighting-war-against-unseen-virus. Letzter Aufruf: 11.10.2021

(233) UNICEF Sierra Leone Humanitarian Situation Report – Reporting Period 9, 15 October 2014, Reliefweb, 15.10.2014; https://reliefweb.int/report/sierra-leone/unicef-sierra-leone-humanitarian-situation-report-reporting-period-9-15-october. Letzter Aufruf: 11.10.2021

(234) Ebola crisis update, 23rd October 2014, Médecins Sans Frontières, 23.10.2014; https://www.msf.org/ebola-crisis-update-23rd-october-2014. Letzter Aufruf: 11.10.2021

(235) Schlesiger C, Willershausen F (2014), Wegen Ebola. Sierra Leone droht Absturz auf Nothilfeniveau, *WirtschaftsWoche*, 25.10.2014; https://www.wiwo.de/technologie/forschung/wegen-ebola-sierra-leone-droht-absturz-auf-nothilfeniveau/10885084.html. Letzter Aufruf: 06.08.2021

(236) First British Ebola treatment facility opens in Sierra Leone (2014), Reliefweb, Quelle DFID (Department for International Development, UK), 05.11.2014; https://reliefweb.int/report/sierra-leone/first-british-ebola-treatment-facility-opens-sierra-leone. Letzter Aufruf: 24.09.2021

(237) Opening of our Ebola-Reception and Isolation ward (2014), CapAnamur, German Emergency Doctors, 24.10.2014; https://www.cap-anamur.org/en/projekte/sierra-leone-eroeffnung-unserer-ebola-aufnahme-und-isolierstation/. Letzter Aufruf: 06.08.2021

(238) Jah H (2015), «Cap Anamur und Ebola», Gastvortrag AGES-Akademie; https://www.ages.at/download/0/0/cddad7616e14a0d78c00b36a0a2daac527da6665/fileadmin/AGES2015/Service/AGES-Akademie/Cap_Anamur_und_Ebola__AGES__19.1.2015__JAH.pdf. Letzter Aufruf: 24.09.2021

(239) Europäische Kommission (2015), 2015 Health Award, Making a difference in fighting Ebola; https://ec.europa.eu/health/ngo_award/previous_editions/2015/fighting_ebola_de. Letzter Aufruf: 24.09.2021

(240) Korzilius H (2015), Das Gespräch mit Hawanatu Jah, Ärztin im Ebola-Einsatz mit Cap Anamur: «Wichtig ist die Art, wie man hilft», Deutsches Ärzteblatt, 2015, 112

(10), A-399/B-346/C-338; ttps://www.aerzteblatt.de/archiv/168526/Das-Gespraech-mit-Hawanatu-Jah-Aerztin-im-Ebola-Einsatz-mit-Cap-Anamur-Wichtig-ist-die-Art-wie-man-hilft. Letzter Aufruf: 24.09.2021

(241) Liberia Ebola Daily Sitrep no. 163 (2014), Ministry of Health and Social Welfare, 25.10.2014; https://www.humanitarianresponse.info/sites/www.humanitarian response.info/files/documents/files/SITREP%20163%20Oct%2025th%202014.pdf. Letzter Aufruf: 07.08.2021

(242) Schafer IJ, Knudsen E, McNamara LA et al. (2016), The Epi Info Viral Hemorrhagic Fever (VHF) Application: A Resource for Outbreak Data Management and Contact Tracing in the 2014–2016 West Africa Ebola Epidemic, *The Journal of Infectious Diseases*, 15.10.2016, 214 (Supplement 3), S122–S136; DOI: 10.1093/infdis/jiw272. Epub 01.09.2016; PMID 27587635. Letzter Aufruf: 24.09.2021

(243) Lewis D und Felix B (2014), Many Liberian healthcare workers ignore Ebola strike call, Reuters, 13.10.2014; https://news.trust.org/item/20141013145950-zc00a/?source=jtOtherNews1. Letzter Aufruf: 11.10.2021

(244) Solomon BC (2014) (Produzent), Fighting the 2014 Ebola Virus Outbreak Street by Street, *The New York Times*, 16.10.2014; https://www.youtube.com/watch?v=ZBbsnyqlihs. Letzter Aufruf: 24.09.2021

(245) Scenes of horror in Liberia (2014), *BBC News*, 25.10.2014, https://www.youtube.com/watch?v=RUuRqa-XU8A. Letzter Aufruf: 07.08.2021

(246) Chertow DS, Kleine C, Edwards JK et al. (2014), Perspective, Ebola Virus Disease in West Africa – Clinical Manifestations and Management, *The New England Journal of Medicine*, 2014, 371, S. 2054–2057; https://www.nejm.org/doi/full/10.1056/NEJMp1413084; DOI: 10.1056/NEJMp1413084. Letzter Aufruf: 24.09.2021

(247) Waxman M, Aluisio AR, Rege S et al. (2017), Characteristics and survival of patients with Ebola virus infection, malaria, or both in Sierra Leone: a retrospective cohort study, *The Lancet*, 01.06.2017, 17, (6), S. 654–660; https://www.thelancet.com/journals/laninf/article/PIIS1473-3099(17)30112-3/fulltext; DOI: 10.1016/S1473-3099(17)30112-3. Letzter Aufruf: 24.09.2021

(248) Gignoux E, Azman, AS, de Smet, M et al. (2016), Effect of Artesunate – Amodiaquine on Mortality Related to Ebola Virus Disease, *The New England Journal of Medicine*, 2016, 374, S. 23–32; DOI: 10.1056/NEJMoa150460. Letzter Aufruf: 24.09.2021

(249) Guidance on temporary malaria control measures in Ebola-affected countries (2014), WHO, 12.11.2014; https://www.who.int/publications/i/item/WHO-HTM-GMP-2014.10. Letzter Aufruf: 07.08.2021

(250) Garbern SC, Yam D, Aluisio AR et al. (2019), Effect of Mass Artesunate-Amodiaquine Distribution on Mortality of Patients With Ebola Virus Disease During West African Outbreak, Open Forum Infectious Diseases, Juli 2019, 6 (7), ofz250; https://doi.org/10.1093/ofid/ofz250. Letzter Aufruf: 24.09.2021

(251) Deutsches Ebola-Zentrum in Liberia geht in Betrieb (2014), Deutsche Welle, 23.12.2014; https://www.dw.com/de/deutsches-ebola-zentrum-in-liberia-geht-in-betrieb/a-18149257. Letzter Aufruf: 08.08.2021

(252) External Situation Report 24. December 2014 (2014), UN Mission for Ebola Emergency Response (UNMEER); https://www.humanitarianresponse.info/sites/www.humanitarianresponse.info/files/documents/files/Situation_Report-Ebola-24Dec14.pdf. Letzter Aufruf: 08.08.2021

(253) Janke C, Heim KM, Steiner F et al. (2017), Beyond Ebola treatment units: severe infection temporary treatment units as an essential element of Ebola case manage-

ment during an outbreak, *BMC Infectous Diseases*, 2017, 17, 124; DOI: 10.1186/
s12879-017-2235-x. Letzter Aufruf: 24.09.2021

(254) Summary Report and Evaluation: Installation of Ebola Treatment Units in Monrovia,
Liberia (2015), I S A R Germany International Search and Rescue; https://ec.europa.
eu/health/sites/default/files/ngo_award/doc/summary_report_isaar_en.pdf. Letzter
Aufruf: 24.09.2021

(255) EU Health Award for NGOs Making a difference in fighting Ebola, Set-up and
appropriate utilization of an Ebola Treatment Unit in co-operation with GerLib Clinic Monrovia, Liberia; https://ec.europa.eu/health/sites/default/files/ngo_award/
doc/summary_report_medeor_en.pdf. Letzter Aufruf: 11.10.2021

(256) Kateh F, Nagbe T, Kieta A et al. (2015), MMWR: Rapid Response to Ebola Outbreaks in Remote Areas – Liberia, July–November 2014 Reliefweb, Quelle CDC,
20.02.2015; https://reliefweb.int/report/liberia/morbidity-and-mortality-weekly-
report-mmwr-rapid-response-ebola-outbreaks-remote. Letzter Aufruf: 24.09.2021

(257) Ebola Crisis update, 30th October 2014 (2014), Médecins Sans Frontières,
30.10.2014 ; https://www.msf.org/ebola-crisis-update-30th-october-2014. Letzter
Aufruf: 11.10.2021

(258) Ebola Virus Disease Outbreak – Nigeria, July–September 2014 (2014), CDC,
MMWR – Morbidity and Mortality Weekly Report, 03.10.2014, 63 (39), S. 867–872 ;
https://www.cdc.gov/mmwr/preview/mmwrhtml/mm6339a5.htm. Letzter Aufruf:
09.08.2021

(259) Mali confirms its first case of Ebola (2014), WHO, Ebola situation assessment,
24.10.2014; https://apps.who.int/mediacentre/news/ebola/24-october-2014/en/
index.html. Letzter Aufruf: 11.08.2021

(260) Mali case, Ebola imported from Guinea (2014), WHO, Ebola situation assessment,
10.11.2014; https://apps.who.int/mediacentre/news/ebola/10-november-2014-mali/
en/index.html. Letzter Aufruf: 11.08.2021

(261) McNeil Jr DG, Höije K (2014), In Quick Response, Mali Thwarts an Ebola Outbreak, *The New York Times*, 10.11.2014; https://www.nytimes.com/2014/11/11/
health/quick-response-and-old-fashioned-detective-work-thwart-ebola-in-mali.
html. Letzter Aufruf: 12.08.2021

(262) Bohland S (2014), Mali: Überfordert: Krankenhäuser im Ebola-Grenzgebiet,
Weltspiegel, Video, 28.09.2014; https://www.daserste.de/information/politik-
weltgeschehen/weltspiegel/videos/mali-ueberfordert-krankenhaeuser-im-ebola-
grenzgebiet-100.html. Letzter Aufruf: 24.09.2021

(263) Scholz J-P (2014), Afrika. Malis Angst vor Ebola, Deutsche Welle, 11.11.2014; https://
www.dw.com/de/malis-angst-vor-ebola/a-18045613. Letzter Aufruf: 11.08.2021

(264) Ebola virus disease preparedness strengthening team, Mali country visit 20–24 October 2014 (2014), WHO; https://apps.who.int/iris/bitstream/handle/10665/144504/
WHO_EVD_PCV_Mali_14%20_eng.pdf;jsessionid=A3B86DA0EF8FC8C03499D
97A523B2CF1?sequence=1. Letzter Aufruf: 24.09.2021

(265) My son is MSF's 1000th Ebola survivor (2014), Médecins Sans Frontières, 21.10.2014;
https://www.msf.org/my-son-msf%E2%80%99s-1000th-ebola-survivor. Letzter
Aufruf: 12.08.2021

(266) Vetter P, Kaiser L, Schibler M et al. (2016), Sequelae of Ebola virus disease: the emergency within the emergency, *The Lancet*, 01.06.2016, 16 (6), e82–e91; https://www.
thelancet.com/pdfs/journals/laninf/PIIS1473-3099(16)00077-3.pdf. Letzter Aufruf:
24.09.2021

(267) Update: Ebola Virus Disease Epidemic – West Africa, December 2014 (2014), CDC, MMWR – Morbidity and Mortality Weekly Report, 19.12.2014, 63 (50), S. 1199–1201; https://www.cdc.gov/mmwr/preview/mmwrhtml/mm6350a4.htm. Letzter Aufruf: 25.09.2021

(268) First trials for Ebola treatments to start at MSF sites in December (2014), Medecins sans Frontieres, 13.11.201; https://www.msf.org/first-trials-ebola-treatments-start-msf-sites-december. Letzter Aufruf: 13.08.2021

(269) Trial of a potential treatment for Ebola begins in Liberia (2015), University of Oxford, 07.01.2015; https://www.ox.ac.uk/news/2015-01-07-trial-potential-treatment-ebola-begins-liberia. Letzter Aufruf: 13.08.2021

(270) MacDougall C (2014), Liberia President, Citing Ebola Gains, Ends State of Emergency, *The New York Times*, 13.11.2014; https://www.nytimes.com/2014/11/14/world/africa/president-ellen-johnson-sirleaf-ends-state-of-emergency.html. Letzter Aufruf: 13.08.2021

(271) Cooper H, Tavernise S (2014), Health Officials Reassess Strategy to Combat Ebola in Liberia, *The New York Times*, 12.11.2014; https://www.nytimes.com/2014/11/13/world/africa/officials-consider-scaling-back-of-ebola-centers-in-liberia.html? Letzter Aufruf: 13.08.2021

(272) Weaver M, Boseley S (2014), Ebola infecting five new people every hour in Sierra Leone, figures show, *The Guardian*, 02.10.2014; https://www.theguardian.com/world/2014/oct/02/ebola-infecting-five-every-hour-sierra-leone. Letzter Aufruf: 25.09.2014

(273) Brill B (2014), Sierra Leone: a specialist treatment centre for children, health workers and others affected by Ebola, Safe the Children, 06.11.2014; https://www.savethechildren.org.uk/blogs/2014/sierra-leone-a-specialist-treatment-centre-for-children-health-workers-and-others-affected-by-ebola. Letzter Aufruf: 14.08.2021

(274) Forsyth J (2014), Sierra Leone: a treatment centre for a country stricken by Ebola, Save the Children, 05.11.2014; https://www.savethechildren.org.uk/blogs/2014/sierra-leone-a-treatment-centre-for-a-country-stricken-by-ebola. Letzter Aufruf: 13.08.2021

(275) Fofana L (2014), Sierra Leone: Regierung gesteht Überforderung mit Ebola ein, afrika.info, 12.11.2014; https://afrika.info/newsroom/sierra-leone-regierung-gesteht-ueberforderung-mit-ebola-ein/. Letzter Aufruf: 25.09.2021

(276) Sierra Leone Ebola Outbreak: Location & Status of Ebola Treatment Units and Cumulative Case Totals for each District (as of 10.11.2014) (2014), MapAction; https://maps.mapaction.org/dataset/232-3642. Letzter Aufruf: 25.09.2021

(277) How mapping worked in fighting Ebola (2014), Posted on 17.12.2014; https://mapaction.org/how-mapping-worked-in-fighting-ebola/. Letzter Aufruf: 25.09.2021

(278) MapAction deploys to Liberia for Ebola response (2014), Reliefweb, Quelle: MapAction 17.09.2014; https://reliefweb.int/report/liberia/mapaction-deploys-liberia-ebola-response. Letzter Aufruf: 25.09.2021

(279) Ebola crisis: Sierra Leone health workers strike (2014), *BBC News*, 12.11.2014; https://www.bbc.com/news/world-africa-30019895. Letzter Aufruf: 14.08.2021

(280) Mali confirms 2 new cases of Ebola virus disease (2014), WHO, 25.11.2014; https://apps.who.int/mediacentre/news/ebola/25-november-2014-mali/en/index.html. Letzter Aufruf: 14.08.2021

(281) Penney J, Farge E (2014), Guinea imam's trip to Mali exposes gaps in Ebola response, Reuters, 20.11.2014; https://www.reuters.com/article/us-health-ebola-mali-idUSKCN0J427N20141120. Letzter Aufruf: 14.08.2021

(282) McNeil Jr. DG (2014), Second Ebola Outbreak in Mali Eclipses Early Success, *The New York Times*, 12.11.2014; https://www.nytimes.com/2014/11/13/health/mali-reports-a-second-larger-ebola-outbreak.html. Letzter Aufruf: 14.08.2021

(283) Mali tries to trace over 200 contacts in second Ebola wave (2014), Reuters, 14.11.2014; https://www.reuters.com/article/health-ebola-mali/mali-tries-to-trace-over-200-contacts-in-second-ebola-wave-idINKCN0IY19C20141114. Letzter Aufruf: 14.08.2021

(284) Weintraub K (2014), Ebola Strikes Mali Just as Vaccination Effort Gets Under Way, *National Geographic*, 16.11.2014; https://www.nationalgeographic.com/science/article/141115-ebola-mali-guinea-vaccine-disease-imam-outbreak. Letzter Aufruf: 14.08.2021

(285) Mali: Details of the additional cases of Ebola virus disease (2014), WHO, 20.11.2014; https://apps.who.int/mediacentre/news/ebola/20-november-2014-mali/en/index.html. Letzter Aufruf: 14.08.2014

(286) Cuban doctor leaves Geneva after recovering from Ebola (2014), Swissinfo.ch, 06.12.2014; https://www.swissinfo.ch/eng/checking-out_cuban-doctor-leaves-geneva-after-recovering-from-ebola/41155126. Letzter Aufruf: 14.08.2014

(287) McKay B, Calvert S (2014), Doctor Who Contracted Ebola in Sierra Leone Arrives in U.S., *The Wall Street Journal*, 15.11.2014; https://www.wsj.com/articles/doctor-who-contracted-ebola-in-sierra-leone-arrives-in-u-s-1416052769. Letzter Aufruf: 14.08.2014

(288) Martinz L, Mohney G (2014), Ebola Patient's Wife Will Pay for Evacuation to Nebraska, abcNEWS, 15.11.2014; https://abcnews.go.com/Health/ebola-patients-wife-pay-evacuation-nebraska/story?id=26939023. Letzter Aufruf: 14.08.2021

(289) Ebola-Stricken Surgeon Martin Salia Died Despite ZMapp, Plasma Transfusion (2014), abcNEWS, 17.11.2014; https://abcnews.go.com/Health/ebola-stricken-surgeon-martin-salia-died-zmapp-plasma/story?id=26964778. Letzter Aufruf: 14.08.2021

(290) Petrosillo N, Nicastri E, Lanini S et al. (2015), Ebola virus disease complicated with viral interstitial pneumonia: a case report, *BMC Infectious Diseases*, 2015; 15: 432. online publiziert am 16.10.2015; DOI: 10.1186/s12879-015-1169-4; https://www.ncbi.nlm.nih.gov/pmc/articles/PMC4608352/. Letzter Aufruf: 05.09.2021

(291) Epidemiological update: Outbreak of Ebola virus disease in West Africa (2014), ECDC, 27.11.2014; https://www.ecdc.europa.eu/en/news-events/epidemiological-update-outbreak-ebola-virus-disease-west-africa-0. Letzter Aufruf: 25.09.2021

(292) Ebola-Flugzeug «Robert Koch» Die fliegende Intensivstation (2014), *Spiegel*, 27.11.2014; https://www.spiegel.de/fotostrecke/ebola-flugzeug-der-lufthansa-robert-koch-soll-patienten-ausfliegen-fotostrecke-121560.html. Letzter Aufruf: 14.08.2021

(293) Schilbach M (2014), Die fliegende Ebola-Klinik. Eine Herkulesaufgabe zum Schutz von Patienten und humanitären Helfern, Internationale Politik, 01.11.2015; https://internationalepolitik.de/de/die-fliegende-ebola-klinik. Letzter Aufruf: 14.08.2021

(294) Humanitarian Mission Aircraft, A very special mission aircraft, Lufthansa Technik; https://www.lufthansa-technik.com/evacuation-aircraft. Letzter Aufruf: 14.08.2021

(295) Vorstellung des Evakuierungsflugzeugs «Robert Koch» (2014), Bundesministerium für Gesundheit; https://www.bundesgesundheitsministerium.de/ministerium/meldungen/2014/evakuierungsflugzeug-robert-koch.html. Letzter Aufruf: 14.08.2021

(296) Ebolafieber 9. Entwicklung des Flugzeugs «Robert Koch» (2014), Robert Koch Institut, 26.11.2015; https://www.rki.de/DE/Content/InfAZ/E/Ebola/Hilfseinsaetze_Westafrika/Posterwalk_09.html. Letzter Aufruf: 14.08.2021

(297) Samb S (2014), France's Hollande warns against isolating Ebola-hit Guinea, Reuters, 28.11.2014, https://www.reuters.com/article/uk-health-ebola-guinea/frances-hollande-warns-against-isolating-ebola-hit-guinea-idUKKCN0JC1E620141128. Letzter Aufruf: 14.08.2021

(298) French president cheered in Ebola-stricken Guinea (2014), *Tampa Bay Times*, 29.11.2014; https://www.tampabay.com/news/world/french-president-cheered-in-ebola-stricken-guinea/2208312/. Letzter Aufruf: 14.08.2021

(299) Lee KA (2019), Yale scientists' work crucial to first-ever Ebola vaccine, *Yale News*, 03.12.2019; https://yaledailynews.com/blog/2019/12/03/yale-scientists-work-crucial-to-first-ever-ebola-vaccine/. Letzter Aufruf: 15.09.2021

(300) Branswell H (2020), Against all odds': The inside story of how scientists across three continents produced an Ebola vaccine, STAT, 07.01.2020; https://www.statnews.com/2020/01/07/inside-story-scientists-produced-world-first-ebola-vaccine/. Letzter Aufruf: 08.09.2021

(301) Plummer FA, Jone SM (2017), The story of Canada's Ebola vaccine, *Canadian Medical Association Journal*, 30.10.2017, 189 (43), E1326–E1327, PMCID: PMC5662448; PMID: 29084758; https://www.ncbi.nlm.nih.gov/pmc/articles/PMC5662448/. Letzter Aufruf: 08.09.2021

(302) Henao-Restrepo AM, Preziose M-P, WoodD et al. (2016), On a path to accelerate access to Ebola vaccines: The WHO's research and development efforts during the 2014–2016 Ebola epidemic in West Africa, *Current Opinion in Virology*, 17.04.2016, S. 138–144; PMCID: PMC5524177; EMSID: EMS73278; https://www.ncbi.nlm.nih.gov/pmc/articles/PMC5524177/. Letzter Aufruf: 08.09.2021

(303) Günther S, Feldmann H, Geisbert TW et al. (2011), Management of Accidental Exposure to Ebola, Virus in the Biosafety Level 4 Laboratory, Hamburg, Germany, *The Journal of Infectious Diseases*, November 2011; 204 (Supplement 3), S785–S790; https://www.researchgate.net/publication/221699295_Management_of_Accidental_Exposure_to_Ebola_Virus_in_the_Biosafety_Level_4_Laboratory_Hamburg_Germany.Letzter Aufruf: 08.09.2021

(304) Lai L, Davey R, Beck A et al. (2015), Emergency Postexposure Vaccination With Vesicular Stomatitis Virus–Vectored Ebola Vaccine After Needlestick, *Journal of the American Medical Association* (JAMA), 24–31.03.2015; 313 (12), S. 1249–1255, DOI: 10.1001/jama.2015.1995; https ://www.ncbi.nlm.nih.gov/pmc/articles/PMC4874522/. Letzter Aufruf: 14.09.2021

(305) Zinser M, Borregaard S, Dahlke C, Addo MM (2018), Ebola-Impfstoff-Entwicklung: Im Krisenfall schnell, aber mit hohem Sicherheitsanspruch, *Deutsches Ärzteblatt*, 2018, 115 (27–28), [16], DOI: 10.3238/PersInfek.2018.07.09.005; https://www.aerzteblatt.de/archiv/198908/Ebola-Impfstoff-Entwicklung-Im-Krisenfall-schnell-aber-mit-hohem-Sicherheitsanspruch. Letzter Aufruf: 08.09.2021

(306) Agnandji ST, Hutner A, Zinser ME et al. (2016), Phase 1 Trials of rVSV Ebola Vaccine in Africa and Europe, *The New England Journal of Medicine*, 2016, 374, S. 1647–

1660, DOI: 10.1056/NEJMoa1502924; https://www.nejm.org/doi/full/10.1056/NEJMoa1502924. Letzter Aufruf: 08.09.2021

(307) Ebola must go! (2014), WHO, 08.12.2014; https://www.afro.who.int/news/ebola-must-go. Letzter Aufruf: 08.12.2014

(308) 10th Sierra Leone Doctor Dies of Ebola (2014), *VOA (Voice of America) News*, 07.12.2014; https://www.voanews.com/africa/10th-sierra-leone-doctor-dies-ebola. Letzter Aufruf: 24.08.2014

(309) Johnston C (2014), Doctor treated at British-run Ebola military clinic in Sierra Leone dies, *The Guardian*, 06.12.2014; https://www.theguardian.com/world/2014/dec/06/doctor-treated-british-run-ebola-clinic-sierra-leone-dies. Letzter Aufruf: 14.08.2021

(310) Thomas AR (2014), Three Sierra Leonean doctors dead in 24 hours?, *Sierra Leone Telegraph*, 05.12.2014; https://www.thesierraleonetelegraph.com/three-sierra-leonean-doctors-dead-in-24-hours/. Letzter Aufruf: 14.08.2021

(311) Ebola crisis: Top Sierra Leone doctor dies from disease (2014), *BBC News*, 19.12.2014; https://www.bbc.com/news/world-africa-30553834. Letzter Aufruf: 14.08.2021

(312) 7th doctor dies of Ebola in Sierra Leone (2014), AP News, 18.11.2014; https://apnews.com/article/56b33081b46e4202aa9c3d714422b0e0. Letzter Aufruf: 13.10.2021

(313) Dilorenzo S (2014), Ebola MD Komba Songu-M'briwa vows to «come back and fight» after recovery, CBC, 02.12.2014; https://www.cbc.ca/news/health/ebola-md-komba-songu-m-briwa-vows-to-come-back-and-fight-after-recovery-1.2857444. Letzter Aufruf: 13.10.2021

(314) Siegel M, Vaish A (2015), Meet the Formidable Ebola Doctor Who Survived the Dreaded Disease, *Observer*, 30.04.2015; https://observer.com/2015/04/where-ebola-still-lives. Letzter Aufruf: 13.10.2021

(315) Heroes in the Fight against Ebola (Sierra Leone, 2015); https://touchstamps.com/Stamp/Details/1058897/heroes-in-the-fight-against-ebola. Letzter Aufruf: 15.08.2021

(316) Ebola: The first patient treated with ZMAb in Africa discharged from Emergency NGO's centre (2014), Reliefweb, Quelle: Emergency, 30.12.2014; https://reliefweb.int/report/sierra-leone/ebola-first-patient-treated-zmab-africa-discharged-emergency-ngos-centre. Letzter Aufruf: 15.08.2021

(317) Sierra Leone: Western Area Surge combats Ebola pro-actively (2014), Reliefweb, Quelle: WHO, 19.12.2014; https://reliefweb.int/report/sierra-leone/sierra-leone-western-area-surge-combats-ebola-pro-actively. Letzter Aufruf: 15.08.2021

(318) Sierra Leone launch surge response to tackle Ebola transmission (2014), UN Global Ebola Response, 17.12.2014; https://ebolaresponse.un.org/un-sierra-leone-launch-surge-response-tackle-ebola-transmission. Letzter Aufruf: 15.08.2021

(319) Sierra Leone launch surge response to tackle Ebola transmission (2014), UN Global Ebola Response, 17.12.2014; https://ebolaresponse.un.org/un-sierra-leone-launch-surge-response-tackle-ebola-transmission. Letzter Aufruf: 25.09.2021

(320) Sierra Leone Ebola Situation Report, 17 December 2014 (2014), UNICEF, 17.12.2014; https://reliefweb.int/sites/reliefweb.int/files/resources/UNICEF%20Sierra%20Leone%20EVD%20Weekly%20SitRep%20-%2017Dec2014.pdf. Letzter Aufruf: 17.08.2021

(321) Alpren C et al. (2017), The 117 call alert system in Sierra Leone: from rapid Ebola notification to routine death reporting, *BMJ Glob Health*, 2017, 2: e000392; DOI:

10.1136/bmjgh-2017-000392; https://gh.bmj.com/content/bmjgh/2/3/e000392.full. pdf. Letzter Aufruf: 17.08.2021

(322) Dawson J (2015), Ebola Case Study: The Western Area Surge, The Communication Initiative Network, 21.07.2015; https://www.comminit.com/global/content/ebola-case-study-western-area-surge. Letzter Aufruf: 17.08.2021

(323) Ebola Response Phase 1 (2014), WHO, 2014; www.who.int/csr/disease/ebola/response/phases/en/. Am 19.07.2021 nicht mehr aufrufbar

(324) Grady D (2014), An Ebola Doctor's Return From the Edge of Death, The New York Times, 07.12.2014; https://www.nytimes.com/2014/12/08/health/ebola-doctor-ian-crozier-return-from-the-edge-of-death-.html. Letzter Aufruf: 19.08.2021

(325) Varkey JB, Shantha JG, Crozier I et al. (2015), Persistence of Ebola Virus in Ocular Fluid during Convalescence, The New England Journal of Medicine, 07.05.2015, 372 (25), S. 2423–2427; DOI: 10.1056/NEJMoa1500306; https://europepmc.org/article/PMC/4547451. Letzter Aufruf: 25.09.2021

(326) Karimi F, Berlinger J (2015), American doctor declared free of Ebola finds the virus in his eye months later, CNN, updated 09.05.2015; https://edition.cnn.com/2015/05/08/health/ebola-eye-american-doctor/. Letzter Aufruf: 19.08.2021

(327) Ebola-Viren überleben in Kammerwasser des Auges (2015), Ärzteblatt, 08.05.2015; https://www.aerzteblatt.de/nachrichten/62734/Ebola-Viren-ueberleben-in-Kammerwasser-des-Auges. Letzter Aufruf: 25.09.2021

(328) UMC Utrecht, General Information, Major Incident Hospital; https://calamiteitenhospitaal.umcutrecht.nl/en/general-information. Letzter Aufruf: 20.08.2021

(329) Haverkort JJM, Minderhoud ALC, Wind JDD et al. (2016), Hospital Preparations for Viral Hemorrhagic Fever Patients and Experience Gained from Admission of an Ebola Patient, Emerging Infectious Diseases, Februar 2016; 22 (2), S. 184–191; DOI: 10.3201/eid2202.151393; https://wwwnc-origin.cdc.gov/eid/article/22/2/15-1393_article. Letzter Aufruf: 25.09.2021

(330) Les régions naturelles et administratives de la Guinée-Conakry; https://www.axl.cefan.ulaval.ca/afrique/guinee_fr-carteregionale.htm. Letzter Aufruf: 20.08.2021

(331) Institut National de la Statistique, Des statistique fiables pour la prise de décisions, Liste des sous-préfectures; https://www.stat-guinee.org/index.php/liste-des-sous-prefectures. Letzter Aufruf: 20.08.2021

(332) Guinée – Epidémie de la Maladie à virus Ebola, Guinea_Ebola_Sit_Rep_n°242 du 13/12/2014 Page 1 (2014), OMS (WHO), 13.12.2014; https://www.humanitarian response.info/sites/www.humanitarianresponse.info/files/documents/files/GUINEA_EBOLA_SITREP%20N%20242%20DU%2013%20DECEMBRE_2014%20_0.pdf. Letzter Aufruf: 20.08.2021

(333) CDC's Response to the 2014–2016 Ebola Epidemic.West Africa and United States, CDC, MMWR – Morbidity and Mortality Weekly Report Morbidity and Mortality Weekly Report, Supplement, 08.07.2016,/65, (3); https://www.cdc.gov/mmwr/volumes/65/su/pdfs/su6503.pdf. Letzter Aufruf: 20.08.2021

(334) Elite-Einheit verkündet Putsch in Guinea (2021), DW, 05.09.2021; https://www.dw.com/de/elite-einheit-verk%C3%Bcndet-putsch-in-guinea/a-59093957. Letzter Aufruf: 25.09.2021

(335) Rico A, Brody D, Coronada F et al. (2016), Epidemiology of Epidemic Ebola Virus Disease in Conakry and Surrounding Prefectures, Guinea, 2014–2015, Emerging Infectious Diseases, Februar 2016, 22 (2), S. 178–183; DOI: 10.3201/

eid2202.151304; PMCID: PMC4734523, PMID: 26812047; https://wwwnc.cdc.gov/eid/article/22/2/15-1304_article. Letzter Aufruf: 25.09.2021

(336) Jacob M, Aarons E, Bhagani S et al. (2015), Post-exposure prophylaxis against Ebola virus disease with experimental antiviral agents: a case-series of health-care workers, *The Lancet Infectious Diseases*, 2015, 15, S. 1300–1304; DOI: 10.1016/S1473-3099(15)00228-5. Letzter Aufruf: 26.09.2021

(337) Sissoko D, Laouenan C, Folkesson E et al. (2016), Experimental Treatment with Favipiravir for Ebola Virus Disease (the JIKI Trial): A Historically Controlled, Single-Arm Proof-of-Concept Trial in Guinea, *PloS Medicine*, 01.03.2016; 13 (3), e1001967; DOI: 10.1371/journal.pmed.1001967. eCollection 2016 Mar. Letzter Aufruf: 25.09.2021

(338) 10th Ebola outbreak in the Democratic Republic of the Congo declared over; vigilance against flare-ups and support for survivors must continue (2020), WHO, 25.06.2020; https://www.who.int/news/item/25-06-2020-10th-ebola-outbreak-in-the-democratic-republic-of-the-congo-declared-over-vigilance-against-flare-ups-and-support-for-survivors-must-continue. Letzter Aufruf: 21.08.2021

(339) Di Paola N, Sanchez-Lockhart M, Zeng X et al. (2020), Viral genomics in Ebola virus research, *Nature Reviews Microbiology*, 18, S. 365–378 (2020); DOI: 10.1038/s41579-020-0354-7; https://www.nature.com/articles/s41579-020-0354-7. Letzter Aufruf: 21.08.2021

(340) The PREVAIL II Writing Group (2016), A Randomized, Controlled Trial of Zmapp for Ebola Virus Infection, *New England Journal of Medicine*, 13.10.2016, 375, S. 1448–1456; DOI: 10.1056/NEJMoa1604330; https://www.nejm.org/doi/full/10.1056/nejmoa1604330. Letzter Aufruf: 25.08.2021

(341) Mulangu S, Dodd LE, Davey RT et al. (2019), A Randomized, Controlled Trial of Ebola Virus Disease Therapeutics, *New England Journal of Medicine*, 2019, 381, S. 2293–2303; DOI: 10.1056/NEJMoa1910993; https://www.nejm.org/doi/full/10.1056/NEJMoa1910993. Letzter Aufruf: 25.09.2021

(342) Investigational drugs reduce risk of death from Ebola virus disease (2019), EurekAlert, News Release, 02.12.2019, NIH/National Institute of Allergy and Infectious Diseases; https://www.eurekalert.org/news-releases/735024. Letzter Aufruf: 22.08.2021

(343) Independent monitoring board recommends early termination of Ebola therapeutics trial in DRC because of favorable results with two of four candidates (2019), US Department of Health and Human Services, NIH National Institutes of Health, News Release, 12.08.2019; https://www.nih.gov/news-events/news-releases/independent-monitoring-board-recommends-early-termination-ebola-therapeutics-trial-drc-because-favorable-results-two-four-candidates. Letzter Aufruf: 20.08.2021

(344) FDA Approves First Treatment for Ebola Virus (2020), US Food and Drug Administration (FDA), Immediate Release, 14.10.2020; https://www.fda.gov/news-events/press-announcements/fda-approves-first-treatment-ebola-virus. Letzter Aufruf: 21.08.2021

(345) Dingermann T (2020), Ebola-Therapie. FDA lässt erstes Ebola-Medikament zu, *Pharmazeutische Zeitung*, 15.10.2020; https://www.pharmazeutische-zeitung.de/fda-laesst-erstes-ebola-medikament-zu-121151. Letzter Aufruf: 21.08.2021

(346) Ebanga (mAb114) Antibody (2021), Precision vaccinations, updated 08.07.2021, https://www.precisionvaccinations.com/vaccines/ebanga-mab114-antibody. Letzter Aufruf: 21.08.2021

(347) Emergency Guidance, Selection and use of Ebola in vitro diagnostic (IVD) assays
       (2015), WHO, Juni 2015; https://apps.who.int/iris/bitstream/handle/10665/175554/
       WHO_EVD_HIS_EMP_15.2_eng.pdf;jsessionid=A5A4E37ED752A3DD9F863502
       35C0630E?sequence=1. Letzter Aufruf: 21.08.221
(348) Nouvellet P, Garske T, Mills HL et al. (2015), The role of rapid diagnostics in mana-
       ging Ebola epidemics, *Nature*, 02.12.2015, 528, S. S109–S116; https://www.nature.
       com/articles/nature16041. Letzter Aufruf: 26.09.2021
(349) Informationen zu Anforderungen an einen Ebolaschnelltest; http://www.who.int/
       medicines/emp_ebola_section/en. Am 20.08.2021 nicht mehr aufrufbar
(350) First Antigen Rapid Test for Ebola through Emergency Assessment and Eligible for
       Procurement (2015), Reliefweb, Quelle: WHO, 19.02.2015; https://reliefweb.int/
       report/world/first-antigen-rapid-test-ebola-through-emergency-assessment-and-
       eligible-procurement. Letzter Aufruf: 26.09.2021
(351) Broadhurst MJ, Kelly JD, Miller A et al. (2015), ReEBOV Antigen Rapid Test kit
       for point-of-care and laboratory-based testing for Ebola virus disease: a field vali-
       dation study *The Lancet*, 29.08.2015, 386 (9996), S. 867–874; DOI: 10.1016/S0140-
       6736(15)61042-X. Epub 25.06.2015. Letzter Aufruf: 26.09.2021
(352) Butler D (2015), Researchers frustrated by failure to roll out «game-changing» Ebola
       test, *Nature*, 26.06.2015 ; https ://www.nature.com/articles/nature.2015.17862. Letz-
       ter Aufruf: 26.09.2021
(353) Bhadelia N (2015), Rapid diagnostics for Ebola in emergency settings, *The Lan-
       cet*, 25.06.2015; DOI: 10.1016/S0140-6736(15)61119-9; https ://www.thelancet.
       com/journals/lancet/article/PIIS0140-6736(15)61119-9/fulltext. Letzter Aufruf:
       21.08.2021
(354) O'Shea MK, Clay KA, Craig DG et al. (2015), Diagnosis of Febrile Illnesses Other
       Than Ebola Virus Disease at an Ebola Treatment Unit in Sierra Leone, *Clinical Infec-
       tious Diseases*, 01.09.2015, 61, (5), S. 795–798; DOI: 10.1093/cid/civ399. Letzter Auf-
       ruf: 21.08.2021
(355) Google Science Fair Projects 2015 (2015); https://www.googlesciencefair.com/
       projects/en/2015/a035b3748fb27ab0f735ef30096d0cc4d15960ed3410f585c87a807c
       934892f4. Am 21.08.2021 nicht mehr aufrufbar
(356) Olivia Hallisey, Google Science Fair Winner, Blows Stephen's Mind (2016), The
       late show with Stephen Colbert, You Tube, 05.01.2016; https://www.youtube.com/
       watch?v=AkdTdG_gR-8. Letzter Aufruf: 21.08.2021
(357) Ebola Situation Report, 14 January 2015 (2015), WHO, 14.01.2015; https://apps.
       who.int/ebola/en/status-outbreak/situation-reports/ebola-situation-report-14-
       january-2015. Letzter Aufruf: 21.08.2021
(358) Ebola Situation Report, 28 January 2015 (2015), WHO, 28.01.2015; https://apps.
       who.int/ebola/en/ebola-situation-report/situation-reports/ebola-situation-report-
       28-january-2015. Letzter Aufruf: 22.08.2021
(359) Rapport de la Situation Epidémiologique, Maladie a Virus Ebola en Guinée, 17 Jan-
       vier 2015 (2015), OMS (WHO), 17.01.2015 ; https ://reliefweb.int/report/guinea/
       rapport-de-la-situation-epid-miologique-maladie-virus-ebola-en-guin-e-17-
       janvier-2015. Letzter Aufruf: 26.09.2021
(360) Sierra Leone : Cumulative confirmed Ebola Cases, Laboratory Data, 23 May 2014–
       20 January 2015 (2015), Reliefweb, Quelle : CDC, 20.01.2015 ; https ://reliefweb.
       int/sites/reliefweb.int/files/resources/Pages%20from%20Sierra-Leone-Weekly-
       Surveillance-Report_20150123.pdf. Letzter Aufruf: 26.09.2021

(361) Lokuge K, Caleo G, Greig J et al. (2016), Successful Control of Ebola Virus Disease: Analysis of Service Based Data from Rural Sierra Leone, *PloS Neglected Tropical Diseases*, 09.03.2016, 10 (3), e0004498 ; DOI: 10.1371/journal.pntd.0004498. eCollection 2016 Mar; https://pubmed.ncbi.nlm.nih.gov/26959413. Letzter Aufruf: 25.08.2021

(362) Hartley M-A, Young A, Tran A-M et al. (2017), Predicting Ebola Severity: A Clinical Prioritization Score for Ebola Virus Disease, *Plos Neglected Tropical Diseases*, publiziert am 02.02.2017; DOI: 10.1371/journal.pntd.0005265. Letzter Aufruf: 26.09.2021

(363) Ebola Situation Report, 25 March 2015 (2015), WHO, 25.03.2015; https://apps.who.int/ebola/current-situation/ebola-situation-report-25-march-2015. Letzter Aufruf: 27.08.2021

(364) Richardson ET, Kelly JD, Barrie MB et al. (2016), Minimally Symptomatic Infection in an Ebola «Hotspot»: A Cross-Sectional Serosurvey, PLOS Neglected Tropical Diseases, 15.11.2016; DOI: 10.1371/journal.pntd.0005087. Letzter Aufruf: 05.09.2021

(365) Glynn JR, Bower H, Johnson S et al. (2017), Asymptomatic infection and unrecognised Ebola virus disease in Ebola-affected households in Sierra Leone: a cross-sectional study using a new non-invasive assay for antibodies to Ebola virus, *The Lancet Infectious Diseases*, Juni 2017, 17, (6), S. 645–653; https://www.sciencedirect.com/science/article/pii/S1473309917301111. Letzter Aufruf: 05.09.2021

(366) Liberia Ebola Daily Sitrep no. 244 for 14th January 2015 (2015), Ministry of Health Liberia, 14.01.2015; https://www.humanitarianresponse.info/en/operations/liberia/document/liberia-ebola-daily-sitrep-no-244-14th-january-2015. Letzter Aufruf: 25.08.2021

(367) Ebola crisis update, 13th January 2015 (2015), Médecins Sans Frontières, 13.01.2015; https://www.msf.org/ebola-crisis-update-13th-january-2015. Letzter Aufruf: 26.09.2021

(368) Kennedy SB, Bolay F, Kieh M et al. (2017), Phase 2 Placebo-Controlled Trial of Two Vaccines to Prevent Ebola in Liberia, *The New England Journal of Medicine*, 2017, 377, S. 1438–1447; DOI: 10.1056/NEJMoa1614067; https://www.nejm.org/doi/full/10.1056/NEJMoa1614067. Letzter Aufruf: 09.09.2021

(369) Ebola Situation Report, 25 February 2015, WHO, 25.02.2015; https://apps.who.int/iris/bitstream/handle/10665/153582/roadmapsitrep_25Feb15_eng.pdf?sequence=1. Letzter Aufruf: 26.09.2021

(370) Understanding Why Ebola Deaths Occur at Home in Urban Montserrado County, Liberia, Report on the Findings from a Rapid Anthropological Assessment, 22.–31.12.2014 (2015), CDC, Juni 2015; http://www.ebola-anthropology.net/wp-content/uploads/2015/07/FINAL-Report-to-Liberia-MoH-Understanding-Why-Ebola-Deaths-Occur-at-Home-Liberia.pdf. Letzter Aufruf: 25.08.2021

(371) Stopping Ebola Tracks: A Community-led Response (2015), Global Communities, Partners for Good; https://www.globalcommunities.org/publications/stopping-ebola-in-its-tracks-2015.pdf. Letzter Aufruf: 25.08.2021

(372) Ebola Situation Report, 4 March 2015 (2015), WHO, 04.03.2015, https://apps.who.int/iris/bitstream/handle/10665/154189/roadmapsitrep_4Mar2015_eng.pdf?sequence=2&isAllowed=y. Letzter Aufruf: 26.09.2021

(373) Ebola Situation Report, 25 March 2015 (2015), WHO, 25.03.2015; https://apps.who.int/iris/bitstream/handle/10665/159060/roadmapsitrep_25Mar2015_eng.pdf?sequence=1&isAllowed=y. Letzter Aufruf: 26.09.2021

(374) Health worker Ebola infections in Guinea, Liberia and Sierra Leone: a prelimi-nary report 21 May 2015 (2015), WHO, 21.05.2015; https://apps.who.int/iris/handle/10665/171823. Letzter Aufruf: 15.10.2021

(375) Pushed to the Limit and Beyond. A year into the largest ever Ebola outbreak (2015), Médecins Sans Frontières; https://msf.org.uk/sites/default/files/2020-09/ebola_-_pushed_to_the_limit_and_beyond.pdf. Letzter Aufruf: 26.09.2021

(376) Ebola: Massive Distribution of Home Disinfection Kits Underway in Monrovia (2014), Medcins sans Frontieres/Doctors without borders, 02.10.2014; https://www.doctorswithoutborders.org/what-we-do/news-stories/news/ebola-massive-distribution-home-disinfection-kits-underway-monrovia. Letzter Aufruf: 26.09.2021

(377) Henao-Restrepo AM, Camacho A, Longini IM et al (2017), Efficacy and effective-ness of an rVSV-vectored vaccine in preventing Ebola virus disease: final results from the Guinea ring vaccination, open-label, cluster-randomised trial (Ebola Ça Suffit!), The Lancet, 04.02.2017, 389 (10068), S. 505–518; DOI: 10.1016/S0140-6736(16)32621-6 ; https://www.ncbi.nlm.nih.gov/pmc/articles/PMC5364328. Letz-ter Aufruf: 14.09.2021

(378) Henao-Restrepo, AM (korrespondierende Autorin); Ebola ça suffit ring vaccination trial consortium (2015), The ring vaccination trial: a novel cluster randomised con-trolled trial design to evaluate vaccine efficacy and effectiveness during outbreaks, with special reference to Ebola, The British Medical Journal (BMJ), 2015, 351, h3740, online publiziert am 27.07.2015; DOI: 10.1136/bmj.h3740; https://www.bmj.com/content/351/bmj.h3740. Letzter Aufruf: 14.09.2021

(379) Erste Ebola-Vakzine überhaupt. EU-Zulassung für Ebola-Impfstoff Ervebo (2019), DAZ.online (Deutsche Apotheker Zeitung), 12.11.2019; https://www.deutsche-apotheker-zeitung.de/news/artikel/2019/11/12/eu-zulassung-fuer-ebola-impfstoff-ervebo. Letzter Aufruf: 15.09.2021

(380) Impfstoff gegen Ebola: Kommission erteilt weitere Genehmigungen für das Inver-kehrbringen (2020), Europäische Kommission, Pressemitteilung 01.07.2020; https://ec.europa.eu/commission/presscorner/detail/de/IP_20_1248. Letzter Aufruf: 15.09.2021

(381) Penzel M (2020), Impfstoffregime zur Zulassung empfohlen. Mit zwei neuen Impf-stoffen gegen Ebola (2020), DAZ.online (Deutsche Apotheker Zeitung), 08.06.2020; https://www.deutsche-apotheker-zeitung.de/news/artikel/2020/06/08/mit-zwei-neuen-impfstoffen-gegen-ebola. Letzter Aufruf: 15.09.2021

(382) Mvabea (MVA-BN-Filo, recombinant), An overview of Mvabea and why it is authori-sed in the EU (2020), European Medicines Agency (EMA); EMA/298993/2020 EMEA/H/C/005343; https://www.ema.europa.eu/en/documents/overview/mvabea-epar-medicine-overview_en.pdf. Letzter Aufruf: 15.09.2021

(383) J&J Ebola vaccine regimen offers robust immune response in Phase III trial (2021), Clinical Trials Arena, 14.09.2021; https://www.clinicaltrialsarena.com/news/jj-ebola-vaccine-regimen/. Letzter Aufruf: 15.09.2021

(384) Mvabea suspension for injection, Summary of product characteristics; https://www.ema.europa.eu/en/documents/product-information/mvabea-epar-product-information_en.pdf. Letzter Aufruf: 26.09.2021

(385) New logistics hub for humanitarian operations opens in Ghana (2006), Reliefweb; Originalquelle: WFP, 05.12.2006; https://reliefweb.int/report/world/new-logistics-hub-humanitarian-operations-opens-ghana. Letzter Aufruf: 27.08.2021

(386) Die Bundeswehr bei der Humanitären Hilfeleistung in Westafrika (Ebola), Bundeswehr; https://www.bundeswehr.de/de/einsaetze-bundeswehr/abgeschlossene-einsaetze-der-bundeswehr/humanitaeren-hilfeleistung-in-westafrika. Letzter Aufruf: 26.08.2021

(387) Ebola response in «high-gear» as UN official warns «things will get worse before they improve» (2014), United Nations, 15.10.2014; https://news.un.org/en/story/2014/10/481152-ebola-response-high-gear-un-official-warns-things-will-get-worse-they-improve. Letzter Aufruf: 27.08.2021

(388) Nach dem Ebola-Einsatz: Ministerin bedankt sich persönlich bei den Helfern (2015), Bundesministerium der Verteidigung, 06.05.2015; https://www.bmvg.de/de/aktuelles/nach-ebola-einsatz-ministerin-bedankt-sich-bei-helfern-11576. Letzter Aufruf: 27.08.2021

(389) Ebola haemorrhagic fever in Sudan, 1976 (1978), Report of a WHO/International Study Team, *Bulletin of the World Health Organization*, 56 (2), S. 247–270; https://apps.who.int/iris/bitstream/handle/10665/261727/PMC2395561.pdf?sequence=1&isAllowed=y. Letzter Aufruf: 25.08.2021

(390) Bundesanstalt Technisches Hilfswerk, Westafrika 2014–2015; https://www.thw.de/DE/Aktion/Einsaetze/Ausland/Projektgebiete/Westafrika/westafrika_node.html?noMobile=1. Letzter Aufruf: 26.09.2021

(391) Get-to-zero Ebola Campaign Underway in Sierra Leone (2015), Reliefweb, original Source UNMEER, 30.03.2015; https://reliefweb.int/report/sierra-leone/get-zero-ebola-campaign-underway-sierra-leone. Letzter Aufruf: 27.08.2021

(392) Owen K (2016), Le We Tap Ebola (Let Us Stop Ebola), The Communication Initiative Network, 27.04.2016; https://www.comminit.com/content/le-we-tap-ebola-let-us-stop-ebola. Letzter Aufruf: 27.08.2021

(393) National Zero Ebola Campaign, Frequently Asked Questions, Zero Ebola campaign Guide, Sierra Leone

(394) Ebola: getting to zero – for communities, for children, for the future (2015), UNICEF, 17.03.2015; https://www.datocms-assets.com/30196/1607936446-ebolagettingtozero2015.pdf. Letzter Aufruf: 29.08.2021

(395) West African communities receiving Ebola's orphans with open arms, UN agency reports (2015), United Nations, 06.02.2015; https://news.un.org/en/story/2015/02/490402-west-african-communities-receiving-ebolas-orphans-open-arms-un-agency-reports. Letzter Aufruf: 29.08.2021

(396) Evans DK, Popova A (2015), Orphans and Ebola, Estimating the Secondary Impact of a Public Health Crisisis, Save the Children's Resource Centre, Policy Research Working Paper 7196, World Bank Group, Africa RegionOffice of the Chief Economist February 2015; https://resourcecentre.savethechildren.net/node/14096/pdf/wps7196.pdf. Letzter Aufruf: 30.08.2021

(397) Agua-Agum J, Ariyarajah A, Aylward B et al. (International Ebola Response Team) (2016), Africa: A Retrospective Observational Study, Exposure Patterns Driving Ebola Transmission in West Africa: A Retrospective Observational Study, International Ebola Response Team, *PLOS Medicine*, 15.11.2016; DOI: 10.1371/journal.pmed.1002170; https://journals.plos.org/plosmedicine/article?id=10.1371/journal.pmed.1002170. Letzter Aufruf: 27.09.2021

(398) Tiffany A, Dalziel BD, Njenge HK et al. (2017), Estimating the number of secondary Ebola cases resulting from an unsafe burial and risk factors for transmission during the West Africa Ebola epidemic, *PLOS Neglected Tropical Diseases*,

22.06.2017; DOI: 10.1371/journal.pntd.0005491; https://journals.plos.org/plosntds/article?id=10.1371/journal.pntd.0005491. Letzter Aufruf: 31.08.2021

(399) Lau MSY, Dalziel BD, Funk S et al. (2017), Spatial and temporal dynamics of super-spreading events in the 2014–2015 West Africa Ebola epidemic, PNAS *(Proceedings of the National Academy of Sciences of the United States of America)*, 28.02.2017, 114, (9), S. 2337–2342; zum ersten Mal publiziert am 13.02.2017; DOI: 10.1073/pnas.1614595114; https://www.pnas.org/content/114/9/2337. Letzter Aufruf: 31.08.2021

(400) Uhlmann B (2017), Infektionskrankheiten: Auf der Spur der Superspreader, *Süddeutsche Zeitung*, 24.02.2017; https://www.sueddeutsche.de/gesundheit/infektionskrankheiten-auf-der-spur-der-superspreader-1.3392322. Letzter Aufruf: 31.08.2021

(401) Samai M, Seward JF, Goldstein ST et al. (2018), The Sierra Leone Trial to Introduce a Vaccine Against Ebola: An Evaluation of rVSVΔG-ZEBOV-GP Vaccine Tolerability and Safety During the West Africa Ebola Outbreak, *The Journal of Infectious Diseases*, 15. Juni 2018, 217 (Supplement 1), S6–S15; https://www.ncbi.nlm.nih.gov/pmc/articles/PMC5961340. Letzter Aufruf: 09.09.2021

(402) Der Bundesgesundheitsminister besucht 68. Weltgesundheitsversammlung in Genf (2015), Bundesministerium für Gesundheit, 15.05.2015; https://www.bundesgesundheitsministerium.de/presse/pressemitteilungen/2015/2015-2-quartal/groehe-besucht-68-weltgesundheitsversammlung.html. Letzter Aufruf: 27.09.2021

(403) WHO: WHA 68 – Speech by Dr Margaret Chan, WHO Director-General, https://www.youtube.com/watch?v=-pdtUSyNDcg. Letzter Aufruf: 27.09.2021

(404) WHO Director-General's speech at the Sixty-eighth World Health Assembly (2015), WHO, 18.05.2015; https://www.who.int/director-general/speeches/detail/who-director-general-s-speech-at-the-sixty-eighth-world-health-assembly. Letzter Aufruf: 27.09.2021

(405) The Ebola outbreak in Liberia is over (2015), WHO, 09.05.2015; https://www.afro.who.int/news/ebola-outbreak-liberia-over. Letzter Aufruf: 02.09.2021

(406) Ebola Situation Report – 20 May 2015 (2015), WHO, 20.05.2015; https://apps.who.int/ebola/current-situation/ebola-situation-report-20-may-2015. Letzter Aufruf: 02.09.2021

(407) The new yellow in Sierra Leone: Getting Ebola to Zero (2015), UN Women, 19.05.2015; https://www.unwomen.org/en/news/stories/2015/5/the-new-yellow-in-sierra-leone-getting-ebola-to-zero. Letzter Aufruf: 05.09.2021

(408) Mate SE, Kugelman JR, Nyenswah, TG et al. (2015), Molecular Evidence of Sexual Transmission of Ebola Virus, *The New England Journal of Medicine*, 17.12.2015, 373, S. 2448–2454; DOI: 10.1056/NEJMoa1509773; https://www.nejm.org/doi/full/10.1056/NEJMoa1509773. Letzter Aufruf: 02.09.2021

(409) Interim advice on the sexual transmission of the Ebola virus disease (2016), WHO, 21.01.2016; https://www.who.int/reproductivehealth/topics/rtis/ebola-virus-semen/en. Letzter Aufruf: 05.09.2021

(410) Soka MJ, Choi MJ, Baller A et al. (2016) Prevention of sexual transmission of Ebola in Liberia through a national semen testing and counselling programme for survivors: an analysis of Ebola virus RNA results and behavioural data, *The Lancet Global Health*, Oktober 2016, 4 (10), e736–43; DOI: 10.1016/S2214-109X(16)30175-9. Epub 30.08.2016; https://pubmed.ncbi.nlm.nih.gov/27596037. Letzter Aufruf: 05.09.2021

(411) Purpura LJ, Rogers E, Baller A et al. (2017), Ebola Virus RNA in Semen from an HIV-Positive Survivor of Ebola, CDC, *Emerging Infectious Diseases*, April 2017, 23

(4), S. 714–715; https://wwwnc.cdc.gov/eid/article/23/4/16-1743_article. Letzter Aufruf: 05.09.2021

(412) Deen GF, Broutet N, Xu W et al. (2017), Ebola RNA Persistence in Semen of Ebola Virus Disease Survivors – Final Report, *The New England Journal of Medicine*, 12.10.2017, 377 (15), S. 1428–1437; DOI: 10.1056/NEJMoa1511410. Epub 14.10.2015; https://pubmed.ncbi.nlm.nih.gov/26465681/. Letzter Aufruf: 07.09.2021

(413) Bertoli G, Mannazzu M, Madeddu G et al. (2016), Ebola virus disease: Case management in the Institute of Infectious Diseases, University Hospital of Sassari, Sardinia, Italy, The Journal of Infectious Diseases in Developing Countries, Mai 2015, 10 (5); https://www.jidc.org/index.php/journal/article/view/27249532. Letzter Aufruf: 05.09.2021

(414) Nurse becomes Italy's second Ebola case (2015), MedicalXpress, 12.05.2015; https://medicalxpress.com/news/2015-05-nurse-italy-ebola-case.html. Letzter Aufruf: 05.09.2021

(415) Ebola Situation Report – 1 July 2015 (2015), WHO, 01.07.2015; https://apps.who.int/ebola/current-situation/ebola-situation-report-1-july-2015. Letzter Aufruf: 05.09.2021

(416) Suk JE, Jimenez, AP, Kourouma M (2015), Post-Ebola Measles Outbreak in Lola, Guinea, January–June 2015, CDC, Emerging Infectious Diseases, Juni 2016, 22, (6); https://wwwnc.cdc.gov/eid/article/22/6/15-1652_article. Letzter Aufruf: 05.09.2021

(417) Ebola Situation Report, 29 July 2015 (2015), WHO, 29.07.2015; https://apps.who.int/ebola/current-situation/ebola-situation-report-29-july-2015. Letzter Aufruf: 05.09.2021

(418) Liberia update: New information from genetic sequencing (2015), WHO, Ebola situation assessment, 10.07.2015; https://apps.who.int/mediacentre/news/ebola/10-july-2015-liberia/en/index.html. Letzter Aufruf: 05.09.2021

(419) Ebola Situation Report, 2 September 2015 (2015), WHO, 02.09.2015, https://apps.who.int/iris/bitstream/handle/10665/183955/roadmapsitrep_2Sept2015_eng.pdf?sequence=1&isAllowed=y. Letzter Aufruf: 27.09.2021

(420) Sissoko D, Keïta M, Diallo B et al. (2017), Ebola Virus Persistence in Breast Milk After No Reported Illness: A Likely Source of Virus Transmission From Mother to Child, *Clinical Infectious Diseases*; online publiziert am 07.12.2017; 15.02.2017, 64 (4), S. 513–516; DOI: 10.1093/cid/ciw793; https://www.ncbi.nlm.nih.gov/pmc/articles/PMC5404930/. Letzter Aufruf: 08.09.2021

(421) Sierra Leone village in quarantine after woman dies of Ebola (2015), *The Guardian*, 04.09.2015; https://www.theguardian.com/world/2015/sep/04/sierra-leone-village-in-quarantine-after-ebola-death. Letzter Aufruf: 08.09.2021

(422) Ebola Situation Report, 5 August 2015 (2015), WHO, 05.08.2015; https://apps.who.int/iris/bitstream/handle/10665/181534/ebolasitrep5Aug2015_eng.pdf?sequence=1&isAllowed=y. Letzter Aufruf: 27.09.2021

(423) Guinea Ring Vaccination trial extended to Sierra Leone to vaccinate contacts of new Ebola case (2015), WHO Sierra Leone, 31.08.2015; https://www.afro.who.int/fr/node/2892. Letzter Aufruf: 14.09.2021

(424) Ebola Situation Report, 16 September 2015 (2015), WHO, 16.09.2015; https://apps.who.int/iris/handle/10665/184623. Letzter Aufruf: 27.09.2021

(425) Interagency Collaboration on Ebola Situation Report No. 06 (08.09.2015) (2015); https://reliefweb.int/sites/reliefweb.int/files/resources/150907_ice_sitrep_no6_31aug-6sept.pdf. Letzter Aufruf: 08.09.2021

(426) Fofana U (Berichterstattung), Flynn D (Verfasser), King L (Hrsg.) (2015), Hundreds quarantined as Ebola returns to north Sierra Leone district, Reuters, 14.09.2015; https://www.reuters.com/article/us-health-ebola-leone-idINKCN0RE1P620150 914. Letzter Aufruf: 08.09.2021

(427) PECC wird aufgelöst, Post Ebola Care Center in Bo eröffnet, Hilfe direkt VIB e. V.; https://www.hilfe-direkt.info/ebola-care-center-in-bo.cfm. Letzter Aufruf: 28.09.2021

(428) Sierra Leone, MSF's newest Ebola treatment centre in Bo (2014), Médecins Sans Frontières, 15.10.2014; https://www.msf.org/tented-city-cassava-field-msf%E2%80%99s-newest-ebola-treatment-centre-bo-sierra-leone. Letzter Aufruf: 28.09.2021

(429) Strike complicates Sierra Leone Ebola battle (2014), Aljazeera, 13.11.2014; https://www.aljazeera.com/news/2014/11/13/strike-complicates-sierra-leone-ebola-battle. Letzter Aufruf: 28.09.2021

(430) Abgeschlossene Projekte, Serabu, Projektbeginn 2010, 275 Einsätze, German Doctors. Hilfe die bleibt; https://www.german-doctors.de/de/projekte-entdecken/abgeschlossene-projekte/serabu. Letzter Aufruf: 28.09.2021

(431) Ebola case confirmed in Scotland (2014), Gov.UK, 29.12.2014; https://www.gov.uk/government/news/ebola-case-confirmed-in-scotland. Letzter Aufruf: 29.09.2021

(432) Halliday, J (2017), Doctor admits misleading medics over Pauline Cafferkey temperature (2017) *The Guardian*, 20.03.2017; https://www.theguardian.com/world/2017/mar/20/doctor-dishonestly-hid-pauline-cafferkeys-high-temperature-ebola. Letzter Aufruf: 29.09.2021

(433) Ebola nurse Pauline Cafferkey transferred to London unit (2014), BBC, 30.12.2014; https://www.bbc.com/news/uk-scotland-30629397. Letzter Aufruf: 29.09.2021

(434) Jacobs M, Rodger A, Bell DJ et al. (2016), Late Ebola virus relapse causing meningoencephalitis: a case report, *The Lancet*, 30.07.2016, 388, (10043), S. 498–503; DOI: 10.1016/S0140-6736(16)30386-5. Letzter Aufruf: 01.10.2021

(435) Archibald B (2016), Ebola nurse Pauline survived highest ever 'viral load' of killer bug, *The Sun*, 27.05.2016; https://www.thesun.co.uk/archives/news/1220085/ebola-nurse-pauline-survived-highest-ever-viral-load-of-killer-bug/. Letzter Aufruf: 01.10.2021

(436) PCR Amplification, A comprehensive introduction to PCR and qPCR methods, including video tutorials and example protocols, Promega; https://worldwide.promega.com/resources/guides/nucleic-acid-analysis/pcr-amplification/#qpcr-and-rt-qpcr-126e4cc3-75e3-4a1b-908b-7913bb451e52. Letzter Aufruf: 16.10.2021

(437) LADR Der Laborverband Dr. Kramer und Kollegen, SARS-Coronavirus-2 PCR: Wie aussagekräftig ist der Ct-Wert?; https://ladr.de/ct-wert-sars-coronavirus-2-pcr. Letzter Aufruf: 01.10.2021

(438) Open Science, Lebenswissenschaften im Dialog, Die Polymerase-Kettenreaktion (PCR); https://www.openscience.or.at/de/wissen/genetik-und-zellbiologie/2020-04-22-die-polymerase-kettenreaktion-pcr. Letzter Aufruf: 01.20.2021

(439) Nukleotid, Pflanzenforschung.de, Lexikon A–Z; https://www.pflanzenforschung.de/de/pflanzenwissen/lexikon-a-z/nukleotid-10078. Letzter Aufruf: 01.10.2021

(440) Crowe SJ, Maenner MJ, Kuah S et al. (2016), Prognostic Indicators for Ebola Patient Survival, *Emerging Infectious Diseases*, 2016, 22 (2), S. 217–223; DOI:10.3201/eid2202.151250; https://europepmc.org/article/MED/26812579. Letzter Aufruf: 01.10.2021

(441) Nubia, First newborn to survive Ebola (2015), Médecins Sans Frontières, 2015; https://msf.exposure.co/nubia. Letzter Aufruf: 29.09.2021

(442) Fox, N (2015), «A Good Warrior»: Newborn Beats Ebola in Guinea, ABC News, 21.11.2015; https://www.nbcnews.com/storyline/ebola-virus-outbreak/good-warrior-newborn-beats-ebola-guinea-n467331. Letzter Aufruf: 30.09.2021

(443) Dörnemann J, Burzio C, Ronsse A (2017), First Newborn Baby to Receive Experimental Therapies Survives Ebola Virus Disease, *The Journal of Infectious Disesases*, 15.01.2017, 215 (2), S. 171–174; PMCID: PMC5583641, NIHMSID: NIHMS893639, PMID: 28073857; https://academic.oup.com/jid/article/215/2/171/2877903. Letzter Aufruf: 29.09.2021

(444) Ebola Situation Report, 25 November 2015 (2015), WHO, 25.11.2015; https://apps.who.int/iris/handle/10665/197915. Letzter Aufruf: 01.10.2021

(445) Ebola Situation Report, 11 November 2015 (2015), WHO, 11.11.2015; https://apps.who.int/iris/bitstream/handle/10665/194050/ebolasitrep_11Nov2015_eng.pdf;js essionid=17B64C3F821CB6EF07FF19C82139CD53?sequence=1. Letzter Aufruf: 01.10.2021

(446) Thomas AR (2015), President Koroma lifts Ebola emergency regulations, *The Sierra Leone Telegraph*, 07.08.2015; https://www.thesierraleonetelegraph.com/president-koroma-lifts-ebola-emergency-regulations. Letzter Aufruf: 01.10.2021

(447) Fofana U (2015), Sierra Leone celebrates end of Ebola epidemic, Reuters, 08.11.2015; https://www.reuters.com/article/us-health-ebola-leone-idUSKCN0SW0CA2015 1108. Letzter: Aufruf: 01.10.2021

(448) Ebola Situation Report, 20 January 2016 (2016), WHO, 20.01.2016; https://apps.who.int/iris/bitstream/handle/10665/204172/ebolasitrep_20Jan2016_eng.pdf;jse ssionid=278DE4573F46D4582AB39EAD8E969B22?sequence=1. Letzter Aufruf: 02.10.2021

(449) Uyeki, TM, Mehta AK, Davey RT et al. (2016), Clinical Management of Ebola Virus Disease in the United States and Europe, *The New England Journal of Medicine*, 2016, 374, S. 636–646; DOI: 10.1056/NEJMoa1504874; https://www.nejm.org/doi/full/10.1056/NEJMoa1504874. Letzter Aufruf: 02.10.2021

(450) Latest Ebola outbreak over in Liberia; West Africa is at zero, but new flare-ups are likely to occur (2016), WHO, 14.01.2016; https://www.who.int/news/item/14-01-2016-latest-ebola-outbreak-over-in-liberia-west-africa-is-at-zero-but-new-flare-ups-are-likely-to-occur. Letzter Aufruf: 02.10.2021

(451) Sierra Leona investiga posible muerte por ébola tras fin de epidemia (2016), swissinfo.ch, 14.01.2016; https://www.swissinfo.ch/spa/sierra-leona-investiga-posible-muerte-por-%C3%A9bola-tras-fin-de-epidemia/41893462. Letzter Aufruf: 02.10.2021

(452) Government Press Statement: Confirmation of EVD Death in Sierra Leone – 16 January 2016 (16), WHO Africa, 16.01.2016; https://www.afro.who.int/news/government-press-statement-confirmation-evd-death-sierra-leone-16-january-2016. Letzter Aufruf: 02.10.2021

(453) Alpren C, Sloan M, Boegler KA et al. (2016), Ebola Virus Disease Cluster – Northern Sierra Leone, January 2016 CDC, *MMWR – Morbidity and Mortality Weekly Report*, 08.07.2016, 65 (26), S. 681–682; https://www.cdc.gov/mmwr/volumes/65/wr/mm6526a4.htm. Letzter Aufruf: 02.10.2021

(454) UNICEF Sierra Leone Ebola Situation Report, 27 January 2016 (2016), Reliefweb, 27.01.2016; https://reliefweb.int/report/sierra-leone/unicef-sierra-leone-ebola-situation-report-27-january-2016. Letzter Aufruf: 02.10.2021

(455) Sierra Leone Ebola victim exposed 27 others to disease: NGO report (2016), Reuters, 25.01.2016; https://www.reuters.com/article/us-health-ebola-sierra-victim-idUSKCN0UT1A5. Letzter Aufruf: 02.10.2021

(456) Ebola Situation Report, 17 February 2016 (2016), WHO, 17.02.2016; https://apps.who.int/iris/bitstream/handle/10665/204418/ebolasitrep_17Feb2016_eng.pdf?sequence=1. Letzter Aufruf: 03.10.2021

(457) Ebola Situation Report, 2 March 2016 (2016), WHO, 02.03.2015; https://apps.who.int/iris/handle/10665/204521. Letzter Aufruf: 03.10.2021

(458) Ebola situation report, 30 March 2016 (2016), WHO, 30.03.2016; https://apps.who.int/iris/handle/10665/204714. Letzter Aufruf: 03.10.2021

(459) UNICEF Guinea Post-Ebola Situation Report, 5 April 2016 (2016), Reliefweb, 05.04.2016; https://reliefweb.int/report/guinea/unicef-guinea-post-ebola-situation-report-5-april-2016. Letzter Aufruf: 16.10.2021

(460) Epidemiological update: New Ebola cluster in Guinea, 22 March 2016 (2016), ECDC, 22.03.2016; https://www.ecdc.europa.eu/en/news-events/epidemiological-update-new-ebola-cluster-guinea-22-march-2016. Letzter Aufruf: 16.10.2021

(461) Situation Report Zika Virus Desease Yellow Fever Ebola Virus Desease, 28 April 2016 (2016), WHO, 28.04.2016; https://apps.who.int/iris/bitstream/handle/10665/205686/WHOsitrep_28Apr2016_eng.pdf. Letzter Aufruf: 16.10.2021

(462) Liberia and Guinea discharge final Ebola patients in latest flare-up and begin 42 days of heightened surveillance (2016), WHO, 02.05.2016; https://www.who.int/news-room/feature-stories/detail/liberia-and-guinea-discharge-final-ebola-patients-in-latest-flare-up-and-begin-42-days-of-heightened-surveillance. Letzter Aufruf: 16.10.2021

(463) WHO Ebola Situation Report, 19 May 2016 (2016), Reliefweb, Quelle WHO, 19.05.2016; https://reliefweb.int/report/guinea/who-ebola-situation-report-19-may-2016. Letzter Aufruf: 16.10.2021

(464) Subissi L, Keita M, Mesfin S et al. (2018), Ebola Virus Transmission Caused by Persistently Infected Survivors of the 2014–2016 Outbreak in West Africa, The Journal of Infectious Diseases, 15.12.2018, 218, (Supplement5), S. S287–S291; DOI: 10.1093/infdis/jiy280; https://academic.oup.com/jid/article/218/suppl_5/S287/5039892. Letzter Aufruf: 04.10.2021

(465) Baker A (2017), Liberian Ebola Fighter, a TIME Person of the Year, Dies in Childbirth, Time, 27.02.2017; https://time.com/4683873/ebola-fighter-time-person-of-the-year-salome-karwah. Letzter Aufruf: 06.10.2021

(466) You J, Mao Q (2016), An Improved Ward Architecture for Treatment of Patients with Ebola Virus Disease in Liberia, The American Journal of Tropical Medicine and Hygiene, 06.04.2016, 94 (4), S. 701–703; DOI: 10.4269/ajtmh.15-0209; PMCID: PMC4824206; PMID: 26755568; https://www.ncbi.nlm.nih.gov/pmc/articles/PMC4824206/. Letzter Aufruf: 08.10.2021

(467) 2017 – Liberia (2017), WHO, 06.07.2017; https://www.who.int/emergencies/disease-outbreak-news/item/06-july-2017-meningococcal-septicaemia-liberia-en. Letzter Aufruf: 08.10.2021

(468) Ebola – Guinea (2021), WHO, 19.06.2021; https://www.who.int/emergencies/disease-outbreak-news/item/2021-DON328. Letzter Aufruf: 08.10.2021

(469) Disease outbreak news: Ebola virus disease – Guinea (17 February 2021) (2021), Reliefweb, Quelle: WHO, 17.02.2021; https://reliefweb.int/report/guinea/disease-outbreak-news-ebola-virus-disease-guinea-17-february-2021. Letzter Aufruf: 08.10.2021

(470) Keita AK, Koundouno FR, Faye M et al. (2021), Resurgence of Ebola virus in 2021 in Guinea suggests a new paradigm for outbreaks, *Nature*, 2021, 597, S. 539–543; DOI: 10.1038/s41586-021-03901-9, https://europepmc.org/article/MED/34526718. Letzter Aufruf: 08.10.2021

(471) Branswell H (2021), STAT, 12.03.2021, Bombshell analysis traces new Ebola outbreak to survivor of West Africa crisis: https://www.statnews.com/2021/03/12/bombshell-analysis-traces-new-ebola-outbreak-to-survivor-of-west-africa-crisis. Letzter Aufruf: 08.10.2021

(472) Guinea 2021 EBOV outbreak (2021); https://virological.org/t/guinea-2021-ebov-outbreak/643. Letzter Aufruf: 08.10.2021

(473) Case definition recommendations for Ebola or Marburg virus diseases, WHO, 09.08.2014, interim guideline; https://apps.who.int/iris/handle/10665/146397. Letzter Aufruf: 17.10.2021

(474) Clinical management of patients in the Ebola Treatment Centres and other care centres in Sierra Leone, WHO, December 2014, Interim emergency guidelines; https://www.medbox.org/document/clinical-management-of-patients-in-the-ebola-treatment-centres-and-other-care-centres-in-sierra-leone#GO. Letzter Aufruf: 17.10.2021

(475) Caleo G, Theocharaki F, Lokuge K et al. (2020), Clinical and epidemiological performance of WHO Ebola case definitions: a systematic review and meta-analysis, *The Lancet*, 01.11.2020, 20, (11), S. 1324–1338; DOI: 10.1016/S1473-3099(20)30193-6; https://www.sciencedirect.com/science/article/pii/S1473309920301936. Letzter Aufruf: 17.10.2021

Abbildungsverzeichnis

(Sofern nicht anders vermerkt, handelt es sich bei den Bildern um Aufnahmen der Verfasserin; Ziffern am Ende eines Bildhinweises beziehen sich auf die entsprechende Nummer im Literaturverzeichnis.)

Tabellenverzeichnis

Definitionen «Ebolafall» (WHO)

WHO 08/2014 im Ausbruch (jedes Alter) (473)	WHO 12/2014 in Sierra Leone (jedes Alter) (474, 475)
Verdachtsfall	**Verdachtsfall**
jeder Mensch, lebend oder tot, der plötzlichen hohes Fieber hat oder hatte und der Kontakt gehabt hat … • mit einem Verdachtsfall, einem wahrscheinlichen oder bestätigten Ebolafall oder • einem toten oder kranken Tier ODER jeder Mensch mit plötzlichem Fieberbeginn und mindestens drei der folgenden Symptome: • Kopfschmerzen • Anorexie/Appetitverlust • Magenschmerzen • Erbrechen • Durchfall • Lethargie • Muskel- oder Gelenkschmerzen, Schluckstörungen • Atembeschwerden • Schluckauf	jeder Mensch, der Kontakt hatte mit einem klinischen Fall und Fieber > 38 °C hat ODER jeder Mensch, der Kontakt hatte mit einem klinischen Fall (Verdacht, wahrscheinlich, bestätigt) und drei oder mehr der untenstehenden Symptome hat ODER jeder Mensch mit akutem Fieber und drei oder mehr der Symptome: • Kopfschmerzen • Appetitverlust • Bauchschmerzen • Übelkeit oder Erbrechen • Durchfall • starke Müdigkeit • generalisierte Schmerzen oder Gelenkschmerzen • Schluckstörungen • Atembeschwerden • Schluckauf • **Fehlgeburt**

ODER	ODER
jeder Mensch mit unerklärlichen Blutungen	jeder Mensch mit ungeklärten Blutungen oder
ODER	**Fehlgeburt**
jeder **plötzliche** unerklärliche Tod	ODER
	jeder unerklärte Tod
Wahrscheinlicher Fall	**Wahrscheinlicher Fall**
jeder Verdachtsfall, der von einem Arzt untersucht wurde ODER jede Person, die unter dem Verdacht einer Ebolainfektion gestorben ist mit einer epidemiologischen Verbindung zu einem bestätigten Fall, der aber nicht getestet wurde und keine laborchemische Bestätigung der Erkankung hatte	ein Verdachtsfall mit bekanntem Kontakt zu einem bekannten Fall (Verdacht, wahrscheinlich, bestätigt) ODER **jeder Mensch, der klinisch oder epidemiologisch sehr wahrscheinlich Ebola hat**
Bestätigter Fall	**Bestätigter Fall**
Ein wahrscheinlicher oder ein Verdachtsfall gilt als bestätigt, wenn eine Probe dieser Person in einem Labor positiv auf das Ebolavirus getestet wird (positive RT-PCR oder positive IgM-Antikörper gegen das Ebolavirus)	jeder Mensch mit einer positiven [Ebola-]PCR

Definitionen eines Ebolafalls der WHO (473–475; Übersetzung durch die Autorin)

Definition «Ebola-Kontakt» (WHO)

Standarddefinition eines Kontaktes mit einem Ebolafall (WHO, 2014) (in einem Ausbruch Änderung der Definition aufgrund lokaler Gegebenheiten möglich)

Jeder Mensch mit Exposition zu einem Verdachtsfall, einem wahrscheinlichen oder bestätigten Ebolafall in mindestens einer Hinsicht:

- Hat im selben Haushalt wie ein Fall geschlafen
- Hatte direkten körperlichen Kontakt mit einem Fall (lebend oder tot) während der Erkrankung
- Hatte direkten körperlichen Kontakt mit einem toten Ebolapatienten bei der Beerdigung
- Hat Blut oder Körperflüssigkeit einer erkrankten Person während der Krankheit berührt
- Hat Kleidung oder Bettwäsche eines Ebolafalles berührt
- Wurde durch eine Ebolapatientin gestillt (Baby)

weniger als 21 Tagen vor der Feststellung einer Kontaktsituation durch das Überwachungsteam.

Darüber hinaus werden Kontakte mit toten oder erkrankten Tieren, Kontaktsituationen im Labor und im Krankenhaus, wo Ebolapatienten behandelt werden, definiert.

Eine Kontaktperson soll 21 Tage nachverfolgt werden (473).

Phasen der Reaktion auf den
Ebolaausbruch in Westafrika (WHO)

Phase 1: August–Dezember 2014
Rasche Erhöhung der Reaktion («Rapid scale up of the response»).
Wegen der zahlreichen Neuinfektionen gab es drei Prioritäten:
1. Erhöhung der Zahl der Ebolabehandlungszentren und Patientenbetten
2. Rasches Anwerben und Trainieren von Teams für sichere und würdige Beerdigungen
3. Stärkung der Kapazitäten für die Aufklärungsarbeit in der Bevölkerung (Social Mobilising)

Phase 2: Januar 2015–Juli 2015
Kapazitäten erhöhen
Es gibt drei Schwerpunkte:
1. Erhöhung der Kapazität, um Fälle zu finden
2. Erhöhung der Kapazität, um Kontakte nachzuverfolgen
3. Verstärkte Einbeziehung der Gemeinden (Community Engagement)

Phase 3: August 2015–Ende Ausbruch
Unterbrechung der letzten Übertragungsketten
Schwerpunkte:
1. Verbesserung der schnellen Identifizierung aller Fälle, Toten und
2. Kontakte
3. Errichten und Erhalten von sicherer Triage und Gesundheitseinrichtungen
4. Einrichtung von multidisziplinären schnellen Reaktionsteams auf regionaler und «zonaler» Ebene in den drei Ländern
5. Ansporn für Einzelne und Gemeinden, sich an die öffentlichen Gesundheitsmaßnahmen zu halten
6. Unterstützung von durch Stammesfürsten geleiteten und örtlichen Reaktionen
7. Verbesserung der Unterstützung von Ebolaüberlebenden
8. Beendigung der Ebolaübertragung von Mensch zu Mensch in der Bevölkerung der betroffenen Länder

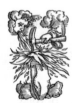

Das Signet des Schwabe Verlags
ist die Druckermarke der 1488 in
Basel gegründeten Offizin Petri,
des Ursprungs des heutigen Verlags-
hauses. Das Signet verweist auf
die Anfänge des Buchdrucks und
stammt aus dem Umkreis von
Hans Holbein. Es illustriert die
Bibelstelle Jeremia 23,29:
«Ist mein Wort nicht wie Feuer,
spricht der Herr, und wie ein
Hammer, der Felsen zerschmeisst?»